Die Gefäßchirurgie im Ersten Weltkrieg

Beiträge zur Wissenschafts- und Medizingeschichte

Marburger Schriftenreihe

Herausgegeben von Irmtraut Sahmland

Band 1

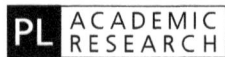

Sabine Eckhardt

Die Gefäßchirurgie im Ersten Weltkrieg

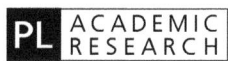

Bibliografische Information der Deutschen Nationalbibliothek
Die Deutsche Nationalbibliothek verzeichnet diese Publikation
in der Deutschen Nationalbibliografie; detaillierte bibliografische
Daten sind im Internet über http://dnb.d-nb.de abrufbar.

Zugl.: Marburg, Univ., Diss., 2013

Gedruckt mit Unterstützung der Wilhelm Hahn
und Erben-Stiftung, Bad Homburg.

D4
ISSN 2198-0152
ISBN 978-3-631-64646-5 (Print)
E-ISBN 978-3-653-04057-9 (E-Book)
DOI 10.3726/978-3-653-04057-9

© Peter Lang GmbH
Internationaler Verlag der Wissenschaften
Frankfurt am Main 2014
Alle Rechte vorbehalten.
PL Academic Research ist ein Imprint der Peter Lang GmbH.

Peter Lang – Frankfurt am Main · Bern · Bruxelles · New York ·
Oxford · Warszawa · Wien

Das Werk einschließlich aller seiner Teile ist urheberrechtlich
geschützt. Jede Verwertung außerhalb der engen Grenzen des
Urheberrechtsgesetzes ist ohne Zustimmung des Verlages
unzulässig und strafbar. Das gilt insbesondere für
Vervielfältigungen, Übersetzungen, Mikroverfilmungen und die
Einspeicherung und Verarbeitung in elektronischen Systemen.

Dieses Buch erscheint in einer Herausgeberreihe bei PL Academic Research
und wurde vor Erscheinen peer reviewed.

www.peterlang.com

Meinen Eltern gewidmet

Danksagung

Für die Medizingeschichte begeisterte mich Frau Professorin Irmtraut Sahmland schon frühzeitig im Rahmen des Wahlpflichtfaches „Behinderung in Geschichte und Gegenwart" im vierten vorklinischen Semester.

Ihr und allen anderen Mitarbeitern der Emil-von-Behring-Bibliothek für Geschichte der Medizin in Marburg danke ich für die stetige Unterstützung und Hilfeleistung bei diesem Projekt in den letzten Jahren. Man ermunterte mich immer wieder Schwierigkeiten der Literatursuche zu nehmen und gab wertvolle Hinweise zum strukturellen Aufbau der Arbeit. Frau Sahmland las diese Arbeit auch mehrfach Korrektur, wofür ich besonders dankbar bin.

Ich danke außerdem der Wilhelm Hahn und Erben-Stiftung für die finanzielle Unterstützung zur Drucklegung dieser Arbeit. Mein Dank gilt auch Eva-Martina Damm, Marburg, die mir als Mitbewohnerin bei jeglichen auftretenden Fragen und Problemen unermüdlich und geduldig zur Seite stand.

Meine Familie, Klaus und Roswitha Eckhardt, Hamburg, sowie Jürgen und Doris Eckhardt, Wittmund, fanden immer Zeit für gute Ratschläge und Gespräche zu meinem Thema.

Meinen Eltern und meiner Schwester danke ich für die jahrelange Unterstützung während des Studiums, ihre Geduld und Liebe und den unerschütterlichen Glauben an mich während der Fertigstellung dieser Arbeit.

Zuletzt gilt mein Dank Christian – dafür, dass er immer für mich da ist.

Inhaltsverzeichnis

Zusammenfassung 11
Summary 17
1. Die Gefäßchirurgie im Ersten Weltkrieg 21
2. Der Sanitätsdienst des Ersten Weltkrieges im Hinblick auf die Möglichkeiten der Gefäßchirurgie 25
   2.1 Das Militärsanitätswesen 25
   2.2 Auftrag des Sanitätsdienstes 26
   2.3 Sanitätspersonal und Erste Hilfe 27
   2.4 Kranken- und Verwundetentransport 29
   2.5 Die Transportfähigkeit 36
   2.6 Die Sanitätseinrichtungen 40
      2.6.1 Das Verwundetennest 40
      2.6.2 Der Leichtverwundetensammelplatz 41
      2.6.3 Der Truppenverbandplatz 41
      2.6.4 Der Hauptverbandplatz 44
      2.6.5 Das Feldlazarett 48
      2.6.6 Das Kriegslazarett 49
   2.7 Besondere Maßnahmen 50
   2.8 Nachschub und Spezialgerät 50
3. Die Wirkung der Geschosse auf den menschlichen Körper 53
   3.1 Einführung 53
   3.2 Blanke Waffen 54
   3.3 Gewehrgeschosse 55
      3.3.1 Sprenggeschosse 56
      3.3.2 Wurfminengeschosse 56
      3.3.3 Bomben 57
   3.4 Die Auswirkungen großkalibriger Geschosse auf die Verwundungen der 57
   3.5 Die Wirkung der Geschosse im menschlichen Körper 59
   3.6 Abschließende Überlegungen 60

4. Der wissenschaftliche Stand der Gefäßchirurgie im Vorfeld des Ersten Weltkrieges 61
   4.1 Voraussetzungen für erfolgreiche gefäßchirurgische Eingriffe 63
      4.1.1 Asepsis 63
      4.1.2 Kenntnis der Gerinnungsvorgänge 64
      4.1.3 Blutersatzverfahren 65
      4.1.4 Spezialinstrumente 67
   4.2 Gefäßchirurgische Eingriffe 69
   4.3 Gefäßprothesen 69
   4.4 Aneurysmen 71
      4.4.1 Die Endoaneurysmorrhaphie 73
      4.4.2 Weitere Methoden der Aneurysmaoperation 74
   4.5 Transplantationen 74
   4.6 Komplikationen in der Gefäßchirurgie 76
   4.7 Resultate der Gefäßchirurgie 76
5. Die Gefäßchirurgie in der Praxis während der Zeit des Ersten Weltkrieges an der Front 81
   5.1 Die Häufigkeiten der Gefäßverletzungen 81
   5.2 Voraussetzungen für das Gelingen einer erfolgreichen Gefäßoperation 83
      5.2.1 Asepsis 84
      5.2.2 Narkose 88
      5.2.3 Blutersatzverfahren 89
      5.2.4 Spezialinstrumente 91
   5.3 Diagnostik 100
   5.4 Operieren in Blutleere 109
   5.5 Die primäre Blutstillung 110
   5.6 Die Ausbildung eines Kollateralkreislaufes 111
   5.7 Der Transport Verwundeter 113
   5.8 Die gefäßchirurgischen Eingriffe 119
      5.8.1 Die Ligatur 119
      5.8.2 Die Gefäßnaht 135
   5.9 Exkurs zu Jegers Veröffentlichungen über sein Wirken an der Front ... 168
6. Exkurs zum Selbstverständnis der Ärzte an den Fronten des Ersten Weltkrieges 177
7. Exkurs zur Münchener Medizinischen Wochenschrift 183
8. Quellen- und Literaturverzeichnis 189
Abbildungsverzeichnis 195

Zusammenfassung

„Der Krieg war ein beispielloser Triumph der Naturwissenschaften. Bacon hatte verheißen, daß Erkenntnis Macht bedeuten würde. Und Macht war es in der Tat, die Macht, Leib und Seele der Menschen schneller zu vernichten, als es jemals vorher geschehen war. Dieser Triumph bereitete den Weg für andere Triumphe: Fortschritte im Transport- und Gesundheitswesen, in der Chirurgie, Medizin und Psychiatrie, in Handel und Industrie und vor allem in den Vorbereitungen auf den nächsten Krieg."[1]

Dieses Zitat charakterisiert die Bedeutung des Ersten Weltkrieges für die Gesellschaft Anfang des 20. Jahrhunderts sehr gut. Fortschritte konnten in zahlreichen Gebieten der Industrie und Wissenschaft verzeichnet werden, so dass dies der erste Krieg war, in dem nicht die Überzahl der Toten durch Lazarettbedingungen und Infektionen entstand. Eine Ausnahme bildete in dieser Hinsicht jedoch – wie in dieser Arbeit dargestellt – die Gefäßchirurgie.

Die Chirurgen an den Fronten des Ersten Weltkrieges sahen sich mit zahlreichen nicht vorhersehbaren Komplikationen konfrontiert. Zum einen erzeugten die neuen Artilleriegeschosse unregelmäßige und wenig überschaubare Verwundungen, die oftmals mit Hautverbrennungen und Infektionen einhergingen. Dementsprechend konnte man nicht allein aufgrund des äußeren Erscheinungsbildes einer Verletzung die inneren Zerstörungen beurteilen und war auf weiterführende Diagnostik angewiesen, um den Patienten suffizient zu heilen. Die Diagnostik war jedoch schwierig, da es an Zeit für eine ausführliche Anamnese und an Ausstattung in Form von Röntgenkraftwagen mangelte.

Darüber hinaus gestaltete sich die zeitnahe Versorgung der Verwundeten, wie sie bei akut blutenden Gefäßverletzungen lebenswichtig war, schwierig. Gerade im Rahmen langer Stellungskriege wurde die Genfer Konvention nicht eingehalten und aufgrund tagelanger Kämpfe ohne Feuerpausen konnten Verwundete nicht geborgen werden, sodass schon die Erstversorgung mangelhaft war. Zwar muss festgehalten werden, dass die theoretischen Ideen in Bezug auf das

---

1 Collingwood, R.G.: Denken. Eine Autobiographie, Stuttgart 1955 (Orig.1939), S. 88, in: Eckart, W. U., Gradmann, C.: Die Medizin und der Erste Weltkrieg (Neuere Medizin- und Wissenschaftsgeschichte. Quellen und Studien, Bd. 3), Pfaffenweiler 1996, S. 109.

Heeressanitätswesen im Vorfeld des Ersten Weltkrieges vor allem in Relation zu vorhergehenden Kriegen sehr fortschrittlich waren, jedoch aufgrund mangelnder äußerer Bedingungen oftmals nicht umgesetzt werden konnten. Gerade im Anschluss an Gefäßoperationen mussten die Verwundeten einige Tage unter genauer ärztlicher Beobachtung bleiben, die in Zeiten langer Stellungskriege aufgrund des enormen Verwundetenaufkommens oder beim Vorrücken der Truppe frontnah nicht gewährleistet werden konnte. Der Transport von Verwundeten in rückwärtig gelegene sanitäre Einrichtungen gestaltete sich jedoch auch sehr schwierig, da die Strecken teilweise sehr lang und die Straßenverhältnisse schlecht waren. Vor allem für Gefäßverletzte konnte ein solcher Transport wegen erhöhter Schockwirkung, Blutungsmöglichkeiten und Infektionsgefahr tödlich enden, wenn sie in Anbetracht der militärisch- taktischen Lage verlegt werden mussten, um Platz zu schaffen für frisch Verwundete. Die dargestellten Fallbeispiele verdeutlichen zudem, dass eine endgültige Versorgung vieler Verletzter erst mit einem langen Zeitaufschub in rückwärtigen Lazaretten erfolgte, obwohl schon damals klar war, dass ein Gefäßdurchschuss sofortiger chirurgischer Behandlung bedurfte.[2]

Die mangelnden äußeren Bedingungen des Ersten Weltkrieges waren Grund dafür, dass die im Vorfeld des Ersten Weltkrieges von Jeger statuierten Möglichkeiten in der Gefäßchirurgie im Kriegsverlauf nur vereinzelt eingesetzt wurden. Wichtige Voraussetzungen für das Gelingen einer erfolgreichen Gefäßnaht – wie die Asepsis -, konnten nicht gewährleistet werden. Außerdem war man sich der suffizienten Vorbeugung und Behandlung von postoperativen Komplikationen in Form von Thrombosen- und Emboliebildung nicht ausreichend bewusst. Für eine gefäßchirurgische Operation musste der Patient zudem kardio- pulmonal stabilisiert sein, doch die dafür notwendige Technik der Bluttransfusion erlangte erst im Verlauf des Weltkrieges größere Bekanntheit.

Neben den oftmals präoperativ nicht erfüllbaren Voraussetzungen für eine erfolgreiche Gefäßoperation an der Front musste in Betracht gezogen werden, dass derartige Eingriffe sehr zeitaufwändig waren. Gerade in Zeiten langer Stellungskriege mit großem Verwundetenaufkommen präferierte man es, weniger schwer verletzte Patienten mit besseren Aussichten zu operieren, um sich eines erfolgreichen Operationsverlaufes sicher zu sein.

Dementsprechend wurden die von Jeger beschriebenen Erkenntnisse Anfang des 20. Jahrhunderts im Verlauf des Ersten Weltkrieges nur vereinzelt eingesetzt. Primär beschränkte sich die Mehrheit der Frontchirurgen auf die Jahrhunderte alte

---

2   Vgl. insbesondere Kapitel 5.9.

Tradition der Gefäßligatur, die zwar die Amputation einer Extremität bedeuten konnte, dafür aber schnell durchführbar war und effizient Blutungen stillte. Dennoch plädierten einige wenige Chirurgen, wie zum Beispiel von Haberer[3], immer wieder für die Gefäßnaht zur Behandlung zerstörter Gefäße und weiteten ihr Indikationsfeld aus, indem sie diese auch im infizierten Wundgebiet anwendeten. Auch Jeger blieb seinen Ansichten treu und führte die Gefäßnaht wiederholt an der Front aus. Ihm gelang es sogar, einen abgetrennten Arm wieder anzufügen. Fortschrittliche Verfahren, die im Vorfeld des Ersten Weltkrieges nur experimentell an Tieren erprobt worden waren, gelangten jedoch im Ersten Weltkrieg kaum zur Anwendung. So wurden Gefäßtransplantationen nur ganz vereinzelt durchgeführt und auch Gefäßprothesen gelangten nur selten zur Anwendung. In Bezug auf die Behandlung von Aneurysmen fiel es oftmals schon schwer, diese zeitgerecht und vor allem zutreffend zu diagnostizieren. Behandelt wurden sie dann seltener nach dem Verfahren der Endoaneurysmorrhaphie als durch die Ligatur des betreffenden Gefäßes.

Dementsprechend muss trotz des enormen Verwundetenaufkommens während des Ersten Weltkrieges festgestellt werden, dass auf dem Gebiet der Gefäßchirurgie keine Fortschritte gemacht wurden. Um die Jahrhundertwende dargestellte tierexperimentelle und theoretische Verfahren hatte man weder perfektionieren, noch in der Praxis etablieren können. Ganz im Gegenteil: das Groß der an der Front tätigen Chirurgen sprach sich für die im Vorfeld des Ersten Weltkrieges als veraltetes Verfahren deklarierte Gefäßligatur aus. In Bezug auf Gefäßeingriffe war der Krieg somit nicht „Lehrvater der Chirurgie"[4], wie er es zum Beispiel für die Orthopädie oder die plastische Chirurgie war. Auch im Verlauf des Krieges lässt sich keine wesentliche Änderung der Meinungen zu gefäßchirurgischen Eingriffen bei den Chirurgen beobachten.

Sehr deutlich wird bei der Auswertung der ärztlichen Beiträge in der Münchener Medizinischen Wochenschrift von 1914–1918 jedoch, wie stark sich die Ärzteschaft vor allem zu Kriegsbeginn mit der Monarchie, dem Reich und dem Militär identifizierte. Die effiziente Kriegsmedizin verlangte von dem Militärmediziner, dass er als „Diener der Politik der Staatsmacht"[5] das Wohl des Gesamtkörpers

---

3 Hans von Haberer gilt heute als „Pionier der Carotischirurgie". (Gerabek, W.E., Haage, B.D., Keil, G., Wegner, W.: Enzyklopädie Medizingeschichte, Berlin/New York 2005, S. 465).
4 von Schjerning, O.: Handbuch der ärztlichen Erfahrungen im Weltkriege, Bd. 1, Leipzig 1922, Einleitung S. XI.
5 Ring, F.: Zur Geschichte der Militärmedizin in Deutschland, Berlin 1962, S. 5–6.

über das des Einzelnen stellte. In Anbetracht der ausgewerteten Beiträge handelten die Chirurgen auch dementsprechend, allerdings ohne den Konflikt zwischen traditionell ärztlicher Ethik und militärisch- strategischem Interesse wirklich zu diskutieren oder zu kritisieren:

> „Darin liegt für die Ärzte der Segen des Krieges, dass sie in ihrer Ausbildung kräftig gefördert und an Erfahrung reich geworden sind, dass sie an Charakter, Mut und Tatkraft mächtig gewonnen haben. Kraftvoll entwickelt, nach allen Richtungen gefestigt und vertraut mit allen Leiden und Nöten des Krieges, kehren diese Ärzte aus dem Krieg heim, und alle diese Neuerwerbungen des Wissens bringen sie jetzt in ihre bürgerliche Tätigkeit hinein, zum Besten ihrer Mitbürger, deren Vertrauen sie gewonnen haben."[6]

Als Vertreter der Humanität fanden sich vergleichsweise wenig Pazifisten unter den Ärzten, und sie alle rechtfertigten ihre Rolle im Weltkrieg damit, dass sie dem wissenschaftlichen Fortschritt und im Endeffekt dem Gesamtwohl des Volkes dienen würden. Im Hinblick auf die Gefäßchirurgie greift diese Rechtfertigung nicht, denn hier vollzog sich eher ein Rückschritt als ein Fortschritt von 1914–1918. Darüber hinaus muss noch beachtet werden, dass die Münchener Medizinische Wochenschrift durchaus Propagandafunktion innehatte und es somit wahrscheinlich ist, dass primär wissenschaftliche Erfolge veröffentlicht, Misserfolge jedoch nie bekannt wurden. In Bezug auf die Gefäßchirurgie kann man somit in der Realität davon ausgehen, dass sie sehr selten mit nur mäßigen, wenn nicht gar mit Misserfolgen an der Front ausgeführt wurde.

> „Die Geschichte der Gefäßchirurgie ist vielumfassend. Sie beschränkt sich nicht auf die Entwicklung von Techniken, Methoden und Materialien. Viele andere Entwicklungen auf den verschiedensten Bereichen der Medizin haben die Entfaltung der Gefäßchirurgie ermöglicht."[7]

Wirkliche Fortschritte in der Gefäßchirurgie vollzogen sich erst im Anschluss an den Zweiten Weltkrieg. Im Verlauf des Zweiten Weltkrieges wurden Bluttransfusionen und Antibiotikabehandlung zur Infektionsprophylaxe Standard. Außerdem erlangte man Kenntnis darüber, wie man die Blutgerinnung kontrollieren und postoperative Thromben- und Emboliebildung verhindern konnte.[8] Dementsprechend

---

6 von Schjerning, O.: Handbuch der ärztlichen Erfahrungen im Weltkriege, Bd.1, Leipzig 1922, Einleitung S.XI.
7 Heberer, G., van Dongen, R.J.A.M.: Gefäßchirurgie. Aus der Kirschnerschen speziellen und allgemeinen Operationslehre, Berlin/Heidelberg 2004, S. 3–11.
8 1919 entdeckte William H.Howell (1860–1945) das Heparin, welches jedoch erst seit 1937 eingesetzt wird.

waren die Grundvoraussetzungen für erfolgreiche gefäßchirurgische Eingriffe gegeben, so dass 1951 erstmalig die Resektion einer verschlossenen Aortengabel mit Ersatz des Defektes durch ein Homo- Transplantat durchgeführt werden konnte. 1953 fanden die ersten Kunststoffprothesen aus Dacron und Teflon Eingang in die Medizin und sind mit einigen Modifikationen seit den 60er Jahren heute Standard in der Medizin. Die von Jeger Anfang des 20. Jahrhunderts beschriebenen Erkenntnisse fanden somit erst knapp 50 Jahre später Eingang in die Praxis und konnten weiterentwickelt und perfektioniert werden.

Summary

"The war was an unprecedented triumph of science. Bacon had promised that power would mean knowledge. And it was power in fact, the power to destroy the human soul and body faster than it had ever happened before. This victory paved the way for other triumphs: Progress in transportation and health care, surgery, medicine and psychiatry, in commerce and industry and especially in the preparations for the next war."[9]

This quote characterizes the significance of the First World War for the society at the beginning of the 20th Century very well. Progress could be observed in numerous areas of the industry and science, so that this was the first war during which the majority of the dead people did not originate from military hospital terms or infections. This work reveals that vascular surgery showed differences in this development.

The surgeons at the fronts of the First World War felt confronted with various not predictable complications. On the one hand the new artillery munitions generated irregular and little clear wounds which often walked along with skin combustion and infections. Accordingly one could not judge the internal destructions only on account of the external appearance of an injury and depended on continuing diagnostics to cure the patient sufficiently. Nevertheless, the diagnostic was difficult, because there was not enough time for a detailed anamnesis and equipment for example in the form of X-ray motor vehicles.

In addition, the current care of the wounded, which was important with urgently bleeding vascular injuries, was difficult. Just within the scope of long position wars, the Geneva Convention was not kept. On account of endless fights without breaks in the fighting, wounded could not be rescued, so that already the first care was not sufficient. Though it must be said, that the theoretical ideas concerning the army medical service in the approach of the First World War were very advanced compared to the preceded wars, they could often not be utilised on account of lacking external conditions. Especially after vascular operations, the wounded had to remain some days under exact medical observation, which could not be guaranteed

---

9 Alle hier aufgeführten Zitate werden mit Quellen- und Literaturangabe in der deutschen Zusammenfassung genannt.

in times of long position wars on account of the huge amount of wounded or while moving forward. Moreover the transport of wounded in back situated sanitary facilities also was very difficult, because the distances were partially very long and the street relations were bad. Above all, a transport could end fatally for vascular injured persons, because of a raised shock effect, bleeding possibilities and infection danger. Nevertheless these patients had to be moved in consideration of the militarily tactical situation to give place for fresh wounded. Besides, the case studies shown make clear, that a final care of many injured persons only occurred with a long time deferment in back military hospitals, although it was clear that a vascular penetration wound needed more immediate surgical treatment.

The lacking external conditions of the First World War were a reason for the fact that the possibilities in vascular surgery, which were set by Jeger in the approach of the First World War, were used in the war course only now and then. Important conditions for the success of a successful vascular seam – like the asepsis – could not be guaranteed. Moreover, one was not enough aware of the exact prevention and treatment of postal-surgical complications in form of thromboses and embolism. Besides, for a vascular-surgical operation, the patient had to be stabilised cardiopulmonal, but the technology necessary for it, e.g. the blood transfusion, attained bigger fame only in the course of the World War.

Beside the frequent difficulties of attaining the proper conditions for a successful vascular operation in the front, it must be considered that such interventions were very time-consuming. Especially in times of long position wars with a big amount of wounded one preferred to operate less seriously injured patients with better chances to survive to be sure of a successful operation course. The knowledge concerning vascular surgery, which was described by Jeger at the beginning of the 20th century, was used in the course of the First World War only now and then.

Primarily the majority of the front surgeons limited their techniques to the vascular ligature, which was used already for centuries. Although it could mean the amputation of an extremity in the worst case, it was practicable in a short time and satisfied the bleeding efficiently.

Some surgeons, for example von Haberer, pleaded over and over again for using the vascular seam in the treatment of destroyed vessels. They expanded the indication field of the seam by applying it also in infected sore areas.

Jeger also remained loyal to his views and explained the vascular seam repeatedly in the front. He succeeded even in joining a separated arm again. Nevertheless, the advanced procedures, which had been tested in the approach of the First World War only experimentally in animals, were used very rarely in the First

World War. Vascular transplants and prothesis were carried out very rarely. Concerning the treatment of aneurysms it was often already difficult to diagnose this on time and above all appropriately. Furthermore they were treated more seldom after the procedure of the Endoaneurysmorrhaphie than by the ligature of the concerning vessel.

In spite of the circumstances described and the huge amount of wounded the conclusion is that in the area of the vascular surgery there was made no progress during the First World War. In animal-experimental and theoretical procedures, which were discovered at the beginning of the 20th century, one had neither perfected, nor established in practice. As a matter of fact most of the surgeons in the front preferred the vascular ligature, which was declared as an outdated procedure even in the approach of the First World War. Concerning vascular interventions the war therefore was not "a teaching father of the surgery", like for example in the field of the orthopaedics or the plastic surgery.

Nevertheless, it becomes very clearly by the evaluation of the medical contributions in the Munich medical weekly periodical of 1914–1918, how strongly the surgeons identified with the monarchy, the empire and the military at the beginning of the war. The efficient war medicine required from the military doctor as a "servant of the politics of the state power" to regard the welfare of the whole body as more important than that of the singles. In consideration of the evaluated contributions the surgeons acted this way, but without really discussing the conflict between traditional medical ethics and military-strategic interests or to criticize:

> "That is for the doctors the blessings of the war, that they are in their training vigorously promoted and become rich in experience, that they have gained powerful in character, courage and energy. Powerful developed, strengthened in all directions and familiar with all the sorrows and sufferings of the war, reverse these doctors home from the war, and all these new acquisitions of knowledge they are bringing into their civic activities, for the good of their fellow citizens whose trust they have gained."

As representatives of humanity, there were found just a few pacifists among the doctors, and they all justified their role in the war that they would aim to achieve scientific progress and ultimately the overall welfare of the people. The scientific progress in vascular-surgery does not justify this, because in this medical area the First World War meant a step backward, not a progress. In addition, it needs to be noted that the Munich medical weekly periodical had a quite propaganda function and therefore it is likely that scientific successes were published, but failures were never made public. Regarding vascular-surgeries the fact can be assumed that in reality it was done very rarely with success or done with failure sat the front.

> "The history of vascular surgery is much more comprehensive. It is not limited to the development of techniques, methods and materials. Many other developments in the various fields of medicine have led to the development of vascular surgery."

The real progress in vascular surgery took place after the Second World War. During the Second World War, blood transfusions and antibiotics for infection prophylaxis became standard. In addition, one gained knowledge about how to control the bleeding and prevent postoperative thrombosis and embolism. Accordingly, the basic requirements for successful vascular surgery were given, so that 1951 a sealed resection of the aorta was performed with replacement of the defect by a homo-graft. 1953 the first plastic prothese made of Dacron and Teflon was put into medicine and is standard with some modifications now since the 60s. The findings described by Jeger at the beginning of the 20th Century were thus used in practice and could be developed and perfected 50 years later.

1. Die Gefäßchirurgie im Ersten Weltkrieg

In der vorliegenden Dissertation wird der wissenschaftliche Stand der Gefäßchirurgie im Kontext des Ersten Weltkrieges untersucht. Dabei werden die Erkenntnisse der Gefäßchirurgie zu Beginn des 20. Jahrhunderts in Bezug gesetzt zu der akuten Gefäßversorgung bei Verwundungen und Verletzungen unter Kriegsbedingungen.

„Die Medizingeschichte des Ersten Weltkrieges ist ein bislang bestenfalls in Ausschnitten erforschtes Thema", so stellten W. U. Eckart und Chr. Gradmann 1996 in ihrer Einleitung zu dem Sammelband „Die Medizin und der Erste Weltkrieg" fest.[10] Erst seit den 80er Jahren beschäftigt man sich näher mit der medizingeschichtlichen Forschung zum Weltkrieg. In diesem Zusammenhang sind vor allem die Arbeiten zur Deutung und Behandlung psychisch traumatisierter Soldaten, der so genannten „Kriegszitterer"[11] zu nennen, sowie die Beschäftigung mit der Frage der orthopädischen Versorgung der Kriegsversehrten und die damit verbundene Diskussion um das „Krüppelwesen"[12]. Weitere Aspekte und Gebiete der medizingeschichtlichen Forschung, vor allem zur unmittelbaren medizinischen Versorgung an der Front, sind oftmals nur fragmentarisch erschlossen.[13]

Die Quellenlage zu dem Hauptteil dieser Arbeit stützt sich größtenteils auf Primärliteratur in Form von zeitgenössischen Fallberichten, Darstellungen und

---

10 Eckart, W. U., Gradmann, C.: Die Medizin und der Erste Weltkrieg (Neuere Medizin- und Wissenschaftsgeschichte. Quellen und Studien, Bd. 3), Pfaffenweiler 1996, S. 1.
11 Bourke, J.: Krieg und Medizin – Der Heilberuf und das Leiden. Die Erfahrungen der Militärmedizin in den beiden Weltkriegen, Dresden 2009, S. 125–131.
    Riedessel, P., Verderber, A.: Maschinengewehre hinter der Front: zur Geschichte der deutschen Militärpsychiatrie, Frankfurt am Main 1996.
    Lembach, F. H.: Die ‚Kriegsneurose' in deutschsprachigen Fachzeitschriften der Psychiatrie und Neurologie von 1889–1922, Diss. med. Heidelberg 2002.
12 Karpa, M. F.: Die Geschichte der Armprothese unter besonderer Berücksichtigung der Leistung von Ferdinand Sauerbruch, Diss. med. Bochum 2004, S. 19 ff.
13 Miethlau, J.: Von der „Ambulance chirurgicale mobile" (ACM) zur „Modularen Sanitätseinrichtung" (MSE) – Einhundert Jahre Weg vom ersten „Autochir" zur modernen technischen Basis der Chirurgie innerhalb der Einsatzmedizin, Diss. med. dent. Marburg 2008, S. 20 ff.

Artikeln, die von den an der Front tätigen Ärzten in der Münchener Medizinischen Wochenschrift ab 1914 veröffentlicht wurde. Die Münchener Medizinische Wochenschrift wurde als aussagekräftige Quelle gewählt, da sie sich vor allem im letzten Viertel des 19. Jahrhunderts zunehmend als wissenschaftliche medizinische Fachzeitschrift profilierte und als Sonderbeilage von 1914 bis 1918 die „Feldärztliche Beilage" veröffentlichte. Dennoch muss man die in ihr abgedruckten Beiträge kritisch hinterfragen, da sie wie viele andere Quellen ihrer Zeit als patriotische Kriegspropaganda[14] fungierte. Zum Großteil ist der Tenor der Frontchirurgen in ihren Beiträgen eine Lobpreisung auf ihre Arbeit und ihr Können; kritische und zweifelnde Äußerungen zu der medizinischen Situation an der Front sind nur vereinzelt auszumachen und werden allenfalls nur indirekt erwähnt. Eine weitere Quelle ist das 1913 erschienene Werk Ernst Jegers „Die Chirurgie der Blutgefäße und des Herzens"[15], das einen Überblick über den wissenschaftlichen Stand der Gefäßchirurgie um die Jahrhundertwende gibt. Dieses Werk stellte zur damaligen Zeit jegliche Erkenntnisse und Forschungsansätze dar, die es auf dem Gebiet der Gefäß- und Herzchirurgie gab. Mithilfe weiterer Sekundärliteratur, die vor allem im Vorfeld des Zweiten Weltkrieges erschien und sich eingehend mit den im Ersten Weltkrieg gesammelten Erfahrungen und Erkenntnissen befasste, werden die Auswirkungen verschiedener Waffenarten, sowie die Situation des Sanitätsdienstes an der Front kurz dargestellt. Erwähnenswert ist in diesem Zusammenhang der „Sanitätsbericht über das deutsche Heer"[16], der 1934/35 erschien und als wichtigste Quelle hinsichtlich Größenordnungen und Zahlen des Ersten Weltkrieges gilt.

Im ersten Teil skizziert diese Arbeit zunächst verschiedene Waffenarten des Ersten Weltkrieges, die von diesen hervorgerufenen unterschiedlichen Formen der Verwundung und damit einhergehende Komplikationen. Dabei wird besonders der im Zusammenhang mit der technischen Entwicklung stehende Fortschritt der Waffentechnik vom Infanterie- zum Artilleriegeschoss angesprochen. Diese neu erfundenen Waffen erzeugten gravierendere Verletzungen als die in den vorhergehenden Kriegen eingesetzten Waffen und erforderten dementsprechend

---

14 Buchholz, A. P.: Die deutsche freiwillige Krankenpflege im Ersten Weltkrieg und ihre Spiegelung in der Deutschen und Münchener Medizinischen Wochenschrift, Diss. med. Heidelberg 2003, S. 25 ff.
15 Jeger, E.: Die Chirurgie der Blutgefäße und des Herzens, Berlin 1913; hrsg. Ekkehard Vaubel, Berlin, Heidelberg, New York 1973.
16 Sanitätsbericht über das Deutsche Heer (Deutsches Feld- und Besatzungsheer) im Weltkriege 1914/1918 (Deutscher Kriegssanitätsbericht 1914/18), bearb. in der Heeres- Sanitätsinspektion des Reichskriegsministeriums, 3 Bde. Berlin 1934/1935.

auch suffiziente Behandlung zur Rettung der Soldatenleben. Doch entsprach der medizinische Fortschritt tatsächlich den neuen Anforderungen der materiellen Weiterentwicklung?

Der zweite Teil widmet sich der Sanitätsordnung des Ersten Weltkrieges im Hinblick auf die Möglichkeiten in der Gefäßchirurgie. Dabei werden die einzelnen Versorgungspunkte vom Verwundetennest bis zum Kriegslazarett dargestellt und ihr struktureller Aufbau näher erläutert. Der Schwerpunkt der Betrachtung liegt hierbei auf der Versorgung von Soldaten mit Gefäßverletzungen und den jeweiligen Behandlungsoptionen in den einzelnen sanitären Einrichtungen. Des Weiteren wird die Problematik des Verwundetentransports in rückwärtig gelegene Lazarette diskutiert, die oftmals schon auf dem Schlachtfeld begann, wenn die Verwundeten aufgrund nicht eingehaltener Feuerpausen während langer Stellungskriege nicht zeitnah geborgen und entsprechend versorgt werden konnten. Interessant ist in diesem Kontext zu betrachten, ob die in der Theorie fortschrittlichen Ideen in Bezug auf das Sanitätswesen vor dem Ersten Weltkrieg auch tatsächlich in die Realität umgesetzt werden konnten. Wie suffizient funktionierte die Behandlung und Versorgung der zahlenmäßig größten Verwundetengruppen, die ein Krieg jemals hervorgebracht hatte?

Der dritte Teil beschreibt den wissenschaftlichen Stand der Gefäßchirurgie um die Jahrhundertwende näher, so dass dieser später zu den im Ersten Weltkrieg an der Front ausgeführten gefäßchirurgischen Eingriffen in Relation gesetzt werden kann. Hervorgehoben werden in diesem Zusammenhang wegbereitende Erkenntnisse für die Gefäßchirurgie in der Asepsis, bei den Gerinnungsvorgängen, in der Bluttransfusion und in der Anästhesie. In Bezug auf den wissenschaftlichen Stand der Gefäßchirurgie werden verschiedene Formen damaliger Gefäßprothesen, ihre Anwendungsbereiche und die mit ihnen verbundenen Komplikationen erläutert. Außerdem werden Aneurysmen und ihre Behandlung eingehend besprochen, da gerade diese Form der Gefäßläsion im Ersten Weltkrieg gehäuft auftrat und behandelt werden musste. Abschließend wird auf die Option der Gefäßtransplantationen eingegangen, die vor allem bei weitstreckigen Gefäßläsionen Anwendung fand. Konnten die im Vorfeld des Ersten Weltkrieges beschriebenen und teilweise erst im Tiermodell erprobten Erkenntnisse auf dem Gebiet der Gefäßchirurgie mithilfe des großen Verwundetenaufkommens weiterentwickelt und perfektioniert werden? Befürwortete sich die oftmals aufgestellte These, der Krieg bringe für die Medizin, speziell die Chirurgie, Fortschritte?

Der Schwerpunkt der Arbeit beschäftigt sich mit der Anwendung der Gefäßchirurgie während des Ersten Weltkrieges an der Front und wird im vierten Teil diskutiert. Es wird auf die Häufigkeit von Gefäßverletzungen bei den Soldaten eingegangen und es werden die Voraussetzungen geschildert, die damals als essentiell für das Gelingen einer erfolgreichen Gefäßoperation angesehen wurden. Darüber hinaus wird die wegweisende Diagnostik bei Gefäßverletzungen sowie die Frage des blutleeren Operierens diskutiert. Um weitere Hintergrundinformationen zu erhalten, die wichtig sind für das Verständnis der gefäßchirurgischen Möglichkeiten an der Front, werden die unterschiedlichen Transportformen der Verwundeten und die damit verbundenen Schwierigkeiten dargestellt. Damit soll die Situation des Sanitätsdienstes während des Ersten Weltkrieges charakterisiert werden. Schließlich erfolgen sowohl Fallbeispiele als auch nähere Beschreibungen von an der Front durchgeführten Ligaturen und Gefäßnähten. Abschließend wird ein kurzer Exkurs zu Jegers Veröffentlichungen über sein Wirken an der Front während des Ersten Weltkrieges gegeben, da es interessant erscheint, diese mit seinen im Vorfeld des Weltkrieges veröffentlichten Erkenntnissen zu vergleichen.

Vor allem im Rahmen der Auswertung der ärztlichen Beiträge aus der Münchener Medizinischen Wochenschrift im letzten Teil dieser Arbeit wird eine weitere Dimension des Untersuchungsgegenstandes angesprochen: Es geht um die Frage der Einstellung der Ärzteschaft zu Kriegsbeginn und ihres Selbstverständnisses, einerseits ihren Beruf frei auszuüben, andererseits auf ihre Weise dem Vaterland dienen zu wollen. Auch die Ärzte waren im Feldeinsatz und glaubten, wie der überwiegende Teil der Bevölkerung, sich für eine gerechte Sache einzusetzen. Dennoch ist der Widerspruch des ärztlichen Kriegseinsatzes unübersehbar: Einerseits wurden Menschenleben gerettet, um sie andererseits der Vernichtung wieder preis zu geben.

Letztendlich soll differenziert beurteilt werden können, ob die gefäßchirurgische Versorgung im Felde den vor Kriegsbeginn erreichten medizinischen Standards entsprach, entsprechen konnte, ob der Krieg auch hier als ein „Lehrvater der Chirurgie"[17] gelten konnte, oder ob es unter den Gegebenheiten des Ersten Weltkrieges nicht real zu einem Rückschritt in der Therapie gekommen ist.

---

17 von Schjerning, O.: Handbuch der ärztlichen Erfahrungen im Weltkriege, Bd. 1, Leipzig 1922, Einleitung S. XI.

2. Der Sanitätsdienst des Ersten Weltkrieges im Hinblick auf die Möglichkeiten der Gefäßchirurgie

2.1 Das Militärsanitätswesen

Um die Rolle der Gefäßchirurgie während des Ersten Weltkrieges und ihre Entwicklung beurteilen zu können, ist eine kurze Darstellung der Struktur und Organisation des Heeressanitätswesens unabdinglich. Dieses spielte eine immer wichtigere Rolle in den bewaffneten Auseinandersetzungen, denn es war unter anderem auch Ausdruck der Schlagkraft einer Truppe. Demnach wäre die Widerstandskraft aller am Krieg beteiligter Mächte ohne eine gut organisierte und personell ausreichend besetzte Sanitätskompanie schon nach wenigen Wochen erschöpft und der Krieg verloren gewesen. Aufgrund dessen hatte man nach dem Krieg 1870/1871 kontinuierlich versucht, das Heeressanitätswesen weiterzuentwickeln und im Ablauf zu perfektionieren.[18] Man gelangte zu der Erkenntnis, dass die in Frontnähe operierten und erst dann nach rückwärts transportierten Soldaten nach vergleichbarer Zeit eine geringere und weniger schwere Wundeiterung vorwiesen als die zurückhaltend und ohne entscheidende Maßnahmen behandelten Verletzten. Darüber hinaus war die moralische Anwesenheit einer in Frontnähe stationierten Operationsgruppe bei der kämpfenden Truppe nicht zu unterschätzen.[19]

Die Genfer Konvention bildete eine wesentliche Grundlage für das Heeressanitätswesen. Sie erklärte die Neutralität der Verwundeten, Kranken und des Pflegepersonals und wurde formal bereits 1864 von allen europäischen Mächten anerkannt. In diesem Zusammenhang stellt sich jedoch die Frage, ob diese auch tatsächlich in allen Fällen eingehalten werden konnte.[20] Beispielsweise wird aus den Berichten vieler an der Front tätiger Ärzte und Sanitäter deutlich, dass das Bergen von Soldaten vom Schlachtfeld, die während eines Stellungskrieges verwundet wurden, stunden-, vielleicht tagelang nicht möglich war, da die Gefahr,

---

18 Franz, C.: Lehrbuch der Kriegschirurgie, Berlin 1944, S. 1–5.
19 Jens Miethlaus: Von der „Ambulance chirurgicale mobile" (ACM) zur „Modularen Sanitätseinrichtung" (MSE) – Einhundert Jahre Weg vom ersten „Autochir" zur modernen technischen Basis der Chirurgie innerhalb der Einsatzmedizin, Diss. med. dent. Marburg 2008, S. 178.
20 Franz, C.: Lehrbuch der Kriegschirurgie, Berlin 1944, S. 1–5.

von feindlichen Gewehrsalven getroffen zu werden, für das Sanitätspersonal zu groß war.

2.2 Auftrag des Sanitätsdienstes

> „Es gibt keine menschliche Tätigkeit, welche mit dem Zufall so beständig und so allgemein in Berührung stände, wie der Krieg. Jene Unsicherheit aller Nachrichten und Voraussetzungen, diese beständigen Einmischungen des Zufalls machen, daß der Handelnde im Kriege die Dinge unaufhörlich anders findet, als er sie erwartet hatte."[21]

Dieses Zitat vermittelt einen guten Eindruck von den Anforderungen, die dem Sanitätsarzt und seinem Personal an der Front gestellt wurden. Sie mussten nicht nur ärztliche, sondern auch organisatorische und improvisatorische Fähigkeiten vorweisen können. Vor allem jedoch waren sie angewiesen auf eine bestmöglich aufgestellte Sanitätsdienstapparatur, deren effizientes und reibungsloses Arbeiten für ihren Erfolg unabdingbar war.

Dabei ist es interessant, den 1934 veröffentlichten „Sanitätsbericht über das deutsche Heer im Weltkriege 1914/1918" näher zu betrachten. Die dort dargestellten Statistiken zeigen „[…] aufs Neue den gewaltigen Fortschritt und Erfolg des neuzeitlichen Sanitätsdienstes, insbesondere der ärztlich- chirurgischen Wissenschaft, der es gelang, über die doppelte Zahl von Menschenleben unter den ärztlich behandelten Verwundeten zu retten, als in früheren Kriegen."[22] Fraglich ist, ob die im Heeressanitätsbericht dargestellten Zahlen nicht vereinzelt beschönigt wurden, um dem zur Zeit seiner Veröffentlichung kurz vor Ausbruch des Zweiten Weltkrieges stehenden deutschen Volk Mut und Zuversicht zu vermitteln. Es fällt auf, dass es keine gesicherten Nachweise über die Herkunft der verschiedenen Daten und Zahlen gibt. Sicher ist, dass ein gut aufgestelltes und zuverlässig arbeitendes Sanitätswesen die Kampfmoral der an der Front kämpfenden Truppe enorm stärkte.

Natürlich kommt in den positiven Zahlen des Heeressanitätsberichtes außerdem die bedeutende Rolle des Sanitätsdienstes für das Kriegsgeschehen zum Ausdruck. Einerseits wurde durch die „Wiederherstellung" der verwundeten Soldaten die Schlagkraft der deutschen Armee von Seiten der Ärzte aufrechterhalten und

---

21 Schum, H.: Wehrmedizin, I. Bd., Einführung in die Wehrchirurgie, Stuttgart 1935, S. 46.
22 Sanitätsbericht über das Deutsche Heer (Deutsches Feld- und Besatzungsheer) im Welt kriege 1914/1918 (Deutscher Kriegssanitätsbericht 1914/18), bearb. in der Heeres- Sanitätsinspektion des Reichskriegsministeriums, Bd.3, Berlin 1934/1935, S. 66.

unterstützt – und damit der Krieg verlängert. Andererseits wäre wahrscheinlich die Opferzahl der im Ersten Weltkrieg Gefallenen noch immens höher gewesen, hätte es die fundierte und engagierte Behandlung im Felde und auf der Etappe nicht gegeben.

Unbestreitbar ist, dass die Zahl der Gefallenen und an Wunden Verstorbenen während des Ersten Weltkrieges die größte ist, die im Vergleich zu vorhergehenden Kriegen beobachtet wurde. Die Bevölkerung des Deutschen Reiches umfasste 1914 67.180.000 Menschen. Davon wurden 14.000.000 Mann als Soldaten im Verlauf des Ersten Weltkrieges eingesetzt, von denen 2.037.700 getötet und 4.216.058 verwundet wurden. Dabei betrug das Verhältnis von Todesfällen durch Krankheit zu Todesfällen durch Kampfhandlungen im Ersten Weltkrieg 1,02:1.[23] Obwohl es sich hierbei nur um grobe Zahlenwerte handelt, so wird doch deutlich, welche Masse an verwundeten Soldaten der Heeressanitätsdienst von 1914–1918 behandelte.

Im Folgenden wird ein kurzer Überblick über die Aufgaben des Sanitätspersonals des Heeressanitätsdienstes im Ersten Weltkrieg, deren Grundlage die Kriegssanitätsordnung von 1907 bildete, gegeben.[24] Der Schwerpunkt der Ausführungen liegt dabei auf der Versorgung der Verwundeten mit Gefäßverletzungen.

2.3 Sanitätspersonal und Erste Hilfe

Vor allem im Bewegungskrieg oder bei stundenlangem Artilleriebeschuss war schnelle Hilfe durch das Sanitätspersonal oftmals nicht zu gewährleisten und der Verwundete anfangs auf sich selbst gestellt. Dementsprechend musste er sich allein oder mit Unterstützung eines Kameraden den ersten Verband aus einem bzw. mehreren Verbandpäckchen anlegen, soweit er dazu imstande war. Die breite Versorgung mit Erste- Hilfe- Material des einzelnen Soldaten gab es erstmals im Ersten Weltkrieg.

Vorteilhaft war es in dieser Situation, die schmutzige Kleidung um die Wunde herum zu entfernen, um die sekundäre Verunreinigung durch die dreckige Uniform zu vermeiden und sich so zu lagern, dass keine Erde oder Unrat in die Wunde gelangen konnte. Inwiefern dieses Vorhaben wirklich umsetzbar war, ist fraglich, schließlich war sowohl die Kleidung, als auch der Untergrund des Soldaten meist stark verschmutzt, wenn nicht gar schlammig und nass.[25]

---

23 Eckart, W. U., Gradmann, C.: Die Medizin und der Erste Weltkrieg (Neuere Medizin- und Wissenschaftsgeschichte. Quellen und Studien, Bd. 3), Pfaffenweiler 1996, S. 112.
24 Käfer, H.: Feldchirurgie. Leitfaden für den Sanitätsoffizier der Wehrmacht, Dresden 1940, S. 222.
25 Ebd.

Gegebenenfalls konnte auch das geöffnete Verbandpäckchen auf die Wunde gedrückt werden, bis es zur Zeit des Abtransports befestigt wurde.

Mit Zunahme der Verletzungen durch Artilleriegeschosse zeigte sich, dass die bisher verwendeten Verbandpäckchen für die Erstversorgung zu klein waren. Päckchen mit längeren und breiteren Binden wurden eingeführt und an die Soldaten ausgegeben. Reichten auch diese nicht zur Bedeckung der Wunde aus, so sollte die Wunde offen und in Ruhe gelassen werden, damit sie nicht mit unsauberen Fingern verunreinigt werden konnte.[26]

Wichtig in dieser Hinsicht zu erwähnen ist, dass der Gebrauch des Verbandpäckchens bei Übungen in Friedenszeiten zwar keinerlei Probleme darstellte, unter Gefechtsbedingungen dem Soldaten jedoch durchaus Schwierigkeiten bereiten konnte. Ein Verwundeter mit Verletzung einer großen Hauptstammarterie, der viel Blut verloren hatte und sich im Zustand des Schocks, wenn nicht gar der Ohnmacht befand, war kaum in der Lage, sich während der Kampfhandlungen aufzusetzen, sein Verbandpäckchen hervorzuholen und es auf die Wunde zu drücken.

Und auch bei Extremitätenverletzungen war es dem betroffenen Soldat kaum möglich, alleine eine Binde um sein verletztes Bein oder seinen verletzten Arm zu wickeln, so dass mindestens zwei bis drei Mann zur Unterstützung erforderlich waren. Diese Art der geleisteten Ersten Hilfe bezeichnete man auch als „Selbst- und Kameradenhilfe". Oftmals wurden die Bindentouren dabei zu fest angelegt, glitten zusammen oder begannen einzuschnüren, und die einsetzende posttraumatische Weichteilschwellung ließ die Binde noch tiefer einschneiden. Daraus folgten Stauungen im Venensystem und verstärkte Blutungen, die die wundtechnische Situation für den später behandelnden Chirurgen noch verschlechterten.

Während der Schlacht war es ausschließlich den mit Rote-Kreuz-Armbinden gekennzeichneten Krankenträgern erlaubt, Verwundete zu bergen. Erst nach Beendigung des Kampfes hatte auch die fechtende Truppe die Pflicht und Gelegenheit, ihren Gefechtsstreifen nach Verwundeten abzusuchen und, soweit möglich, die Toten zu bergen oder ihnen wenigstens die Erkennungsmarke durchzubrechen und den abgebrochenen Teil an den Sammelstellen abzugeben.[27]

---

26 Ebd.
27 Eine Erkennungsmarke war eine teilbare oder zweiteilige Metallmarke, die vor allem zur Identifizierung toter Soldaten diente. Auf ihr waren sowohl die Personenkennziffer, häufig auch ein Landeskennzeichen und die Blutgruppe eingeprägt. Die Erkennungsmarke wurde als Kette um den Hals getragen und ein Teil der beiden identischen Seiten immer bei der Leiche belassen, so dass diese später identifiziert werden konnte; Vgl. Höidal, J.: Deutsche Erkennungsmarken des 2. Weltkrieges. Eine Einführung für Interessenten und Sammler (= Uniform und Ausrüstung deutscher Streitkräfte 8), Norderstedt 1999, S. 28 ff.

2.4 Kranken- und Verwundetentransport

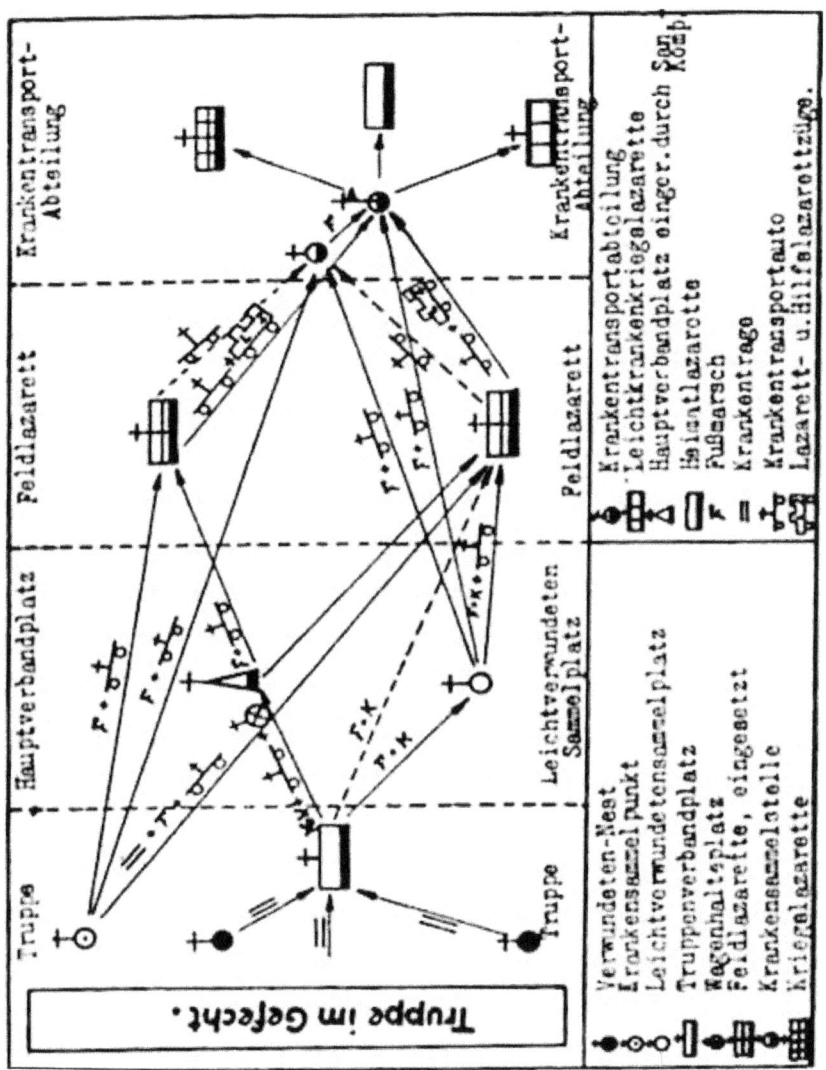

Abb. 1: Schema des Verwundetentransports[28]

---

28 Schum, H.: Wehrmedizin,1.Bd., Einführung in die Wehrchirurgie, Stuttgart 1935, Abb. S. 59.

Pro Division gab es einen Krankenkraftwagenzug, der jeweils 12 bis 15 Kraftwagen mit fünf Anhängern umfasste. Jeder Wagen vermochte vier liegende oder zwei liegende und vier sitzende oder acht sitzende Soldaten, jeder Anhänger die Hälfte dieser Personenzahl zu befördern. Die Krankenkraftwagenzüge übernahmen den Transport der Kranken und Verwundeten von und zu den einzelnen Sanitätseinrichtungen hinter der Front im Bereich der Division. Zusätzlich befanden sich beim Kraftwagenzug ein Versorgungs-Lastkraftwagen und ein Personenkraftwagen.

In der Realität des Ersten Weltkrieges stand der Sanitätskompanie, also den Betreibern des Hauptverbandplatzes, keine vollkommen motorisierte Formation an Krankenkraftwagenzügen zur Verfügung, und meist musste die Kompanie den gesamten Verwundetentransport mit dem eigenen Fuhrpark selbst gewährleisten. Im Stellungskrieg und auf dem Rückzug mussten die Verwundeten mit dem gesamten Inventar mit nach hinten genommen werden, während beim Vormarsch die Verwundeten vom nachrückenden Feldlazarett übernommen wurden.[29]

Der Armeearzt verfügte über sechs solche Krankenkraftwagenzüge. Dem Armeeoberkommando unterstanden auch die Krankentransportabteilungen. Sie waren für den Weitertransport der Verwundeten per Krankentransportauto oder Lazarett- bzw. Hilfslazarett-Eisenbahnzug aus den Feldlazaretten in die Sanitätseinrichtungen der Etappe oder Heimat zuständig. Dieser Transport der zum Teil sehr schwer verwundeten Soldaten gestaltete sich oftmals schwierig:

> „Versorgung und Heilung der Verwundeten sind selbstverständliche Menschenpflicht, zugleich aber auch eine hohe Aufgabe im Dienste der Nation. Denn jeder, der geheilt aus der Hand des Arztes wieder an die Front zurückkehrt, dient der Stärkung und Erhaltung unserer Kampfkraft. Schnelle Wiederherstellung möglichst zahlreicher Verwundeter in kürzester Zeit spielt in lang dauernden Kriegen eine geradezu entscheidende Rolle, gute ärztliche Leistungen entsprechen also unmittelbar dem militärischen Bedürfnis.
>
> Diese, dem Menschen gewidmete Arbeit steht an Bedeutung zurück hinter der zweiten wichtigeren Aufgabe des Sanitätsdienstes, dem Abtransport der Verwundeten. Nirgends gilt der Grundsatz, dass der Einzelne sich für das Ganze aufzuopfern habe, unerbittlicher als im Kriege."[30]

Oft konnten Schwerverwundete, die nur unter Umständen noch durch einen zeitraubenden Eingriff zu retten gewesen wären, aus Rücksicht auf die Vielzahl leichter

---

29 Ebd., S. 57 ff.
30 Ebd., S. 64.

Verletzter, denen eine größere Chance auf Genesung zugestanden wurde, nicht operiert werden.

Hier spiegelt sich einmal mehr der Zwiespalt wider, in dem sich der Sanitätsarzt an der Front befand. Schwer Verwundeten konnte man zum Wohle der Masse an leichter Verwundeten oftmals nicht helfen, da es an ausreichend Personal und geeigneten Umgebungsbedingungen für komplizierte Operationen mangelte.

Der Abtransport schließlich diente der Entlastung der Truppe, um Platz zu machen für die nächste zu erwartende Welle an Verwundeten. Dabei stellt man sich aus heutiger Sicht die Transportbedingungen weniger umständlich vor, als sie sich damals zeigten:

> „Die Länge des Transportes schwankte ungemein. Bei Bewegungskriegen betrug die Entfernung von der Schützenlinie zum Truppenverbandplatz durchschnittlich 2–3 km, die Entfernung von diesem bis zum Hauptverbandplatz wiederum 2–3 km. Die Abräumung des Gefechtsfeldes konnte durchaus nicht immer in 24 Stunden erfolgen.[…] Die Entfernung von den Feldlazaretten nach rückwärts zu anderen Lazaretten oder den nächsten Eisenbahnstationen waren namentlich […] sehr lang (1914/1915). 100 km waren keine Seltenheiten bei dem spärlichen Eisenbahnnetz."[31]

Auch Leichtverwundete wurden zeitweise nach rückwärts verlagert, wenn auch nicht zu weit von der Front entfernt. Hier zeigte es sich, wie wichtig ein reibungsloses Ineinandergreifen der verschiedenen Sanitätseinrichtungen war, um die meistens stoßweise auftretenden Verwundetenströme fachgerecht versorgen zu können.

Um den Verwundeten den Transport zu erleichtern, wurde versucht, sie von der ersten Bergung bis zur endgültigen Versorgung, also meist bis zum Feldlazarett, auf derselben Trage liegen zu lassen. Zu diesem Zweck war die Heereseinheitstrage so gebaut, dass sie zusammenklappbar war und sich in allen Fahrzeugen und Aufhängevorrichtungen anbringen ließ. Mit 17,5 kg war sie jedoch so schwer, dass sie kaum von nur einem Mann getragen werden konnte.

Darüber hinaus war im engen Schützengraben mit den scharfen Winkeln und Knicken der Transport der Verwundeten mit gestrecktem Körper unmöglich, sodass man verkürzte Modelle entwickelte, auf denen der Soldat mit gebeugten Knie- und Hüftgelenken fast wie auf einem Stuhl ruhte. Diese Weise des Transportes musste vor allem Verwundeten mit Oberschenkelschuss und Brüchen enorme Schmerzen bereitet haben.

---

31 Franz, C.: Lehrbuch der Kriegschirurgie, Berlin 1944, S. 12–13.

Außerdem wurden behelfsmäßige Tragen aus Holzstangen, Decken und Zeltbahnen erstellt, die jedoch entweder keine Füße hatten oder kein Kopfteil und somit für den Verwundeten sehr unbequem waren. Letztendlich war es immer das Beste, den Patienten auf die Heereseinheitstrage zu lagern.

Eine besondere Schwierigkeit stellte im Grabenkrieg zudem die Bergung der vor der eigenen Stellung liegenden Verwundeten dar. Alle Seiten nahmen im Laufe des Krieges immer weniger Rücksicht auf die Rote-Kreuz-Binde, und Scharfschützen schossen auf alles, was sich vor und im Schützengraben bewegte. So musste oftmals bis zur Dunkelheit gewartet werden, um Verwundete auf eine Zeltbahn zu lagern und auf diese Art über den Erdboden in den Schützengraben zu schleifen.[32]

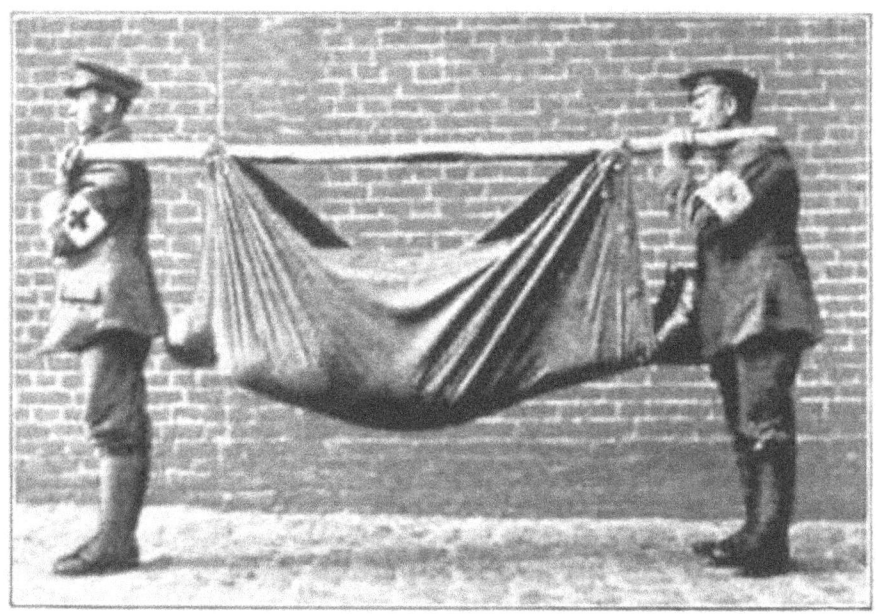

Abb. 2: Zeltbahntrage[33]

---

32 Ebd., S. 11.
33 Sanitätsbericht über das Deutsche Heer (Deutsches Feld- und Besatzungsheer) im Weltkriege 1914/1918 (Deutscher Kriegssanitätsbericht 1914/18), bearb. in der Heeres- Sanitätsinspektion des Reichskriegsministeriums, 3. Bd., Berlin 1934/1935, Abb. S. 295.

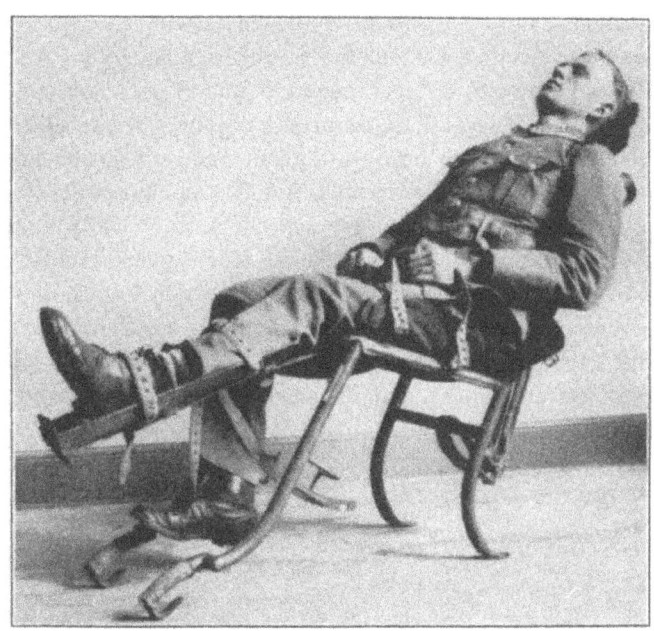

Abb. 3: *Stuhltrage*[34]

Für den Verwundeten am schonendsten war das Tragen durch die Kameraden/ Sanitäter, das jedoch selbstverständlich nur über kürzere Distanzen möglich war. Für längere Strecken war es von Vorteil, auf ein Pferdegespann umzubetten, das praktisch fast jedes Gelände befahren konnte, während Autos in versandeten, schlammigen und zerschossenen Wegen oft steckenblieben und große Schwierigkeiten beim Wenden hatten.

Im Stellungskrieg konnten schmalspurige Feldbahnen dicht an die Kampffront herangeführt und zu Sanitätszwecken genutzt werden. In den kleinen Loren der Feldbahn konnten die Tragen befestigt werden und die Patienten so auf sehr schonende Weise bis zum Feldlazarett transportiert werden.[35]

Schließlich war es Aufgabe der Eisenbahn, die Verwundeten ins Etappen- und Heimatgebiet zu überführen. Das starke Anwachsen der Heeresstärken musste zwangsläufig zu erhöhter Abhängigkeit von einer leistungsfähigen

---

34 Ebd., Abb. S. 294.
35 Schum, H.: Wehrmedizin, 1.Bd., Einführung in die Wehrchirurgie, Stuttgart 1935, S. 66 ff.

Versorgung führen. Zum Transport der zahllosen Verwundeten wurden geschlossene Güterwaggons genutzt, die dick mit Stroh ausgelegt waren. Außerdem etablierten sich im Laufe des Krieges Lazarett- und Hilfslazarettzüge, die zwar nur 300 Verletzte fassen konnten, dafür jedoch alle Vorteile eines fahrenden Hospitals bieten sollten. Die transportfähigen Schwerverwundeten gelangten nach ihrer Versorgung im Feldlazarett zur Bahnstation, um zwecks Weiterpflege in die Reservelazarette der Heimat gebracht zu werden. Dafür konnten eingerichtete Lazarettzüge mit ständigem Personal, Küchenwagen und 25 Wagen für 300 Schwerverwundete oder Hilfslazarettzüge für den Transport von 240 bis 300 Kranken dienen. Die so genannten Krankenzüge waren für die Beförderung sitzender und liegender Leichtkranker bestimmt. Nur teilweise waren in den Zügen Operationsräume vorhanden, die sich oftmals aus eisenbahntechnischen Gründen nicht ausnutzen ließen.[36]

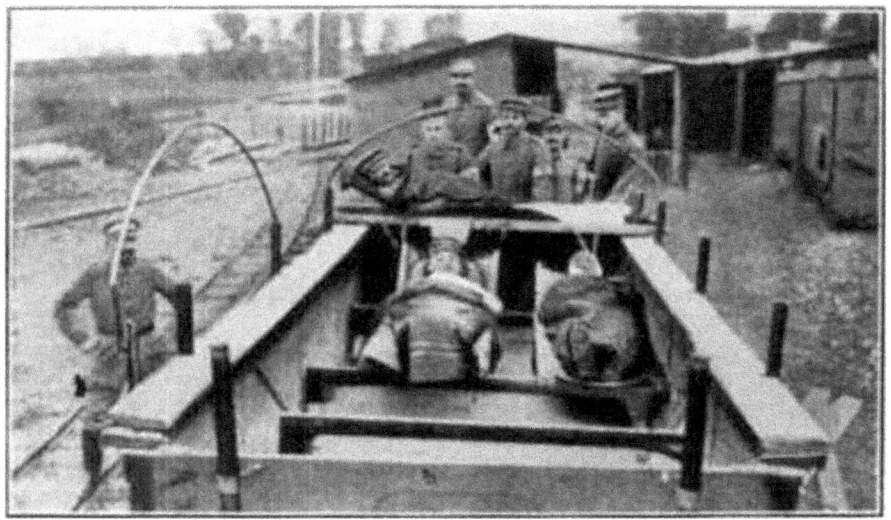

Abb. 4: *vierachsiger gefederter Feldbahnwagen, Tragen ohne Federung aufgelegt*[37]

---

36 Ebd.
37 Sanitätsbericht über das Deutsche Heer (Deutsches Feld- und Besatzungsheer) im Weltkriege 1914/1918 (Deutscher Kriegssanitätsbericht 1914/18), bearb. in der Heeres- Sanitätsinspektion des Reichskriegsministeriums, Bd.3, Berlin 1934/1935, Abb. S. 245.

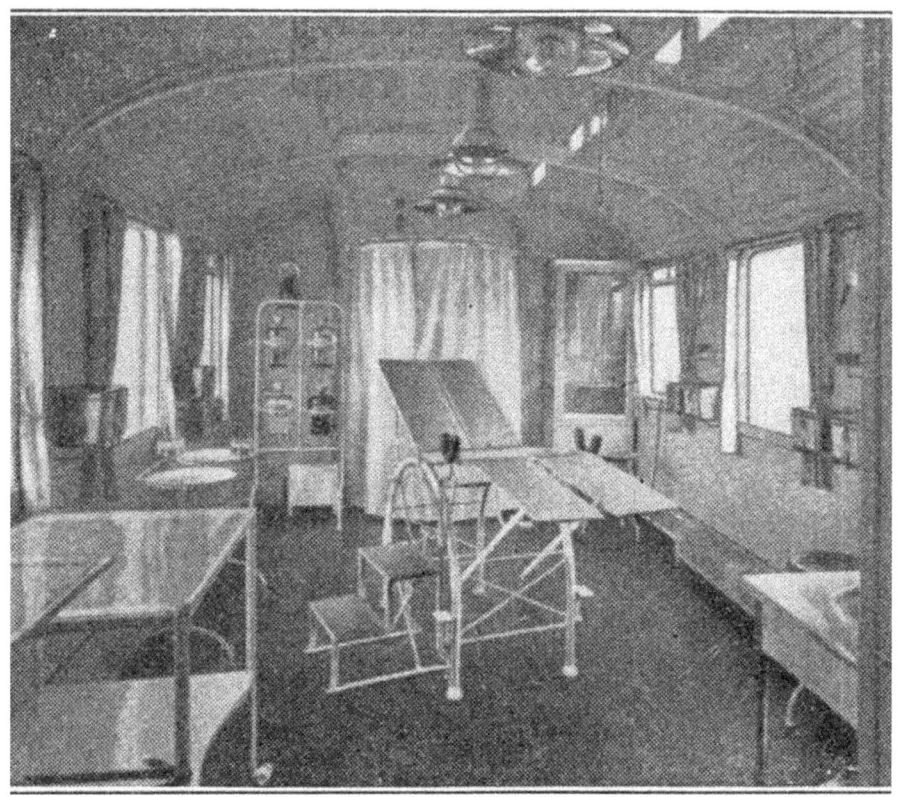

Abb. 5: Operationswagen[38]

Ausschlaggebend für die Navigation der Züge war das Freisein der Bahnverbindungen. Die teilweise eingleisigen Verbindungen aus dem bzw. in das Frontgebiet hatten sowohl den Nachschub an neuen Truppen und Versorgungsgut zu verarbeiten, als auch den Abtransport der Verwundeten. Dabei erfolgte besagter Abtransport in die Städte und Orte, in denen Lazarette lagen, die genügend freie Betten hatten, um die Anzahl an Verwundeten aufzunehmen, oder ausgestattet waren, um Spezialbehandlungen auszuführen. Dementsprechend stellten „strategische Bahnen", also Eisenbahnstrecken, die zur Erfüllung militärischer

---

38 Ebd., Abb. S. 222. Bei den hier dargestellten und noch folgenden Abbildungen handelt es sich zum Großteil um Wiedergaben aus den Originalvorlagen, die qualitativ leider nicht besser reproduzierbar waren.

Anforderungen gebaut wurden, wichtige Schaltstellen im Ablauf der Verwundetenversorgung dar.[39]

Neben dem Verwundetentransport durch Lazarettzüge wurden auch in relativ gesehen geringerem Umfang Lazarettschiffe und –flugzeuge eingesetzt, auf die jedoch nicht näher eingegangen wird, da sie den Umfang dieses Kapitels sprengen würden und in ihrer unmittelbaren Bedeutung im Kontext dieser Arbeit weniger relevant sind.

2.5 Die Transportfähigkeit

Der Begriff der Transportfähigkeit war nicht scharf begrenzt und oftmals subjektiven Ansichten unterworfen.

Sterbende zum Beispiel sollte man der allgemeinen Auffassung nach nicht mehr transportieren, um die knappe Anzahl an Transportmitteln für die aussichtsreicheren Fälle bereitzustellen. Auch wenn keiner der damaligen Chirurgen es so ausdrückte, so hing die „Transportfähigkeit" eines Soldaten unter anderem auch maßgeblich von seiner Prognose ab.

„Nicht transportfähig" bedeutete hingegen nicht, dass der Verletzte an Ort und Stelle bleiben musste, sondern es besagte, dass man jeden unnötigen Transport vermeiden sollte. Bestand jedoch die Hoffnung auf Heilung, so musste schnellst möglich auf schonungsvolle Weise zum Hauptverbandplatz, wenn nicht ins Feldlazarett transportiert werden. Dennoch war es wichtig zu beachten, dass jeder Transport für den Verletzten eine Gefahr barg, indem er die Schockwirkung sowie die Blutungs- und Infektionsmöglichkeiten erhöhte. Dementsprechend waren möglichst kurze Wege und große Bequemlichkeit für die Patienten essentiell.[40] Wie bereits weiter oben ausgeführt, konnten diese beiden Bedingungen nur selten erfüllt werden.

Ein damals an der Front tätiger Chirurg fasste die desolate sanitäre Situation so zusammen:

> „Der Weltkrieg war […] viel inhumaner. Er kannte keine Feuerpausen zum Bergen der Verwundeten, wie sie früher noch vorkamen."[41]

---

39 Rossberg, R. R.: Geschichte der Eisenbahn, Künzelsau 1999, S. 9–18.
40 Franz, C.: Der Transport der Verletzten (Begriff der Transportfähigkeit) in: von Schjerning, O.: Handbuch der ärztlichen Erfahrungen im Ersten Weltkrieg, Chirurgie Bd. II, Leipzig 1922, S. 277.
41 Ebd.

Es wurde sowohl tags, als auch nachts gekämpft, auch von tage- und nächtelangem Artilleriefeuer wird berichtet, sodass es schwierig und lebensgefährlich für die Sanitäter war, die Verwundeten zu bergen.

Besonders hinzuweisen ist bezüglich des weiteren Transportes auch auf die großen Blutgefäßverletzungen. Im Ersten Weltkrieg hatten sich altbekannte Erfahrungen bestätigt, dass die Verwundeten mit solchen Verletzungen einen Transport sehr schlecht vertrugen und, solange die Hautöffnungen nicht verheilt waren, nicht transportiert werden sollten.

Zusammenfassend ist zu sagen, dass aus medizinischer Sicht jeder Transport für die Genesung des Kranken suboptimal war und eigentlich vom ärztlichen Standpunkte aus vermieden werden sollte. Nichts desto trotz zwangen militärisch-taktische und äußerliche Verhältnisse oftmals zum Transport eigentlich nicht transportfähiger Verwundeter. Der zuständige Arzt musste dann individuell unter Berücksichtigung der militärischen Lage, der Wegverhältnisse, der verfügbaren Transportmittel, der Länge des Transportes und der örtlichen sowie ärztlichen Beschaffenheit des Transportzieles urteilen.

„Wie so oft im Kriege darf dann der einzelne Verwundete im Verhältnis zum Wohl der Allgemeinheit nichts gelten!"[42]

Diesem Leitsatz hatten sich die Ärzte im Hinblick auf ihre Entscheidungen, was die bestmögliche Versorgung der Soldaten betraf, unterzuordnen. Auch wenn eine bestimmte Behandlung aus medizinischer Sicht nötig gewesen wäre, so konnte sie oftmals aufgrund der militärisch- taktischen Lage nicht umgesetzt werden.

Die wichtigste Aufgabe des auf dem Truppenverbandplatz arbeitenden Chirurgen war demnach die einwandfreie Beurteilung des Verletzten. Nach Stellung der Diagnose musste er entscheiden, innerhalb welcher Zeit bei der vorliegenden Verletzung die Behandlung erforderlich war, ob Transportmöglichkeit und -fähigkeit bestanden, ob der Bestimmungsort eine mobile oder stationäre Sanitätseinrichtung sein konnte und ob die Verwundung der Behandlung in einer Fachabteilung bedurfte.

Folgend ein Hinweis zur zweckmäßigen Verteilung der Gefäßverletzung auf die einzelnen Sanitätseinrichtungen, wobei noch näher auf die einzelnen Einrichtungen und ihre Bestimmungen eingegangen wird:

---

42 Ebd., S. 288.

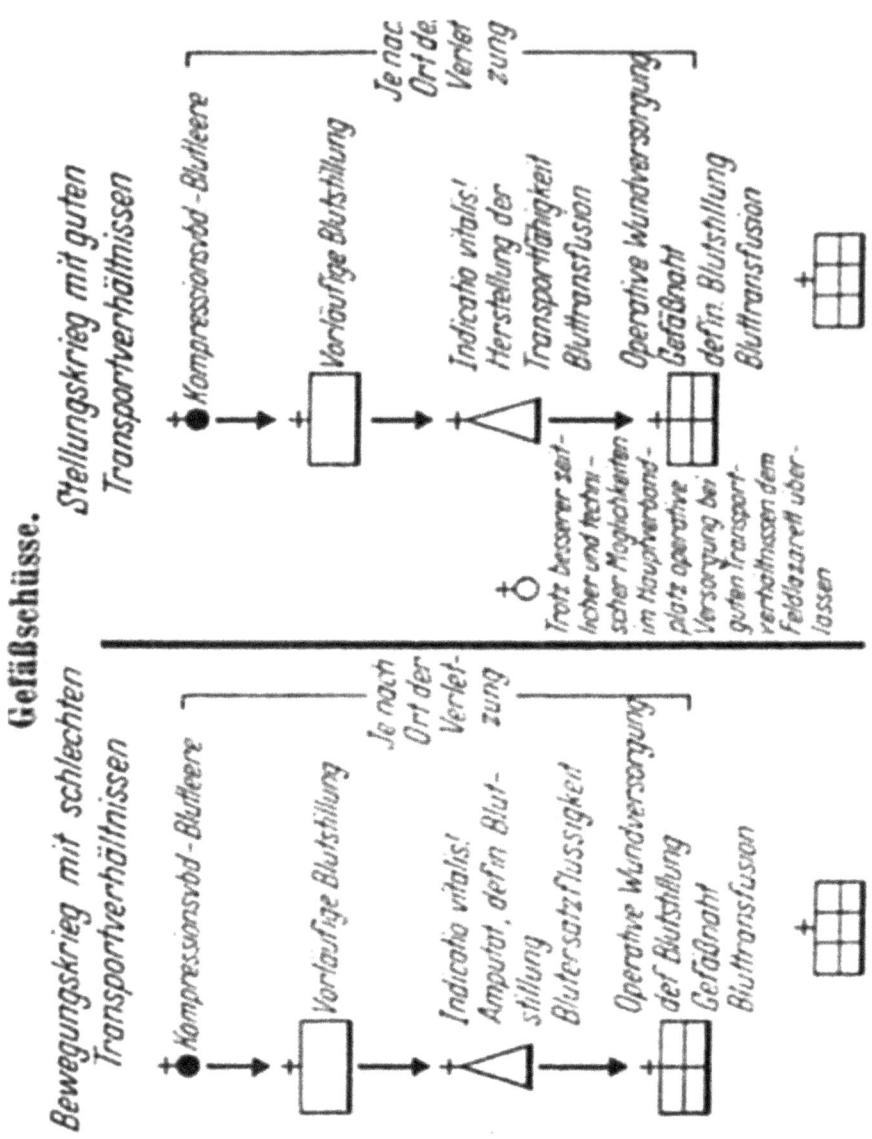

Abb. 6: Frühzeitige Operation wichtiger als postoperative Ruhe[43]

---

43 Schum, H.: Wehrmedizin, 1.Band, Einführung in die Wehrchirurgie, Stuttgart 1935, Abb. S. 59.

Erste Hilfe	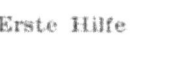	Erster Wundverband (Päckchen). Erste Herstellung der Transportfähigkeit. Extensions-Transportschiene. Kompressionsverband, Blutleere.
	Verwundetennest	
Ärztliche Durchgangsstation mit 1. Kontrolle	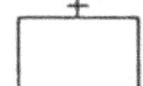	Wundverbandrevision (möglichst kein Verbandwechsel). Tracheotomie. Herstellung der Transportfähigkeit. Schmerzlinderung. Shockbekämpfung. Infektionsprophylaxe. Kompressionsverband, provisorische Blutstillung, Blutleere. Blutersatzflüssigkeit.
	Truppenverbandplatz	
Indicatio vitalis	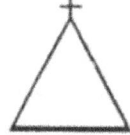	Tracheotomie. Notamputationen. Definitive Blutstillung. Blutersatzflüssigkeit und Transfusion. Operative Versorgung nicht Transportfähiger.
	Hauptverbandplatz	
Chirurgische Versorgung dringender Fälle mit notfalls nur kurzer Ruhezeit	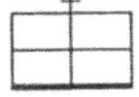	Operative Wundexcision, Wundrevision. Schädeltrümmerschüsse. Brustschüsse, Bauchschüsse, evtl. Gelenkschüsse. Schwere Knochen- und Weichteilschüsse. Gefäßschüsse.
	Feldlazarett	
Chirurgische Versorgung der weniger dringenden Fälle mit langer Ruhezeit. Fachabteilung für Hirn-, Kiefer-Steckschüsse	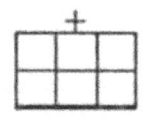	Chirurgische Versorgung. Schädelhirnschüsse. Gelenkschüsse. Kieferschüsse, evtl. Weichteil- und Knochenschüsse. Steckschüsse.
	Kriegslazarett	

Abb. 7: Verteilung der Chirurgie auf die vorderen Sanitätseinrichtungen[44]

---

44 Ebd., Abb. S. 59.

Im Bewegungskrieg mit schlechten Transportverhältnissen wurde im Verwundetennest ein Kompressionsverband zur Herstellung der Blutleere und erster Wundverband angelegt.

Anschließend erfolgte im Truppenverbandplatz die erste ärztliche Kontrolle. Ein Verbandwechsel sollte nicht durchgeführt werden, aber man bemühte sich um die provisorische Blutstillung, führte, falls vorhanden, Blutersatzflüssigkeit zu, linderte Schmerzen und bekämpfte Schockzustände.

Auf dem Hauptverbandplatz wurde entsprechend der Indicatio vitalis versucht, eine definitive Blutstillung zu erzielen und nicht Transportfähige operativ zu versorgen. Oft erhielt der Verwundete hier Blutersatzflüssigkeiten und Transfusionen, notfallmäßig wurden Amputationen durchgeführt. Auch hier muss angemerkt werden, dass nicht regulär und in unbegrenztem Ausmaß Blutersatzflüssigkeiten vorhanden waren. Genauere Fakten und Zahlen konnten leider nicht ermittelt werden.

Die endgültige chirurgische Versorgung der Gefäßschüsse erfolgte, gegebenenfalls mit Gefäßnähten, spätestens im Feldlazarett, in dem die Soldaten oftmals nur eine kurze Ruhezeit hatten. Außerdem wurden nach Möglichkeit Blutersatzmittel und Transfusionen zugeführt (siehe oben).

Der Unterschied zum Stellungskrieg mit guten Transportverhältnissen bestand schließlich darin, dass der Hauptverbandplatz trotz besserer zeitlicher und technischer Möglichkeiten, wenn es der Zustand des Patienten zuließ, die chirurgische Behandlung dem Feldlazarett überlassen sollte.

Zusammengefasst kann festgehalten werden, dass der Gefäßschuss eine sofortige Behandlung erforderte und eine frühzeitige Operation für den Krankheitsverlauf wichtiger war als postoperative Ruhe.[45]

2.6 Die Sanitätseinrichtungen

2.6.1 Das Verwundetennest

War es den Soldaten trotz ihrer Verletzungen möglich, vorwärts zu kriechen, so sammelten sie sich in so genannten „Verwundetennestern" (Verwundeten-Nest), die leidliche Deckung gegen feindliches Feuer boten. Hier wurde entweder von herbeigeeilten Sanitätern oder aber selbstständig ein Kompressions- und erster Wundverband zur Blutstillung angelegt und das Ende der Kampfhandlungen

---

45 Ebd.

abgewartet, um dann, zusammen mit den gehfähigen Leichtverwundeten, von den Krankenträgern auf einer Trage zum Truppenverbandplatz gebracht zu werden.[46]

2.6.2 Der Leichtverwundetensammelplatz

Er diente der Aufnahme der marschfähigen Leichtverwundeten und wurde zur Entlastung des Truppen- und Hauptverbandplatzes eingerichtet. Von hier ging es zu Fuß oder mit Krankentransportfahrzeugen weiter zurück in ein Feldlazarett, eine Krankensammelstelle oder in die Etappe. Bemannt und versorgt wurde der Sammelplatz vom Sanitätspersonal nicht eingesetzter Truppen, einer freien Sanitätskompanie oder einem Feldlazarett. Ziel war es, mit einem solchen Sammelplatz mehrere Hauptverbandplätze zu entlasten.

Die Lage der Sammelstelle musste der kämpfenden Truppe, den Sanitätskompanien und den Feldlazaretten am besten durch Divisionstagesbefehl genauestens angezeigt werden.

Um die Verpflegung sicherzustellen, lag der Leichtverwundetensammelplatz in der Nähe eines Hauptverbandplatzes, aber fern von Straßen, um den fließenden Verkehr nicht zu behindern, und von Ortschaften, in denen meist ein Feldlazarett untergebracht war, das jedoch nicht für die Versorgung der Leichtverwundeten vorgesehen war.

Gerade am Leichtverwundetensammelplatz war eine genaue ärztliche Aufsicht von Nöten, um mit gesicherter Diagnose Patienten ins Feldlazarett zu überweisen, deren Verwundung dringend eingehender Versorgung bedurfte. Andererseits sollten leichter verwundete Soldaten gleich wieder der kämpfenden Truppe zugeführt werden.[47]

2.6.3 Der Truppenverbandplatz

Er sollte mit zwei Ärzten, vier Sanitätsoffizieren und etwa 16 Krankenträgern ausgestattet sein. Die Auswahl des passenden Platzes stellte nicht nur in medizinischer, sondern auch in militärischer und organisatorischer Hinsicht hohe Anforderungen an den zuständigen Arzt. Ein Schutz gegen Infanterie- und nach Möglichkeit auch Artilleriefeuer sowie gegen unmittelbare Einsicht

---

46   Ebd., S. 57.
47   Ebd., S. 56.

durch den Feind war wünschenswert. Natürlich durfte der Verbandplatz auch nicht allzu weit hinter den eigenen Linien liegen: etwa 2000 m höchstens hinter der vordersten Schützenlinie war erstrebenswert. Außerdem suchte man die Nähe einer Straße zur Erleichterung des An- und Abtransportes, während die Nachbarschaft von viel befahrenen Straßen oder die Nähe militärischer Anlagen, die potenzielle feindliche Artillerieziele darstellen konnten, zu vermeiden waren.

Der Zugang zum Truppenverbandplatz musste deutlich gekennzeichnet sein und durch Rote- Kreuz- Flaggen am Tage und nachts durch entsprechende farbige Laternen als solcher kenntlich gemacht werden.

Das Vorhandensein von frischem Wasser und im Winter oder in den Bergen von frostfreien beheizbaren Räumlichkeiten war äußerst bedeutsam für die Genesung der verwundeten Soldaten, genauso wie das Vorhandensein einer Feldküche.

Für den Aufbau des Truppenverbandplatzes war meist wenig Zeit, sodass größere und umständlichere Vorkehrungen sich selten lohnten. Auf eine künstliche notdürftige Beleuchtung sowie auf die Errichtung eines Obdachs in Gestalt von Zelten zum Schutz gegen schlechtes Wetter und bei Verzögerung des weiteren Abtransportes wurde aber Wert gelegt.

Die Tätigkeit der Ärzte auf dem Truppenverbandplatz bestand darin, „Erste Hilfe" zu leisten. An operativen Eingriffen wurde die Tracheotomie bei akuter Erstickungsgefahr und die Unterbindung großer spritzender Arterien, selten eine Notamputation durchgeführt. Letztendlich waren den Tätigkeiten des Arztes nicht nur durch eingeschränktes persönliches Können, sondern auch durch den Zeit- und Materialmangel Grenzen gesetzt. Der Truppenverbandplatz war nur zu Zeiten des Stellungskrieges so gut eingerichtet, dass eine ausreichende und eingehendere Versorgung der Wunden möglich war.[48]

Neben der Verbesserung oder Erneuerung des ersten Verbandes stellte auch das Herrichten der Transportfähigkeit des Verwundeten eine Hauptaufgabe des Verbandplatzes dar. Dies betraf insbesondere Kranke mit schweren Schussfrakturen oder auch ausgedehnten Weichteilverletzungen, die eine gute Fixation und Ruhigstellung der betroffenen Gliedmaßen benötigten.

Hervorgehoben werden muss, dass der Truppenverbandplatz so schnell wie möglich zu entlasten war. Dies wurde erreicht durch die Aufteilung der Kranken in mehrere Kategorien, die durch die Ausfüllung und Anheftung der Verwundetenkarte kenntlich gemacht wurden

---

48   Ebd.

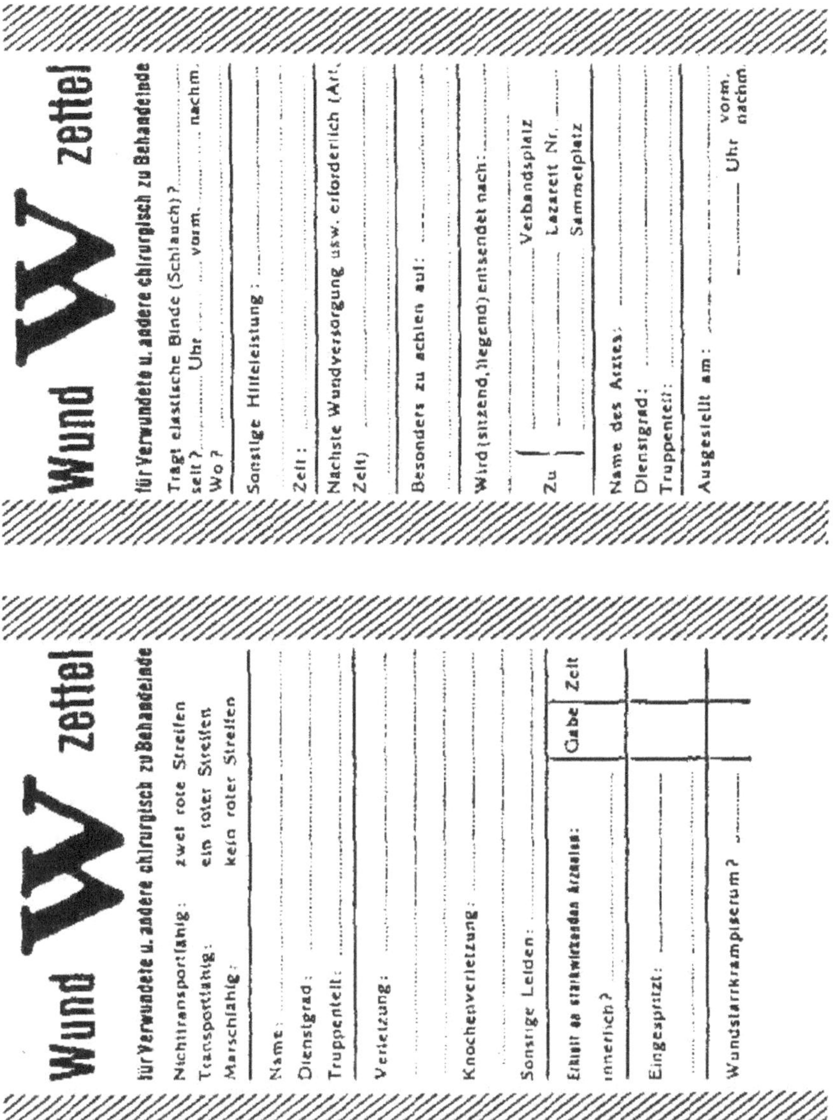

Wund W zettel

für Verwundete u. andere chirurgisch zu Behandelnde

Trägt elastische Binde (Schlauch)?
seit? Uhr vorm. nachm.
Wo?

Sonstige Hilfeleistung:

Zeit:

Nächste Wundversorgung usw. erforderlich (Art, Zeit)

Besonders zu achten auf:

Wird (sitzend, liegend) entsendet nach:
Zu Verbandsplatz
Lazarett Nr.
Sammelplatz

Name des Arztes:
Dienstgrad:
Truppenteil:

Ausgestellt am: Uhr vorm. nachm.

Wund W zettel

für Verwundete u. andere chirurgisch zu Behandelnde

Nichttransportfähig: zwei rote Streifen
Transportfähig: ein roter Streifen
Marschfähig: kein roter Streifen

Name:
Dienstgrad:
Truppenteil:

Verletzung:

Knochenverletzung:

Sonstige Leiden:

Erhielt an starkwirkenden Arzneien:	Gabe	Zeit
innerlich?		
Eingespritzt:		

Wundstarrkrampfserum?

Abb. 8: Verwundetenkarte, Vorder- und Rückseite[49]

49 Ebd., S. 55.

Bei marschfähigen Leichtverwundeten wurden beide rote Längsstreifen an den Seiten der Verwundetenkarte entfernt. Ein roter Längsstreifen wurde bei den Transport-, aber nicht Marschfähigen belassen, und beide rote Längsstreifen besagten, dass der Verwundete nicht transportfähig war. Die gewissenhafte Ausfüllung der Verwundetenkarte gewährleistete sowohl eine erfolgreiche Weiterarbeit der rückwärtigen Sanitätsanstalten als auch eine Selbstkontrolle für das Personal des Truppenverbandplatzes, indem z.B. eine Impfung gegen Tetanus vermerkt werden konnte.

Nach der Behandlung auf dem Truppenverbandplatz erfolgte die weitere Versorgung der verwundeten Soldaten auf dem Hauptverbandplatz bzw. bei den Marschfähigen auf dem Leichtverwundetensammelplatz. Nur zu Zeiten des starken Gefechts konnten Verwundete länger auf dem Verbandplatz verweilen. Beim Vormarsch oder Rückzug der eigenen Truppe mussten zeitweise einzelne Verwundete mit notwendigem Personal und Material zurückgelassen werden, da Transportmittel fehlten.

2.6.4 Der Hauptverbandplatz

Bei Kampfhandlungen bestimmte der Truppenführer die Errichtung eines Hauptverbandplatzes. Dieser wurde durch eine weithin sichtbare Rote-Kreuz- und Nationalflagge kenntlich gemacht, in der Nacht durch rote Laternen.

Der Hauptverbandplatz bildete lediglich eine Übergangstation. Hier wurden die Verwundeten ärztlich versorgt und die Verwundetenkarten (s.o.) vervollständigt, um ihnen unnötige neue Untersuchungen und Öffnen der Verbände zu ersparen. Gleichzeitig teilten sie die Ärzte in „Marschfähige", „Transportfähige" und „Nichttransportfähige" ein. Von hier kamen die Verwundeten in die Feldlazarette (in jedem Armeekorps gab es 12), in denen sie erste Lazarettversorgung erhielten. Im Idealfall war der Hauptverbandplatz geeigneten Gebäuden angelehnt, sodass nur in äußerster Not auf Verwundetenzelte zurückgegriffen werden musste. Weitere Voraussetzungen waren das Vorhandensein von künstlichem Licht, Wasser und Verpflegung – daher auch die Ausstattung der Sanitätskompanie mit einem Lebensmittelwagen (Nachschubwagen).

Standen eigene oder bekannt gewordene feindliche Offensiven bevor und war dementsprechend mit einer großen Zahl an Verwundeten zu rechnen, begann die Sanitätskompanie mit dem Aufschlagen des Hauptverbandplatzes, für das sie ungefähr zwei bis vier Stunden benötigte. Gesucht wurde ein Ort nicht weit entfernt vom künftigen Kampfgeschehen, der eine länger dauernde, wirksame medizinische

Tätigkeit sicherstellen konnte. Die Ortsauswahl war nur in enger Zusammenarbeit mit dem Divisionsarzt möglich, da dieser die Wahl und Bekanntgabe des Errichtungsplatzes so lange geheim halten musste, um eigene taktische Pläne nicht zu gefährden und um herauszufinden, an welcher Stelle sich die Verwundetenzahl häufte.

Bei der Auswahl des geeigneten Platzes galten ähnliche Prämissen wie bei der des Truppenverbandplatzes, doch konnte der Hauptverbandplatz wesentlich weiter zurück liegen (mindestens 4000 m hinter der vordersten Kampflinie, oft aber noch weiter), außerdem war der Zugang zu von Kraftwagen befahrbaren Straßen Bedingung.

Die Lage des Hauptverbandplatzes war der Truppe ganz genau zu bezeichnen, und es wurde enger Kontakt zu den zugehörigen Feldlazaretten und den Truppenärzten aufgebaut, sofern nicht, wie es in Stellungskriegen oft der Fall war, Truppen- und Hauptverbandplatz vereinigt waren.

Noch während des Einrichtens rückten Krankenträger und Sanitätsunteroffiziere mit dem Krankenwagen vor, um Verwundete von Truppenverbandplätzen oder Verwundetennestern abzuholen. Wenn diese für Fahrzeuge nicht erreichbar waren, mussten an einem Sammelpunkt Wagenhalteplätze eingerichtet werden, von denen aus die Krankenträger sich nach vorn bewegten, um die Verwundeten zu bergen und auf Tragen abzutransportieren.

Die ärztliche Tätigkeit auf dem Hauptverbandplatz war weit gesteckt und richtete sich oft nach militärischen Gesichtspunkten. Dabei bringt Franz in einem Bericht zum Ausdruck, dass für Frischverwundete der chirurgische Schwerpunkt im Hauptverbandplatz lag.[50]

Im Bewegungskrieg und unter Zustrom großer Zahlen von Verwundeten unterschied sich diese Arbeit nicht allzu sehr von der des Truppenverbandplatzes, dessen Werk zu vervollständigen, zu verbessern und zu kontrollieren war.

Im Stellungskriege wiederum konnten chirurgische Aufgaben größeren Umfangs wie Laparotomien, operative Versorgung von Schädelschüssen bzw. die gesamte Wundversorgung von unter anderem Gasverwundungen oder Erfrierungen durchgeführt werden. Franz spricht in seinem Beitrag von Operationen entsprechend der „Indicatio vitalis", die bei verzögertem Nachrücken des Feldlazarettes das Leben der Soldaten im Hauptverbandplatz retten konnten.

Auf den langen Vor- und Rückmärschen in Russland sowie bei den großen Offensiven im Westen 1914–1918, bei denen die Feldlazarette bis zu 150 km hinter

---

50 Franz, K.: Die Wechselbeziehung zwischen Kriegschirurgie und Sanitätsorganisation bzw. Sanitätstaktik, in: „Der deutsche Militärarzt",1. Jg. Heft 1, April 1936, S. 2.

der Front zurückblieben und nicht schnell genug aufgeschlagen werden konnten, übernahmen die Hauptverbandplätze auch im Bewegungskrieg fast die Rolle eines Lazarettes, das auf lange Sicht arbeitete. Oftmals konnten die Hauptverbandplätze in solchen Zeiten dem Feldlazarett Arbeit abnehmen und es somit entlasten, indem sie möglichst viele Kranke endgültig versorgten.

Es galt die Prämisse, dass spätestens innerhalb von 12 Stunden nach einer Verletzung die „endgültige Versorgung" einer Wunde erfolgen muss. Endgültig bedeutete in dieser Hinsicht, dass sich eine stationäre Behandlung ohne weitere chirurgische Eingriffe anschließen konnte oder der Verwundete einen Zustand erreichte, der es ihm ermöglichte, ohne weitere Gesundheitsgefährdung transportiert zu werden. Dementsprechend kam oft dem Hauptverbandplatz die Aufgabe der ersten chirurgischen Versorgung zu, soweit es die Gefechtslage und die äußeren Bedingungen zuließen.

Bezüglich des Aufbaus eines Hauptverbandplatzes war es von Vorteil, wenn dieser an einer Wegschleife lag, so dass die Wagen ohne zeitaufwändiges Kehrtmachen glatt vorbeipassieren konnten.

Die Empfangsabteilung sortierte anhand der Verwundetenkarten die Patienten – Leichtverwundete wurden zurück zur Leichtverwundetensammelstelle geschickt, schwerer verletzte Patienten wurden nach Möglichkeit ins Feldlazarett gesandt.

Gegebenenfalls wurden Wunde und Verband in Ordnung gebracht und die Verwundetenkarten kontrolliert.

Besondere Aufmerksamkeit wurde hier den Verletzten mit angelegter Blutleere bzw. Gefäßverwundeten allgemein zuteil, da sie eine sofortige Hilfeleistung erforderten. Im Idealfall war die Blutleere im Rahmen der Erstversorgung in weiter vorne gelegenen Sanitätseinrichtungen oder den Verwundetennester angelegt worden und bestand meist aus einer zirkulären Abschnürung (s.o.), die bei zu langem Bestehen Perfusionsstörungen der betreffenden Extremität nach sich ziehen konnte. Vor allem die Verletzung großer Schlagadern musste umgehend behandelt werden. Hinsichtlich der Prognose wäre es am besten gewesen, die Versorgung großer Gefäßwunden an Ort und Stelle zu vollziehen. Eggers betonte jedoch, dass derartige Eingriffe heroisch waren (nähere Erläuterungen dazu im weiteren Verlauf), obwohl die Ärzte genau für diesen Fall Gefäßklemmen und Nahtmaterial in ihrem Besteck bereit hielten. Dennoch war er der Ansicht, dass „die Abbindung großer, freiliegender Schlagadern […] von jedem Arzt verlangt werden [muss], […]".[51]

---

51 Eggers, H.: Über Kriegschirurgie auf dem Hauptverbandplatz, in: Spatz, H.: Kriegschirurgischer Ratgeber, München- Berlin 1941, S. 28 ff.

Die primäre Gefäßnaht wurde auf dem Hauptverbandplatz nur ungern gemacht, da die Gefahr der septischen Nachblutung groß war. Demnach beschränkte man sich meist auf die Gefäßunterbindung und führte die Gefäßnaht nur dann aus, wenn die Möglichkeit bestand, den Verletzten in eigener sorgfältiger Beobachtung zu behalten.

Prinzipiell wurden Durchschüsse in ganzer Länge gespalten, solange die anatomische und physiologische Möglichkeit der Heilung erhalten blieb, oder es wurde Ein- und Ausschusswunde gesondert so tief ausgeschnitten, dass der gesamte Schusskanal in zwei trichterförmige ineinander übergehende Wundhöhlen verwandelt wurde.

Tangentialwunden wurden bis in das gesunde Gewebe hinein ausgeschnitten. Bei Steckschüssen umschnitt man den Einschuss breit, erweiterte ihn gegebenenfalls in der anatomisch günstigen Richtung und schnitt ihn ganz aus.

Nach der Behandlung auf dem Hauptsanitätsplatz musste der Patient abtransportiert werden. Erfolgte jedoch die Versorgung einer Schlagaderblutung in eine große Weichteilwunde notfallmäßig, so wurde der Patient auf dem Hauptverbandplatz gelagert, bis er fieberfrei war oder 3–4 Tage fieberfrei blieb. Danach waren ausreichend Granulationen vorhanden, um einen relativ gefahrlosen Abtransport zu verantworten. Im Stellungskrieg war das kein Problem, im Bewegungskrieg sollte das ablösende Feldlazarett den Kranken übernehmen.

Auch der Operations- Kraftwagen- Zug war für die schnelle Versorgung schwer Verwundeter von Vorteil.

Im Allgemeinen erfolgte die Versorgung auf dem Hauptverbandplatz mehr nach chirurgischen Regeln als auf dem Truppenverbandplatz, wenn auch unter den Kriegsverhältnissen von der Vornahme größerer Operationen Abstand genommen wurde.

Oftmals gestattete die militärische Lage oder der Zustand des einzelnen Verwundeten die Weiterfahrt nicht, sodass die Kranken erzwungenermaßen länger verweilen mussten.

Auf dem Hauptverbandplatz wurde entsprechend der Indicatio vitalis versucht, eine definitive Blutstillung zu erzielen, die meist in Form einer Ligatur, seltener mittels einer Gefäßnaht erfolgte. Nicht Transportfähige wurden hier primär operativ versorgt. Der Verwundete sollte hier Blutersatzflüssigkeiten und Transfusionen erhalten, notfallmäßig wurden Amputationen durchgeführt.

Die endgültige chirurgische Versorgung der Gefäßschüsse erfolgte spätestens im Feldlazarett gegebenenfalls mit Gefäßnähten. Postoperativ gönnte man den Soldaten oftmals nur kurze Rehabilitationszeiten, bevor sie wieder an die Front geschickt wurden.

2.6.5 Das Feldlazarett

Zu jedem Feldlazarett sollten sechs Ärzte und Sanitätsoffiziere, neun Sanitäts-Unteroffiziere und 14 Militärkrankenwärter gehören, die möglichst in einzelnen geeigneten Gebäuden in der Nähe des Gefechtsfeldes untergebracht waren (dies stellte den Idealfall dar und war oft in der Realität nicht umsetzbar, wie auch Abb. 6 zeigt).

Das Feldlazarett sollte unter den gegebenen Verhältnissen dem Verwundeten die erste „geordnete Krankenhauspflege" gewährleisten und war daher wegen der Wasser- und Lichtversorgung sowie der Bade- und Abortanlagen an Ortschaften gebunden. Man griff auf Krankenhäuser, Hotels, Kasernen, Schulen, große ländliche Herrensitze und Klöster zurück. In kleineren Ortschaften musste man sich mit Kirchen zufrieden geben, bei denen sich vor allem im Winter das Problem der Heizungsmöglichkeiten stellte. Dementsprechend schwankte der Komfort der Unterbringung im Feldlazarett zwischen großen friedensmäßigen Räumlichkeiten in westlichen Städten und kleinsten Bauernhäusern/Katen und Scheunen in östlichen Dörfern.

Hauptaufgabe des Feldlazaretts war die operative Versorgung der Verwundeten, also die Kriegschirurgie. Hier konnte der Verwundete in fester Pflege bleiben, bis sein Abtransport in die rückwärtigen Sanitätsanstalten ohne Gefahr möglich war. Befand sich das Feldlazarett auf dem Vormarsch, so wurden die Patienten von nachfolgenden Feld- oder sogar Kriegslazaretten übernommen. Leider war dieses Konzept nicht immer anwendbar und die Feldlazarette länger als erwünscht an eine Ortschaft gebunden.

Auf dem Rückzug übernahm ein vorausgeschicktes Feldlazarett die von den abgebrochenen Kriegslazaretten zurückgelassenen Nichttransportfähigen.

Dementsprechend wurde die Tätigkeit des Feldlazarettes durch die augenblicklichen Anforderungen diktiert, die oftmals von militärischen Gesichtspunkten abhingen. Zeitweise musste es als reiner Hauptverbandplatz wirken, in ruhigen Zeiten konnte es dem Kriegslazarett Arbeit abnehmen. Dementsprechend war die „geregelte Krankenhauspflege" nicht immer möglich.

Wünschenswert war es jedoch, einen regelrechten Lazarettbetrieb durchzuführen, wie er einer chirurgischen Klinik entsprach. Der innere Aufbau war einem Chefarzt unterstellt, der das Lazarett zum Beispiel in mehrere Stationen aufteilte oder aber die Kräfte des Personals zu schonen wusste, indem er sie in zwei Züge aufteilte, damit diese sich alle 24 Stunden im Aufnahme- und Operationsdienst abwechseln konnten. An Großkampftagen dagegen sollte man in der Lage sein, an zwei Tischen gleichzeitig operieren zu können.

Von Bedeutung war ferner die Anwesenheit von Schreibern, die jede vorgenommene Behandlung am Verwundeten direkt ins Krankenblatt diktierten.

Berechnet war das Fassungsvermögen des Feldlazarettes auf 200 Betten, dementsprechend die Menge an Strohsäcken und Wäsche bemessen war. Bei großem Andrang jedoch war Überbelegung bis auf 800 Verwundete nicht zu vermeiden. An dieser Tatsache wird deutlich, dass die vorgesehenen Kapazitäten bei weitem nicht für die große Anzahl Verletzter, die während des Ersten Weltkrieges vor allem in Zeiten langer Stellungskriege anfielen, ausreichten.[52]

Franz bezeichnet die Anforderungen an die Beweglichkeit eines Feldlazarettes als sehr hoch, da sie „grundsätzlich [...]bei den Divisionen sein und jeden Hauptverbandplatz bei dessen Vormarsch sofort ablösen [müssen], wo derselbe sich auch immer befinden mag."[53]

Die eigentliche Aufgabe des Feldlazarettes bestand demnach darin, den Verwundetenabtransport im Bewegungskrieg zu gewährleisten, sowie in der chirurgischen Behandlung und Dauerpflege der Verwundeten.

Um einen klinikartigen Betrieb zu etablieren, führte man Wäsche- und Instrumentensterilisator, zwei Haupt- und zwei Sammelbestecke mit sich.

An Fuhrwerken waren ein Krankenwagen mit sieben bis neun Tragen und Verbandmitteltaschen, zwei Sanitätswagen, ein Packwagen, vier Gerätewagen und ein Beamtenwagen vorhanden.

Bei allen Formationen sollten die Ärzte beritten sein, um freie Beweglichkeit im Bewegungskrieg zu sichern.

Ebenfalls wichtig für den Bewegungskrieg war es, dass das Feldlazarett seine frühere Schwerfälligkeit eingebüßt hatte und imstande war, sich innerhalb von vier bis sechs Stunden einzurichten, bzw. abzubauen und marschfähig zu sein.

2.6.6 Das Kriegslazarett

Kriegslazarette mit dem Personal der Etappen-Sanitätsanstalten lagen im rückwärtigen Gebiet und nahmen nichttransportfähige Verwundete und Kranke auf, konnten aber auch Genesungs- und Seuchenabteilungen haben.

Sie bildeten die nächste Sanitätseinrichtung hinter dem Feldlazarett und bestanden in den Anfängen des Ersten Weltkrieges hauptsächlich aus Personalstämmen.

---

52 Ebd., S. 46–47.
53 Franz, C.: Lehrbuch der Kriegschirurgie, Berlin 1944, S. 6 ff.

Dementsprechend verfügten sie weder über eigenes Material noch über eigene Transportmöglichkeiten.

Da sie ein Fassungsvermögen von 1000 und mehr Betten aufwiesen und ihr Material erst an Ort und Stelle beschafften bzw. dem Hauptsanitätsdepot entnehmen konnten, sind die Schwierigkeiten der Errichtung und die Trägheit eines Kriegslazarettes gut vorstellbar.

Betrachtet man das Heeressanitätswesen in der Theorie, so wird schnell deutlich, dass es an vielen Stellen an der Umsetzung in die Realität zum Scheitern verurteilt war. Zum Einen ist fraglich, ob die personelle und materielle Versorgung ausreichend war, um die große Zahl an Verletzten suffizient zu behandeln. Zum Anderen impliziert schon die problematische Infrastruktur mit nur vereinzelten Schienenstrecken und unpassierbaren Wegen die Schwierigkeit des Verwundeten- und Materialtransportes. In diesem Zusammenhang scheint es höchst unwahrscheinlich, dass in einem Feld- oder Kriegslazarett ein geordneter Krankenhausbetrieb möglich war. Dementsprechend dienen die aus offiziellen Publikationen referierten Darstellungen als theoretische Ideologien, an denen sich die Ärzte des Ersten Weltkrieges orientierten, die jedoch wenig mit der Realität zu tun hatten. Auf diese Diskrepanz wird vor allem im Rahmen des letzten Teils („Die Gefäßchirurgie an der Front") näher eingangen.

2.7 Besondere Maßnahmen

Im Stellungskrieg wurden die Sanitätseinrichtungen oftmals bodenständig gemacht, das heißt, sie blieben an Ort und Stelle etabliert. Da das Feldlazarett allerdings nicht länger als einige Wochen ohne Pause dem starken Verwundetenzustrom ausgesetzt sein sollte (wie vor Verdun), sollte das Personal ausgewechselt werden, während das Material am Ort verblieb.

Außerdem muss noch festgehalten werden, dass das Sanitätswesen grundsätzlich hinter die Front gehörte, um nicht in die Kampflinie zu geraten. Nur in Ausnahmefällen wurde es der Truppe vorausgeschickt, damit frühzeitig vor einer Schlacht die Versorgungsmöglichkeiten sichergestellt waren.

2.8 Nachschub und Spezialgerät

Der Nachschub an medizinischer Ausrüstung wurde aus dem Hauptsanitätsdepot bezogen, das dem Generalkommando des Armeekorps angegliedert war. Die

Frage des Transportes machte es aber oftmals schwierig, sperriges Material, wie Verbandschienen, zu verpacken. Aufgrund dessen und aufgrund der alle Erwartungen übertreffenden gewaltigen Verwundetenzahlen reichte das Material, vor allem am Ende des Krieges, oftmals nicht für die Bedürfnisse aus.

An Spezialgerät seien hier nur die Röntgengeräte erwähnt. Fast alle auf längere Zeit eingerichteten Feld- und Kriegslazarette besaßen ein Röntgengerät. Sehr praktisch war ebenfalls der so genannte Feldröntgenwagen, der sowohl Röntgenapparatur einschließlich Stromquelle und Entwicklungseinrichtung in sich vereinigte, als auch daneben noch genügend Energie lieferte, die Beleuchtung des Operationsraumes sicherzustellen. Diese Wagen waren jedoch nicht in ausreichender Anzahl vorhanden, so dass einige Lazarette ohne ihn auskommen mussten. Insgesamt waren 275 Röntgeneinrichtungen vorhanden, die jedoch gerade zum Ende des Krieges wegen Benzin- und Reifenmangels nicht mehr in ausreichender Anzahl zur Verfügung gestellt werden konnten.[54]

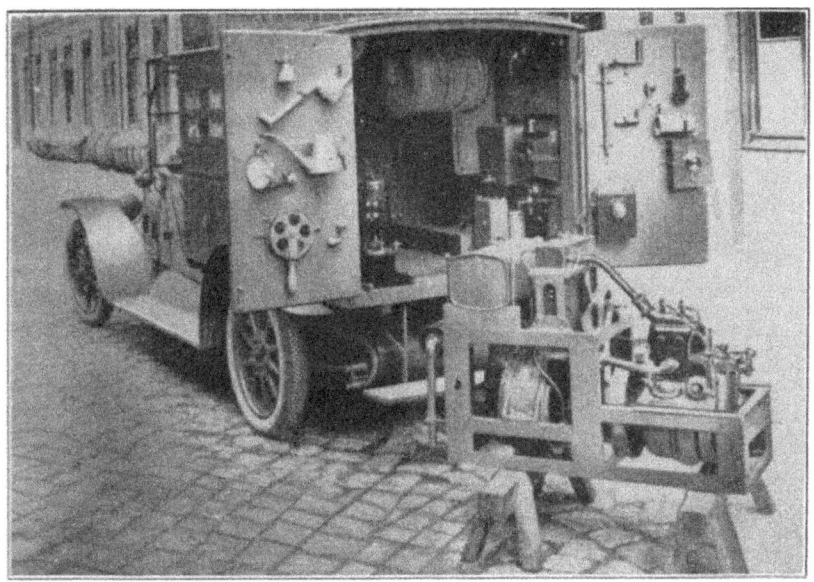

Abb. 9:   Röntgenkraftwagen[55]

---

54   Sanitätsbericht über das Deutsche Heer (Deutsches Feld- und Besatzungsheer) im Weltkriege 1914/1918 (Deutscher Kriegssanitätsbericht 1914/18), bearb. in der Heeres- Sanitätsinspektion des Reichskriegsministeriums, Bd.3, Berlin 1934/1935, S. 139.
55   Ebd., Abb. S. 139.

3. Die Wirkung der Geschosse auf den menschlichen Körper

Im Folgenden wird zunächst eine kurze Übersicht über die unterschiedlichen Geschossarten und ihre Wirkungen auf den menschlichen Körper vermittelt, die essentiell ist, um die daraus folgende Versorgung und Heilung der Verwundungen nachvollziehen zu können.

3.1 Einführung

Im letzten Drittel des 19. Jahrhunderts schien die industrielle Revolution ihrem Höhepunkt zuzustreben. In immer rascherer Folge gab es neue Erkenntnisse, Entdeckungen und Erfindungen, die Bevölkerungszahlen und damit der Bedarf ließen auf allen Gebieten die Produktion sprunghaft steigen.

Diese Entwicklung schloss auch die Waffenindustrie nicht aus. Alle Militärmächte haben sich seit jeher bemüht, den Gegner mittels überlegener Waffen zu übertrumpfen und die größten Fortschritte in der materiellen Rüstung zu erzielen.

Dementsprechend bot bei Ausbruch des Ersten Weltkrieges die Ausrüstung der großen Militärstaaten ein wesentlich gleiches Bild. Ihre Menge und die zugehörige Munitionsausstattung beruhten auf der Annahme, dass ein europäischer Krieg nur etwa ein Vierteljahr dauern könnte und der Munitionsverbrauch so hoch wie im russisch-japanischen Waffengang sein würde. Eine längere Kriegsdauer konnte sich kein Politiker und Militär vorstellen.[56]

Waffentechnisch gelangte in diesem Zeitraum eine Reihe von Entwicklungen zur Reife.

Bei den Gewehren stand am Anfang die Metalleinheitspatrone mit dem einzeln zu ladenden Hinterlader mit Selbstspannung, der zum Mehrlader erweitert wurde. Außerdem wurden das leistungsfähige rauchschwache Pulver sowie das Kleinkalibergewehr eingeführt. Der Schritt zu den selbsttätigen Feuerwaffen geschah

---

56 Ortenburg, G.: Heerwesen der Neuzeit – Waffen der Millionenheere 1871–1914, Augsburg 2002, S. 10 ff.

schließlich mit den automatischen Pistolen und der Einführung der Maschinengewehre. Dabei zeigte sich immer stärker die gegenseitige Abhängigkeit von Waffe und Munition. Auch bei den Geschützen hatten sich überall der Hinterlader und dann die Stahlrohre durchgesetzt. Neue Treibmittel und Geschossfüllungen brachten zunächst Probleme, doch größere Leistungen. Eine ungeahnte Entwicklung erfuhr auch die schwere Artillerie.

Je weiter und schneller die neuen Waffen schossen, desto mehr musste sich nun die alte Form der feuernden Schützenlinien lockern. Die Vorwärtsbewegungen im Feuergefecht geschahen sprungweise im Laufen mit Zügen, Gruppen oder mit einzelnen Schützen, und es bürgerte sich ein, mit dem Spaten Deckungen und Gewehrauflagen zu schaffen.

3.2 Blanke Waffen

Die Verwundungen durch „blanke Waffen" waren im Verhältnis zu den Schusswunden nach den Truppenkrankenrapporten gering und verminderten sich von Jahr zu Jahr, da diese Form der Waffen an der Front immer weniger gebraucht wurde.[57] Auf deutscher Seite machte im Ersten Weltkrieg die Anzahl der durch sie Verwundeten 1,1% aller Kriegsverwundeten aus.[58]

Ein geringer Prozentsatz an Verletzungen ging von Lanze und Säbel aus, die Wirkungen eines Bajonetts waren verschieden und konnten jegliche Formen der Verletzungen hervorrufen. Bei Nahkämpfen im Schützengraben wurde der angeschärfte Spaten oder das Messer zur Abwehr verwendet.

Neu waren im Ersten Weltkrieg die von den Franzosen hergestellten Fliegerpfeile, die eine Zusammensetzung aus blanker Waffe und Geschoss darstellten. Diese vermochten die Durchbohrung eines aufrecht stehenden Mannes, welche am Hals begann und sich in vertikaler Richtung durch die Brust- und Bauchhöhle bis zu den Extremitäten fortsetzen konnte.[59]

---

57 Sanitätsbericht über das Deutsche Heer (Deutsches Feld- und Besatzungsheer) im Weltkriege 1914/1918 (Deutscher Kriegssanitätsbericht 1914/18), bearb. in der Heeres- Sanitätsinspektion des Reichskriegsministeriums, 3.Bd., Berlin 1934/1935, S. 67 ff.
58 Franz, C.: Lehrbuch der Kriegschirurgie, 4. Auflage, Berlin 1944, S. 15.
59 Schum, H.: Wehrmedizin, I.Band, Einführung in die Wehrchirurgie, Stuttgart 1935, S. 2–3.

3.3 Gewehrgeschosse

Im Ersten Weltkrieg gehörten die Gewehrgeschosse und ebenso die Maschinengewehrgeschosse größtenteils zu den kleinkalibrigen Gewehren. Im Gegensatz zu früher wurden keine Bleigeschosse, sondern Stahlmantelgeschosse verwendet, die nicht nur ein kleineres Kaliber ermöglichten, sondern ebenfalls weniger leicht verformbar waren. Allerdings wurde dennoch ein Minimum an Geschossgewicht mittels eines Kerns aus Hartblei beibehalten.

Bezüglich der Form waren spitzbogenförmige, Spitz- oder S- Geschosse zu unterscheiden. Um die Schussleistung und Feuergeschwindigkeit zu erhöhen, verwendete man rauchschwaches Pulver und das Magazingewehr, das bis zu fünf Patronen zugleich aufnehmen konnte.[60]

Jedes Geschoss konnte sprengend wirken. Je weicher sein Material war, desto leichter erfolgte eine Stauchung, umso eher sprengte es und umso verheerender waren die erzeugten Verletzungen. Als Beispiel seien die „Mantelreißer" oder „Dum-Dum-Geschosse" genannt. Trat bei den „Mantelreißern" der Bleikern aus dem Stahlmantel, so konnte die Aufsplitterung dieses Geschosses bei Auftreffen auf den Knochen explosionsartig zerfallen und gegebenenfalls Weichteilfetzen als Sekundärgeschosse im Körper weiterschleudern.

Ähnlich verhielt es sich mit den „Dum-Dum-Geschossen", bei denen es sich um moderne Geschosse mit Stahlmantel handelte, deren Spitze vom Stahlmantel fehlte. Bei ihnen unterschied man zwischen Teilmantelgeschossen und Hohlspitzgeschossen. Durch die Genfer Konvention 1899 verboten, wurden diese Geschosse teilweise von den Soldaten selbst hergestellt, indem Einkerbungen oder Abschleifungen an der Spitze vorgenommen wurden. Die englischen Spitzgeschosse, welche eine dem Bleikern vorne aufgesetzte Aluminiumspitze enthielten, vermochten ebenfalls Dumdum- Wirkung im menschlichen Körper zu entfalten. Teilweise wurden auch richtige Explosivgeschosse, in welchen eine Sprengpatrone an der Spitze eingelassen war, verfeuert.

Aufgrund zahlreicher Widerstände, die sich den Geschossen auf ihrer Flugbahn boten – zu erwähnen sind im Stellungskrieg vor allem die Drahtzäune – kam es häufig zu Abweichungen von der ursprünglichen Zielrichtung sowie zu Veränderungen der Stellung und der Gestalt der Geschosse. In dieser Hinsicht musste man auch immer mit so genannten Aufschlägern rechnen, die besonders häufig im Stellungskrieg auftraten. Unter diesen verstand man sowohl Geschosse, die

---

60 Ebd.

den Boden berührt hatten („Rikoschettschüsse"), als auch all die anderen, welche irgendwo auf einen Widerstand gestoßen waren („Querschläger").

Das „chagrinierte Aussehen" in Form von feinen Rillen und Ausbeulungen im Geschossmantel war charakteristisch für ein Aufschlagen auf den Boden, da es bei Widerständen im Körper nicht zu finden war. In solch einem Fall musste der Arzt mit einer potenziellen Infektionsgefahr rechnen.[61]

3.3.1 Sprenggeschosse

Die Handgranaten spielten im Krieg eine wichtige Rolle. Zum besseren Werfen konnten sie einen Stiel tragen, in dem die Abreißschnur für die Betätigung des Brennzünders zu finden war, wenn es sich um Brennzünder handelte. Alternativ gab es auch noch Aufschlagzünder. Meist bestanden sie aus dünnwandigem Blech- oder Metallmantel, der mit einer explosiven Masse aus vielen kleinen Metallteilen gefüllt war. Je nach verwendetem Material wirkten sie sprengend oder splitternd, wobei die Splitterwirkung 10–15 m vom Sprengpunkt entfernt liegen konnte.[62]

Gewehrgranaten wurden aus einem Gewehr abgeschossen, waren jedoch ähnlich konstruiert wie die Handgranaten.

Die Wirkung der Hand- und Gewehrgranaten auf den menschlichen Körper kennzeichnete eine unbeschreibbare Unregelmäßigkeit. Sie konnten bei Explosion auf dem Körper zu Zertrümmerungshöhlen führen, nahmen jedoch mit der Entfernung in ihrer Wirkung ab, sodass oftmals unterschiedlich große Teile des Körpers von kleinsten Wunden übersät waren. Neben den Gefahren der Infektiösität konnten sie gehäuft Hautverbrennungen hervorrufen.[63]

3.3.2 Wurfminengeschosse

Sie stellten eine Kombination aus Handgranaten und Geschützgranaten dar und hatten einen Wirkungskreis von bis zu 400 m. Ihre starke Effizienz ließ sich außerdem auf den von ihnen erzeugten Luftdruck und giftige Gase zurückführen.[64]

---

61 Franz, C.: Lehrbuch der Kriegschirurgie, Berlin 1944, S. 14–24.
62 Ebd., S. 35–37.
63 Franz, C.: Lehrbuch der Kriegschirurgie, Berlin 1944, S. 14–24.
64 Franz, C.: Lehrbuch der Kriegschirurgie, Berlin 1944, S. 14–24.

3.3.3 Bomben

Bomben wurden hauptsächlich aus der Luft abgeworfen, waren in ihrer Wirkung den schweren Wurfminen sehr ähnlich und erzeugten eine starke Splitterwirkung. Während die Bomben zu Beginn des Krieges hauptsächlich eine Splitterwirkung in nur einem schmalen Kegel nach oben zeigten, waren gegen Ende des Krieges die Fliegerbomben auf lebende Ziele äußerst wirksam, da ihre rasanten Splitter eine ungeheure Seitenwirkung hatten.[65]

3.4 Die Auswirkungen großkalibriger Geschosse auf die Verwundungen der

Soldaten

> „Während 1870/1871 die Verwundungen durch Gewehrschüsse solche durch Artilleriegeschosse weithin überragten und bei den Verwundeten und Gefallenen sich gleich verhielten, sind in den ersten zweieinhalb Jahren des Weltkrieges die Verwundungen durch Gewehrschüsse zwar bei den in Lazarettbehandlung, gelangten Verwundeten noch etwas zahlreicher als die durch Artilleriegeschosse, nicht aber bei den Gefallenen, bei denen die Artilleriegeschosse erheblich die Gewehrschüsse überwiegen. In späterer Zeit änderte sich das Verhältnis noch mehr zugunsten der Artillerieverletzungen."[66]

1870/1871 betrug der Prozentsatz an Verwundeten durch Artillerieverletzungen auf deutscher Seite etwa 8,2%, im Ersten Weltkrieg stößt man vor allem zum Schluss an der Westfront auf eine Zahl von 75%.[67]

Man unterschied Flachbahngeschütze (Kanonen) für den direkten und gestreckten Schuss sowie Steilfeuergeschütze (Haubitze und Mörser) für den indirekten Schuss, die sowohl Flachbahn als auch Bogenschüsse feuerten. Zwar war die Größe der Sprengstücke verschieden, doch konnten selbst die kleinsten schwere Verletzungen erzeugen.

Aufgrund der unregelmäßigen Form der Granaten wurde die Flugbahn der Geschosse unregelmäßig und sie verloren schnell an Geschwindigkeit. Dafür

---

65 Ebd.
66 Sanitätsbericht über das Deutsche Heer (Deutsches Feld- und Besatzungsheer) im Weltkriege 1914/1918 (Deutscher Kriegssanitätsbericht 1914/18), bearb. in der Heeres- Sanitätsinspektion des Reichskriegsministeriums, 3.Bd, Berlin 1934/1935, S. 67 ff.
67 Ebd.

begünstigte die unebene Gestalt das Mitreißen von Tuch- und Wäschefetzen in die Wunde hinein. Außerdem konnte es vorkommen, dass ein Granatsplitter innerhalb des Körpers in kleinere Teile zerfiel.

Es wurden verwundet durch	von den Verwundeten		von den Gefallenen	
	1870/71	1914/17	1870/71	1914/17
Gewehrschüsse (1914/17 einschl. Pistolenschüsse)	56 062 = 91,6 %	1 027 561 = 54,2 %	6969 = 90,9 %	6 034 = 41,7 %
Artilleriegeschosse	5 084 = 8,4 %	867 452 = 45,8 %	695 = 9,1 %	8 452 = 58,3 %
Summe...	61 146 = 100,0 %	1 895 013 = 100,0 %	7 664 = 100,0 %	14 486 = 100,0 %

Abb. 10: Verhältnis zwischen Verwundungen bzw. Sterbefällen durch Gewehr- und Artilleriegeschosse im Kriege 1870/1871 und im Weltkriege von 1914–1917[68]

Da eine Granate meist erst explodierte, wenn sie bereits im Erdreich aufgekommen war, führten ihre Splitter stets Erde, Steinreste etc. mit sich und verunreinigten so die Wunde. Dementsprechend war das Sprengstück der Granaten im Gegensatz zum Infanterieprojektil oder dem Schrapnell als Sekundär- bzw. Abprallgeschoss zu betrachten.

Die Schrapnells ähnelten den Granaten, enthielten in ihrem Inneren allerdings neben der Sprengladung noch eine große Anzahl von kleinen, bleiernen Kugeln mit einem Gewicht von 10–20 g. Ein einstellbarer Brennzünder ließ das Geschoss in der Luft platzen, sodass die Sprengstücke und Füllkugeln des Schrapnells normalerweise nicht durch Erde verunreinigt waren und demnach weniger infizierte Verwundungen hervorriefen als die sonstigen Artillerieverletzungen. Jedoch bewirkten Gestalt und geringe Fluggeschwindigkeit oftmals ein Steckenbleiben des Schrapnellgeschosses im Körper.

Durch Zündung eines Pulverpräparates wurden die Geschosse aus den Rohren herausgeschleudert und es wurde sehr viel Wärme frei. Schrapnellfüllkugeln vermochten keine Verbrennung im Ziel anzurichten, währenddessen Sprengstücke von Granaten oder Schrapnellhülsen durch die im Augenblicke der Sprengung entstehenden glühenden Gase so erhitzt wurden, dass sie Verbrennungserscheinungen hervorrufen konnten.[69]

---

68 Ebd. S. 70–72.
69 Franz, C.: Lehrbuch der Kriegschirurgie, Berlin 1944, S. 19–24.

3.5 Die Wirkung der Geschosse im menschlichen Körper

Ein Infanteriegeschoss, welches nicht pendelte, erzeugte im Körper einen glatten Schusskanal der Weichteile bzw. durch den Widerstand der Diaphyse eines Knochens Zersplitterungen. Die Zerstörung beschränkte sich jedoch nicht auf ein enges, die nächste Umgebung des Schusskanals betreffendes Gebiet, sondern griff auch auf entfernte Gewebe über, sodass Schussverletzungen mit kleinen Einschüssen und großen Ausschüssen, in denen Fetzen von Muskeln, Sehnen und Knochensplitter zutage lagen, beobachtet werden konnten.

Schussverletzungen konnten außerdem Kontusionswirkungen erzeugen, indem sie einen Erschütterungsreiz hervorriefen, der zunächst eine Verengung und darauf folgend eine vollkommene Erschlaffung der Gefäße bewirkte. Dementsprechend konnte man umschriebene Infarkte wie bei einer Embolie oder aber diffuse Blutungen finden. In Bezug auf die Gefäße konnte es hinsichtlich der Kontusionswirkung durch Dehnungen und Einrisse der Intima zu Spätblutungen und Aneurysmen kommen.

Hervorzuheben ist, dass die Schrapnellfüllkugeln im menschlichen Körper durchschnittlich schwerere Zerstörungen hervorriefen als die Mantelgeschosse. Die Grundform dieser Schussverletzungen stellte die zylindrische Röhre dar, von welcher aus mit einer gewissen Regelmäßigkeit radienförmig die Gewebetrennungen ausgingen.

Im Gegensatz dazu riefen die Splitter der Granaten, Minen und Handgranaten vollkommen unregelmäßige Zerstörungen hervor mit regellosen Buchten und Nischen in den Wänden der Schusskanäle. War die Geschwindigkeit dieser Geschosse sehr groß, so erzeugten sie eine immense hydrodynamische Sprengwirkung, die zusammen mit der Rotation eine verheerende Wirkung im menschlichen Körper entfaltete, die durchaus vergleichbar war mit der undeformierter Querschläger und der deformierter oder sich im Ziel leicht deformierender Projektile und Dumdumgeschosse.

Häufig erfolgte ein Steckenbleiben der kleinkalibrigen Mantelgeschosse im Körper aufgrund von Aufschlägern, die sowohl deformiert als auch undeformiert sein konnten. Die undeformierten Geschosse konnten ansonsten aus zwei Gründen steckenbleiben: die Entfernung war zu weit (mehr als 2000 m) oder der Geschossweg im menschlichen Körper zu lang. Trat die Deformierung des Geschosses im Körper ein, wie es zum Beispiel bei Diaphysenfrakturen der Fall sein konnte, so musste mit seinem Steckenbleiben gerechnet werden. Oft handelte es sich bei den steckengebliebenen Stücken um kleine Teile des Mantels oder des Bleikerns.[70]

---

70 Ebd.

3.6 Abschließende Überlegungen

Vergleicht man die Waffentechnik des Deutsch- Französischen- Krieges 1870/1871 mit der des Ersten Weltkrieges, so sind die Weiterentwicklungen in diesem Bereich unübersehbar. Der Schwerpunkt der Verletzungen verlagerte sich von denen, die durch die Infanterie hervorgerufen wurden, zu denen, die die Artillerie erzeugte. Das ungeheure Zerstörungspotential der Artillerie erforderte vom Heeressanitätsdienst und speziell den Sanitätschirurgen parallel zum technischen Fortschritt in der Kriegsführung auch einen Wissensgewinn in der Medizin.

Doch verliefen diese Fortschritte wirklich parallel? Entwickelte sich der wissenschaftliche Stand der Medizin genauso schnell weiter wie die technische Kriegsführung der Staaten?

War es den Medizinern und Sanitätern überhaupt möglich, die Massen an Verwundeten, die durch die neuen Waffen erzeugt wurden, nach den neusten wissenschaftlichen Standards zu behandeln? Wie sahen die wissenschaftlichen Standards damals aus und inwieweit waren sie an der Front umsetzbar?

Diese Aspekte sollen im Hinblick auf die Gefäßchirurgie und ihre Anwendung an der Front im Folgenden näher beleuchtet werden.

4. Der wissenschaftliche Stand der Gefäßchirurgie im Vorfeld des Ersten Weltkrieges

Eine Operation ist ohne Kenntnisse in der Gefäßchirurgie unmöglich, denn während jeder Operation müssen Gefäße unterbunden oder genäht werden.

Wie stellte sich diese Situation in der Zeit im Vorfeld des Ersten Weltkrieges dar? Wurden Eingriffe an Blutgefäßen vorgenommen? Wenn ja, auf welche Art und Weise? Welche Indikationen gab es für Blutgefäßchirurgie?

Welche Schwierigkeiten stellten sich den behandelnden Chirurgen?

Im folgenden Kapitel soll diesen Fragen nachgegangen werden, um die Ausgangssituation zu Beginn des Krieges bzgl. der Gefäßchirurgie zu erfassen, um dann zu fragen, inwiefern man durch das hohe kriegsbedingte Verwundetenaufkommen vorhandene Standards sichern oder ausbauen konnte.

Ernst Jeger[71] betonte 1913, dass die bisherigen Leistungen bzgl. der Gefäßnaht in der Chirurgie zwar durchaus befriedigend wären, sie jedoch „[…]heute schon in weit ausgedehnterem Maße am Menschen verwendet werden könnte[n], als dies bislang der Fall [war] und dass noch eine ganze Reihe zweckmäßiger Eingriffe in dieser Beziehung denkbar [seien]."[72]

---

71 Jeger wurde 1884 in Wien als Sohn jüdischer Eltern geboren. Vor Ausbruch des Ersten Weltkrieges arbeitete er sowohl in Krankenhäusern in Wien als auch in Berlin und New York. Als landsturmpflichtiger Zivilarzt wurde Jeger 1914 eingezogen und arbeitete dann als Assistent Báránys im Festungsspital Nr. 8 in der Festung Przemysl. Der in Polen liegende Ort war Schauplatz der größten Belagerung des Ersten Weltkrieges und stellte eine schwere Niederlage für Österreich/Ungarn dar, als österreichische Garnisonen dort im März 1915 kapitulierten und in russische Gefangenschaft gerieten. Die große Zahl schwerstverwundeter Soldaten dort ermöglichte ihm, seine gefäßchirurgischen Kenntnisse einzusetzen, doch bereits im März 1915 gelangte Jeger in Gefangenschaft. Er erkrankte dort schwer an Typhus und verstarb im Alter von 30 Jahren.

Robert Bárány (1876–1936) hingegen war Mediziner und Neurobiologe und erhielt 1915 als erster Österreicher den Nobelpreis. Wie auch Jeger geriet er in russische Gefangenschaft, wurde jedoch über Intervention des damaligen schwedischen Kronprinzen Gustav VI. Adolf und das Rote Kreuz 1916 entlassen und ging zurück nach Wien. Jeger und Bárány verstanden sich ausgezeichnet und profitierten in wissenschaftlicher Hinsicht enorm voneinander.

72 Jeger, E.: Die Chirurgie der Blutgefäße und des Herzens, Berlin 1913; Hrsg. Ekkehard Vaubel, Berlin, Heidelberg, New York 1973, S. 236.

Die folgenden Ausführungen in diesem Kapitel stützen sich ganz wesentlich auf Ernst Jegers Werk „Die Chirurgie der Blutgefäße und des Herzens"[73], das 1913 erschien.

Jeger (1884–1915) galt als einer der herausragendsten Chirurgen seiner Zeit (obwohl er sehr jung verstarb), der sich durch viele neue Erkenntnisse auf dem Gebiet der Gefäß- und Herzchirurgie hervortat.[74] Sein Buch widmete er Alexis Carrel (1873–1944), einem französischen Chirurgen, der 1912 ‚In Anerkennung seiner Arbeit über die Gefäßnaht und die Transplantation von Blutgefäßen und Organen' den Nobelpreis erhielt.

Dieses Buch gibt eine eindrucksvolle Übersicht über den klinischen und vor allem auch experimentellen Stand der Gefäßchirurgie um die Jahrhundertwende.

Lange vor der Zeit Jegers und Carrels konnte William Harvey[75] 1628 anhand von Tierversuchen die Lehre der Kreislaufbewegungen des Blutes begründen. Diese Erkenntnis ebnete zusammen mit der Entdeckung des Kapillarkreislaufes durch Marcello Malphigi 1661 den Weg für vaskularphysiologische Forschungen.[76]

In den folgenden Jahrhunderten wurde dann nach und nach der Weg von der „destruktiven Amputations- Chirurgie" zur „rekonstruktiven Gefäßchirurgie" geebnet.[77] Während im 16. Jahrhundert noch die Gefäßligatur nach Ambroise Paré das Standardverfahren bei Amputationswunden war,[78] so erfolgte 1759 die

---

73 Ebd.
74 Vaubel, E. in: Jeger, E.: Die Chirurgie der Blutgefäße und des Herzens, Berlin 1913; hrsg. Ekkehard Vaubel, Berlin, Heidelberg, New York 1973, S. 7.
75 Zirnstein, G.: William Harvey. Biographien Hervorragender Naturwissenschaftler, Techniker, und Mediziner, Band 28, Leipzig 1977, S. 89 ff:
 1578 geboren war William Harvey Leibarzt der Könige James I. sowie Charles I. 1628 erschien sein Buch: ‚Exercitatio Anatomica de Motu Cordis et Sanguinis in Animalibus' (Eine anatomische Abhandlung über die Bewegung des Herzens und des Blutes in Tieren). Zum damaligen Zeitpunkt war dies eine ungeheuerliche Behauptung in einer Zeit, zu der man glaubte, ‚die Bewegungen des Herzens könne allein Gott verstehen' (das übrigens fünf Jahre vor Galileis Widerruf). Es sollte noch zwanzig Jahre dauern, bis seine Theorien Anerkennung fanden und er selbst nicht mehr angefeindet wurde. So gehört Harvey zu den wenigen geistigen ‚Revolutionären' dieser Zeit, denen die Gnade zuteil wurde, ihren Erfolg erleben zu dürfen.
76 Hejazi, S. N.: Gefäßmedizin – ein historischer Rückblick, in: Hessisches Ärzteblatt 8/2001, S. 379–381.
77 Jeger, E.: Die Chirurgie der Blutgefäße und des Herzens, Berlin 1913; hrsg. Ekkehard Vaubel, Berlin, Heidelberg, New York 1973, S. 7.
78 Sachs, M.: Die Methoden der Blutstillung in ihrer historischen Entwicklung, in: Hämostaseologie 20 (2000), S. 83–86.

erste erfolgreiche Gefäßnaht durch den englischen Arzt Hallowell, der die bei einem Aderlass verletzte Arteria brachialis durch Naht wiederherstellte. Die von ihm angewandte Technik der Gefäßnaht gelangte vorerst jedoch wieder in Vergessenheit, sodass bis ins 19. Jahrhundert primär die Gefäßligatur vorgenommen wurde.

Wesentliche Fortschritte im Bereich der Gefäßchirurgie konnten erst mit flankierenden Entwicklungen in der Asepsis und durch die neuen Erkenntnisse der Bluttransfusionen im 19. Jahrhundert erbracht werden (siehe noch folgende Ausführungen).

1897 führte John B. Murphy (1857–1916) erstmals erfolgreich eine zirkuläre Gefäßnaht an der Arteria femoralis durch, dicht gefolgt von Alexis Carrel, der 1902 die Gefäßanastomose beschrieb. Interpositionen von kurzen Venenabschnitten bei Arterienverletzungen wurden dann 1907 von Erich Lexer in die Klinik eingeführt.

4.1 Voraussetzungen für erfolgreiche gefäßchirurgische Eingriffe

Für die erfolgreiche Ausführung einer Gefäßnaht war es unumgänglich, gewisse Standards in der Asepsis und bei den Bluttransfusionsverfahren zu beachten.

4.1.1 Asepsis

Jeger betonte in seinem Werk immer wieder die Bedeutung der Asepsis für erfolgreich verlaufende Gefäßoperationen. Selbst für Tierversuche forderte er „sterile Ueberschuhe, einen sterilen Mantel und eine Mütze mit Mundschutz"[79]. Darüber hinaus sollten gemäß des 1913 herrschenden Standards die Instrumente grundsätzlich ausgekocht und alle Vorbereitungen, wie Waschen, Rasieren und Desinfektion der Wundflächen gewissenhaft ausgeführt werden. Jegers Ansicht nach stellte das schnelle Operieren ebenfalls einen wichtigen Faktor der Asepsis dar, da somit die Wunde nur für eine kürzere Zeit direkt den äußeren Bedingungen ausgesetzt war.

---

79 Jeger, E.: Die Chirurgie der Blutgefäße und des Herzens, Berlin 1913; Hrsg. Ekkehard Vaubel, Berlin, Heidelberg, New York 1973, S. 4.

4.1.2 Kenntnis der Gerinnungsvorgänge

Eine der schwerwiegendsten Komplikationen der Gefäßchirurgie war die Bildung postoperativer Thromben an der Nahtstelle, die das Gefäß verlegten und den Erfolg der Operation demzufolge vereitelten. Jeger erwähnte zwar in seinem Werk, dass Trendelenburg (1844–1924) die Gerinnbarkeit des Blutes durch Hirudininjektionen zu beseitigen versuchte, hatte jedoch keine exakten Kenntnisse in Bezug auf die richtige Dosierung dieses Stoffes. Darüber hinaus war Hirudin sehr teuer, wurde dementsprechend selten bzw. sparsam eingesetzt und war oftmals verunreinigt.[80]

> „Bei einem Menschen von 65kg müsste […] 1 ganzes Gramm Hirudin zum Preise von 75 Mark verwendet werden, um die Gerinnungsfähigkeit des Blutes für [4 ½ Stunden] zu beseitigen."[81]

Dabei war Jeger nicht der einzige Mediziner, dem sich die Problematik der Blutgerinnung stellte. Auch Georg Haas[82], Pionier auf dem Gebiet der Hämodialyse, sah seine Forschungen und Fortschritte durch die zu rasch eintretende Blutgerinnung gestört. Er schloss toxische Substanzen wie Peptone, Albumosen, Melaninsäuren, Citrate und anorganische Salze aus, um die Gerinnungsfähigkeit zu unterdrücken. Doch auch nach der Gabe von Hirudin traten im Tierversuch unerwünscht-toxische Nebenwirkungen mit schweren Darmblutungen sowie endokardialen und subpleuralen Hämorrhagien auf.

Den wirklichen Durchbruch der Gefäßchirurgie ermöglichte somit erst die Entdeckung des Heparins 1919 durch William H. Howell (1860–1945), das jedoch erst seit 1928 zur Hemmung der Blutgerinnung nach Naht und bei eröffnetem Blutgefäß oder bei Bluttransfusionen und Blutreinigungen eingesetzt wurde.[83]

---

80   Ebd., S. 243–244.
81   Ebd., S. 244.
82   Enke, U.: Georg Haas- Pionier der Hämodialyse, Deutsches Ärzteblatt 2007; 104(33): A 2252-4:
      Georg Haas wurde im Juli 1914 Assistent an der Universitätsklinik Gießen und widmete sich dort der Nephrologie. 1924 führte er als erster Arzt erfolgreich eine extrakorporale Dialyse am Menschen durch.
83   Keil, G.: Apercus zur Geschichte der Gefäßchirurgie, in: Sperling, M.: Gefahren, Fehler und Erfolge in der vaskulären Chirurgie und ihre Wirklichkeit, Basel, München, Paris u.a. 1991, S. 13–21.

4.1.3 Blutersatzverfahren

In Verbindung mit der Gefäßchirurgie müssen Blutersatzverfahren diskutiert werden, da ohne diese fast keine große Gefäßoperation möglich ist.

Im Laufe der vorangehenden Jahrhunderte hatte man die Transfusion von tierischem Blut auf den Menschen versucht. Unter dieser Therapie kam es zu zahlreichen Todesfällen aufgrund von Hämoglobinurie und endovasalen Gerinnungen.

In seinem 1913 erschienenen Werk belebte Jeger jedoch wieder den Gedanken der Bluttransfusion und sprach sich für die „direkte Bluttransfusion zwischen artgleichen Individuen" aus. Er bezeichnete sie als „ein ausgezeichnetes und unter Wahrung bestimmter Vorsichtsmaßregeln ungefährliches Mittel [...], um zahlreiche Krankheitsprozesse, namentlich aber anämische Zustände in der günstigsten Weise zu beeinflussen."[84]

Neben der Transfusion von tierischem Blut hatte man sich in der Vergangenheit zum Ersatz von Blut, zum Beispiel nach Traumen, mit subkutanen und intravenösen Kochsalzinfusionen begnügt. Wie viele andere Chirurgen seiner Zeit war auch Jeger sich nicht sicher, ob und welche Vorteile die Bluttransfusion gegenüber der Kochsalzinfusion aufwies. Ihm war lediglich klar, dass die Bluttransfusion ein schwieriger Eingriff war, der jedoch blutstillende Wirkung zeigte. Die Ursache für diese blutstillende Wirkung war ihm nicht genau bekannt.

Darüber hinaus war man sich auch durchaus nicht einig, ob die Bluttransfusion im Rahmen einer bereits stehenden Blutung die akuten Erscheinungen der Anämie effektiver beseitigte als die Kochsalzinfusion.

Jeger vertrat jedoch die Meinung, dass „[bei] ganz schweren Blutungen und bei stark heruntergekommenen Individuen [...]eine Bluttransfusion ungleich Besseres leisten [könne] als die einfache Kochsalzinfusion."[85]

Während man zu Beginn des 19. Jahrhunderts aufgrund der dabei aufgetretenen Komplikationen vom Gedanken der Tierbluttransfusion abzurücken schien, geriet diese doch vor allem im Rahmen der Kriegschirurgie wieder in den Mittelpunkt.[86]

Erst Karl Landsteiner[87] (1868–1943) leitete 1901 durch die Entdeckung von Isoagglutininen (Blutgruppen) eine entscheidende Wende ein. Schon im Vorfeld

---

84   Jeger, E.: Die Chirurgie der Blutgefäße und des Herzens, Berlin 1913; hrsg. Ekkehard Vaubel, Berlin, Heidelberg, New York 1973, S. 283.
85   Ebd., S. 283–294.
86   Ryser, P.: Blut und Bluttransfusion, in: Schweizerische Ärztezeitung Nr. 51/52 (2000), S. 2928 ff.
87   Speiser, P.: Karl Landsteiner, Wien 1951, S. 25–29.

des Ersten Weltkrieges war man sich somit bewusst, dass gewisse Vorsichtsmaßregeln beachtet werden mussten, um eine Bluttransfusion für den Patienten möglichst ungefährlich zu gestalten. Zum einen musste eine regelmäßige Anwendung von Blutgruppenbestimmungen mittels Kreuzproben stattfinden, zum anderen die Gerinnung gehemmt werden. Außerdem stellte die Möglichkeit der Blutkonservierung eine unabdingbare Voraussetzung für den Erfolg der Transfusionsmedizin dar.[88]

Eine weitere Schwierigkeit, die sich damals stellte, war die Herstellung der Kommunikation zwischen dem Gefäß des Spenders und dem des Empfängers. Carrel führte zahlreiche Bluttransfusionen mit direkter Naht aus und legte dabei auf dieselben Vorsichtsmaßnahmen wert wie bei der Gefäßnaht. Er vereinigte zum Beispiel das zentrale Ende der Arteria radialis des Spenders mit dem zentralen Ende der Vena mediana cubiti des Empfängers durch zirkuläre Naht.[89]

Die Verwendung der direkten Gefäßnaht zur Bluttransfusion hatte den Nachteil, außerordentlich schwierig zu sein und dementsprechend vor allem bei ungeübten Chirurgen viel Zeit in Anspruch zu nehmen. Aufgrund dessen bediente man sich unter anderem der Payrschen Magnesiumprothese, durch die die Vene zunächst hindurchgezogen und nach außen umgestülpt wurde. Anschließend band man sie fest, zog die Arterie darüber und befestigte diese ebenfalls durch einen Faden.

Nachteil dieser Kanüle war, dass man verschiedene Größen derselben zur Verfügung haben musste.

Für den Zweck der Bluttransfusion wurden neben der von Payr zahlreiche weitere modifizierte Kanülen und Vorgehensweisen entwickelt.[90]

Alle erwähnten Verfahren waren insofern unpraktisch, als sie es notwendig machten, die Extremitäten des Spenders und Empfängers einander stark zu nähern, sodass man in einem sehr beschränkten Territorium arbeiten musste. Unter diesen Bedingungen war die Herstellung einer Anastomose zwischen zwei Gefäßen sehr schwierig, und überdies war es dabei nötig, Arterie und Vene auf eine weite Strecke aus ihrem Bett zu isolieren, um sie einander überhaupt genügend nähern zu können. Neben der Payrschen Prothese verband man deswegen die Arterie des Spenders und die Vene des Empfängers mit einem Glasrohr oder einer gehärteten Kalbsarterie.[91]

---

88 Jeger, E.: Die Chirurgie der Blutgefäße und des Herzens, Berlin 1913; hrsg. Ekkehard Vaubel, Berlin, Heidelberg, New York 1973, S. 283.
89 Ebd., S. 282–294.
90 Ebd.
91 Ebd.

Aufgrund der aufgezählten technischen Schwierigkeiten, die sich bei einer Bluttransfusion stellten, sowie der noch sehr jungen und wissenschaftlich noch nicht anerkannten Entdeckung Karl Landsteiners befand sich die Bluttransfusion am Anfang des Ersten Weltkrieges noch im Experimentalstadium und wurde nur punktuell und vereinzelt sicher durchgeführt.

Neben der Anwendung der „direkten Methode", wie sie soeben dargestellt wurde, verwendete man im 1. Weltkrieg ein einfacheres Verfahren, wobei aus der eröffneten Spendervene 300–500 ml Blut in ein steriles Gefäß entnommen wurde, dieses durch „Schlagen" mit Pinzetten defibrinierte und anschließend intravenös verabreichte. Diese als „indirekte Bluttransfusion" beschriebene Methode stellte den Beginn der Verwendung von Blutkonserven dar.[92] Im Verlauf des Ersten Weltkrieges erkannte man dann, dass Natriumzitrat die Koagulation des Blutes hemmte und eine Alternative zum teuren und knappen Hirudin darstellte (s.o.), sodass der Weg der Blutkonservierung weiter perfektioniert werden konnte.[93]

4.1.4 Spezialinstrumente

Die Chancen für das Gelingen einer Gefäßnaht waren nach Ansicht Jegers sehr stark von der Beschaffenheit des Nahtmaterials abhängig. Um Nachblutungen zu verhindern, sollten die Nadeln beispielsweise sehr spitz, glatt und rund und der Faden nicht viel dünner als die Nadel sein. So verwendete man für oberflächliche dünnwandige und kleine Gefäße, die nicht unter Spannung standen, feine gerade Nadeln und dünne, glatte Fäden. Bei dickwandigeren oder unter Spannung stehenden Gefäßen tendierte man zu stärkeren Nadeln und dickeren Seidenfäden. Als Ersatzmaterial für Seidenfäden konnten auch Frauenhaar, Pferdehaar oder Baumwollfäden dienen.

Vor Beginn der Operation war es essentiell, dass die Nadeln bereits eingefädelt waren, um unnötige Zeitverzögerungen zu vermeiden. Außerdem sollten doppelt so viele sterile Nadeln wie voraussichtlich benötigt bereit liegen, da oftmals mehr Nadeln als vermutet erforderlich waren.

---

92 Latza, S.: Herstellung von Blutkomponenten mittels Dialysemembranen und Schwerkraft, Diss. med., Berlin 2008, S. 4.
93 Rump, [ ], Braun, [ ], Jahn, [ ], Krakowitzky, [ ], Sibrowski, [ ], Van Aken, [ ].: Transfusionsmedizin compact, Stuttgart 2003, S. 4.

Als Pinzetten verwendete man feine Hakenpinzetten, die fest fassten, gleichzeitig jedoch dabei die Gefäßwand nur in geringem Umfang lädierten.

Außerdem wurden mehrere sehr feine und scharfe Scheren, kleine Spritzen mit stumpfer Kanüle und eine Reihe allerfeinster, als Mosquitos bezeichneter Klemmen, die zum Halten von Fäden, Abklemmen kleiner Seitenäste und als Nadelhalter verwendet werden konnten, benötigt.

Darüber hinaus sollten grundsätzlich eine größere Zahl gesteppter feinster schwarzer Seidentücher und -streifen sowie mehrere Paare sterilisierter Zwirnhandschuhe bereit liegen.

Anhand dieser Aufzählung wird bereits deutlich, dass Gefäßoperationen eine große Herausforderung für den behandelnden Chirurgen darstellten. Feinste Gefäße mithilfe der sowieso im chirurgischen Besteck vorhandenen Darmnadeln zu nähen, brachte meist nicht die gewünschten Erfolge, und man musste nicht nur ein sehr geübter Chirurg sein, sondern auch noch die nötige Ausstattung und Vorbereitung besitzen, um eine erfolgreiche Gefäßoperation auszuführen.[94]

Darüber hinaus entwickelte Jeger zahlreiche Instrumentarien, die die Durchführung der Gefäßnaht erleichtern sollten. So konstruierte er unter anderem eine dreibranchige Gefäßklemme, die Seit-zu-Seit-Anastomosen erleichtern sollte.

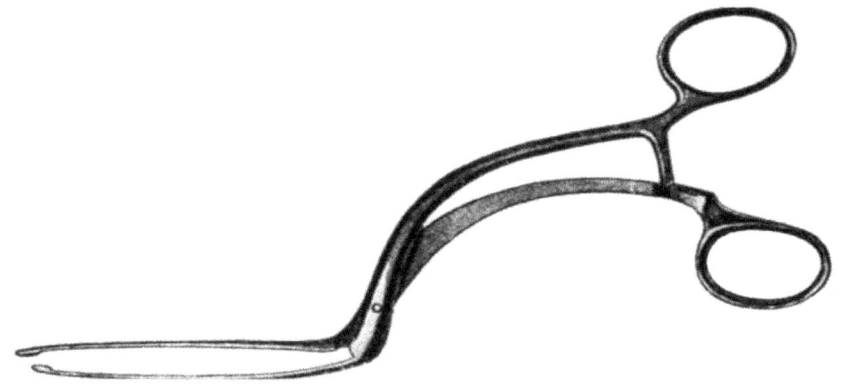

Abb. 11:   *Jegersche Klemme*[95]

---

94 Jeger, E.: Die Chirurgie der Blutgefäße und des Herzens, Berlin 1913; hrsg. Ekkehard Vaubel, Berlin, Heidelberg, New York 1973, S. 26 ff.
95 Ebd., S. 30.

4.2 Gefäßchirurgische Eingriffe

Jeger bot in seinem Werk einen umfassenden Überblick über den damaligen wissenschaftlichen Stand in der Gefäßchirurgie. Er erläuterte sowohl im nationalen Raum ausgeführte Operationstechniken wie auch internationale Vorgehensweisen.

Dabei ging Jeger zum einen auf die theoretischen Grundlagen der Gefäßnaht, wie zum Beispiel die Ursachen und Vermeidung der Thrombenbildung, Vorbehandlung, Narkose, Asepsis, Operationstechnik und Nachbehandlung gefäßchirurgischer Eingriffe ein. Außerdem beschrieb er die Technik der Gefäßnaht und erläuterte die End-zu-End- bzw. End-zu-Seit-Naht zweier Gefäße. In diesem Zusammenhang erörterte er zahlreiche verschiedene operative Möglichkeiten. Der Großteil seiner beschriebenen Erkenntnisse basierte damals noch auf tierexperimentellen Verfahren, von denen die interessantesten und wegweisendsten im Folgenden dargestellt werden.

Ernst Jeger kann dementsprechend durchaus als Grundlagenforscher im Bereich der Gefäßchirurgie zu Beginn des 19. Jahrhunderts angesehen werden. Als hervorragender Kliniker arbeitete er im Vorfeld des Ersten Weltkrieges an unterschiedlichen Krankenhäusern sowohl im nationalen wie auch internationalen Raum (siehe auch S. 168) und entwickelte experimentell neue Techniken der Gefäßchirurgie. Anhand seines Werkes wird dabei deutlich, dass er keine bestimmte Zielsetzung verfolgte, sondern sich mit dem gesamten Gebiet der Gefäßchirurgie auseinandersetzte. Er perfektionierte bereits bestehende gefäßchirurgische Methoden, um einen erfolgreicheren Verlauf von Organtransplantationen (z.B. Transplantation von Nieren), Bluttransfusionen oder Extremitätenamputationen gewährleisten zu können.

4.3 Gefäßprothesen

Alternativ zur Gefäßnaht entwickelte man am Ende des 19. Jahrhunderts zahlreiche Prothesen.

Payr, ein deutscher Chirurg österreichischer Herkunft, der zahlreiche Arbeiten zur Technik der Blutgefäßnaht veröffentlichte, publizierte 1900 seine Methode der End-zu-End-Vereinigung von Blutgefäßen mit Hilfe von Magnesiumprothesen und -zylindern. Er sah in diesen Prothesen den Vorteil, dass breite Endothelflächen aufeinander zu liegen kamen, dementsprechend die Gefahren einer Nachblutung minimiert wurden und sie um einiges leichter anzuwenden waren als die Nahtmethoden.

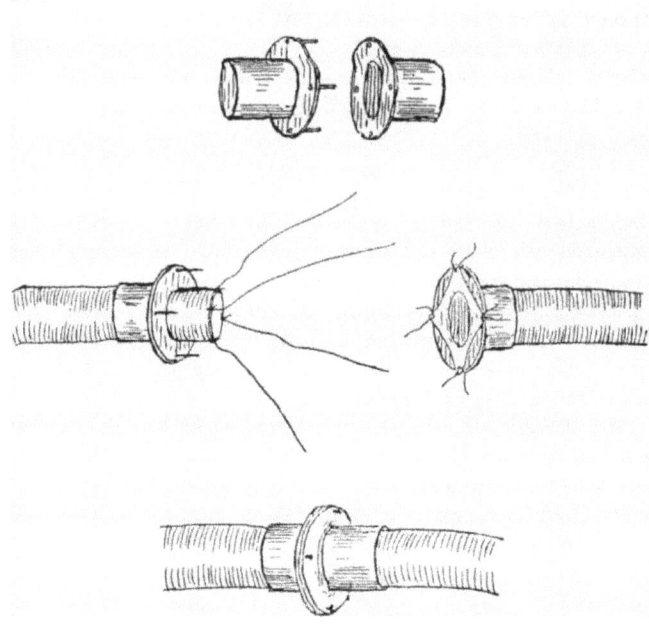

Abb. 12:   *Die Payrschen Magnesiumprothesen*[96]

Die Payrsche Methode zog nur äußerst selten Nachblutungen nach sich, dafür wurde in ihrem Zusammenhang vermehrt die erhöhte Gefahr der Thromboseentstehung vor allem in kleineren Gefäßen (kleiner als 2 mm) beschrieben.[97]

Jeger entwickelte außerdem ein Verfahren, das es gestattete, End-zu-Seit-Implantationen mithilfe der Payrschen Magnesiumprothesen auszuführen.[98] So konstruierte Jeger für End- zu- Seit- Implantationen unter einem spitzen Winkel schräg abgeschnittene Prothesen. Diese ermöglichen es, End-zu-Seit-Implantationen der Nierenvene in eine andere Stelle der Vena cava durchzuführen.[99]

Jeger entwarf speziell für Operationen, bei denen die Verwendung langer Prothesen unumgänglich war, also z.B. bei schwer zugänglichen Gefäßen, Prothesen, die aus zwei Ringen, einem schmalen und einem breiteren, welcher mit Rinnen versehen war, bestanden. Das Blutgefäßende wurde durch die Prothese gezogen

---

96   Ebd., S. 93.
97   Ebd., S. 93.
98   Ebd., S. 72.
99   Ebd., S. 75.

und so weit zurück gestülpt, dass es in eine Rinne eingebunden werden konnte. Darüber zog man das zweite Gefäßende und fixierte es. Diese Form der Prothese ermöglichte sowohl einen guten Säfteaustausch als auch ausgiebige Verwachsungen, und die Gefäßwandung konnte sich im Bereich der großen Lücke dem Blutdruck anpassen (Abb. 13).

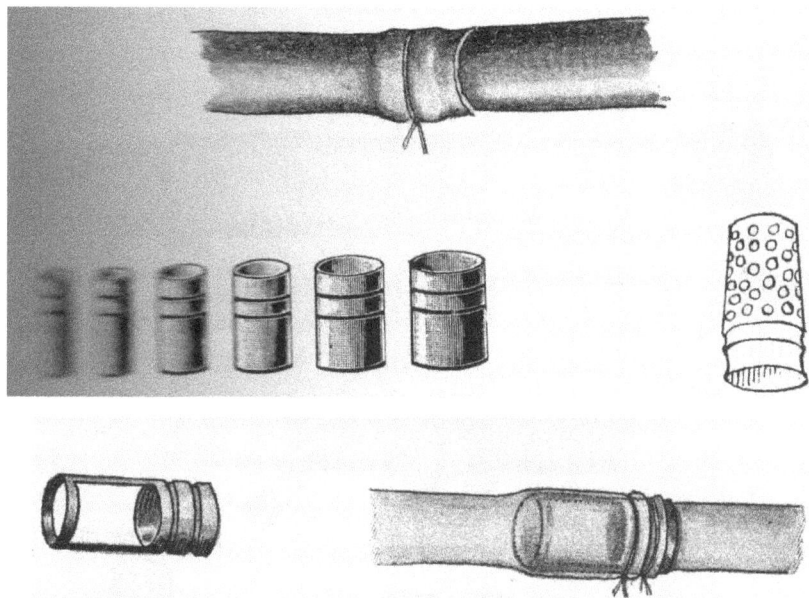

Abb. 13:   Modifikation der Payrschen Prothesen[100]

4.4 Aneurysmen

Bereits 1913 gab es zahlreiche Operationsmethoden zur Beseitigung von Aneurysmen.

Die klassischen Methoden bargen jedoch alle den Nachteil, dass bei ihrer Anwendung die aneurysmatisch erweiterten Gefäße geopfert werden mussten und dementsprechend die Gefahr der Gangrän der von ihnen versorgten Organe groß war. Zum Beispiel stellte die Koagulation des Sackinhaltes eines Aneurysmas eine Behandlungsmöglichkeit dar.[101]

---

100 Ebd., S. 51–52.
101 Ebd., S. 254–262.

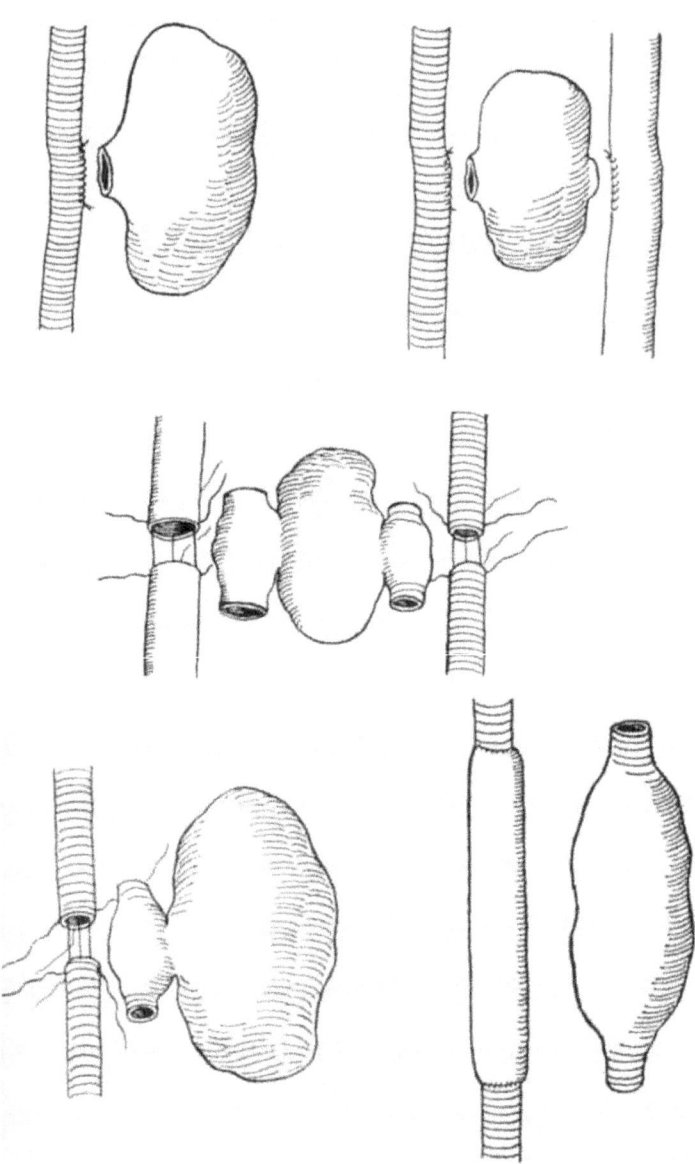

Abb. 14: Möglichkeiten der operativen Behandlung von Aneurysmen[102]

---

102 Ebd.

Mit der Verfügbarkeit der ersten brauchbaren Methoden der Gefäßnaht überlegte man, ob es nicht möglich wäre, die bisherigen Verfahren der Aneurysmabehandlung durch solche zu ersetzen, die eine Erhaltung der Zirkulation nach Entfernung des Aneurysmasackes gestatteten – sprich: „ideale Aneurysmaoperationen" auszuführen.[103]

Je nach Art des Aneurysmas musste die operative Behandlung individuell angepasst werden.

War die Gefäßwand unbeschädigt geblieben und stand sie nur an einer bestimmten Stelle mit dem Aneurysmasack in Verbindung, konnte man gegebenenfalls die Kommunikationsöffnung zwischen Aneurysmasack und Gefäß nach Exstirpation des Sackes durch eine seitliche Naht verschließen und die Arterie inklusive Lumen erhalten (Abb. 14).

War jedoch die ganze Wand diffus erweitert, musste das gesamte Aneurysma bzw. die gesamte aneurysmatisch erweiterte Arterie exstirpiert und die gesamte Kommunikation zwischen dem zentralen und peripheren Blutgefäßende durch End-zu-End-Naht (Abb. 14) oder nötigenfalls durch ein frei transplantiertes Blutgefäß (Abb. 14) wieder hergestellt werden.

4.4.1 Die Endoaneurysmorrhaphie

Jeger erwähnt in Bezug auf Aneurysmaoperationen das Verfahren der Endoaneurysmorrhaphie. Hierbei wurde so vorgegangen, dass „die Zirkulation in den aneurysmatisch erweiterten Gefäßen, sei es durch Esmarchsche Blutleere, sei es durch Freilegung des zuführenden und abführenden Hauptastes und Abklemmung derselben, [unterbrochen], dann der Sack [eröffnet] und im Innern des Sackes die Mündungsstellen sämtlicher Gefäße [zugenäht wurden]. Auf diese Weise [wurde] eine Trennung des Aneurysmasackes von der Arterie herbeigeführt. Bei Aneurysmen der Iliaka oder Femoralis [musste] die Iliaca communis in der Bauchhöhle abgeklemmt werden. Dann [wurde] der Aneurysmasack durch mehrere Lagen fortlaufender Nähte gefaltet und schließlich durch zwei Nähte völlig verschlossen."[104]

Diese Aneurysmaoperation hatte den Vorteil, dass die Kontinuität der Arterie erhalten blieb und das Auslösen des Aneurysmasackes aus der Umgebung unnötig wurde. Nichts desto trotz traten auch bei der Endoaneurysmorrhaphie Nachblutungen und Gangrän der betreffenden Extremität auf.

---

103 Ebd., S. 256–257.
104 Ebd.

4.4.2 Weitere Methoden der Aneurysmaoperation

Neben der Endoaneurysmorrhaphie versuchte man Aneurysmen zu behandeln, indem eine seitliche Naht der Arterie allein angelegt oder diese kombiniert wurde mit der Ligatur der Vene. Darüber hinaus nähte man Arterie und Vene seitlich, führte die zirkuläre Arteriennaht allein aus oder in Kombination mit der Unterbindung bzw. seitlichen Naht der Vene. Außerdem versuchte man sich an freien Gefäßtransplantationen und der zirkulären Vereinigung des freien Arterienendes mit dem freien Ende des Venenstückes.[105]

Jeger vertrat die Meinung, dass die gefahrloseste Methode zur Beseitigung von Aneurysmen darin bestand, dass man den Sack gemäß der Endoaneurysmorrhaphie obliterierte, ihn faltete und in sich selbst vernähte.

Um die dadurch unmöglich gemachte Blutzirkulation zwischen dem zentral und peripher vom Aneurysmasack gelegenen Teil der Blutgefäße wiederherzustellen, schlug Jeger vor, eine Vene End-zu-Seit einerseits in eine zentral, andererseits in eine peripher vom Aneurysma gelegene Stelle des betreffenden Gefäßes frei zu implantieren und somit die Kommunikation zwischen dem zentralen und peripheren Gefäßende indirekt wiederherzustellen.

Besonders zweckmäßig war nach Ansicht Jegers ein solches Verfahren bei Aortenaneurysmen, bei denen eine zentrale und periphere Ligatur nicht durchzuführen war, nach Ausführung eines solchen Bypasses jedoch ohne weiteres gemacht werden durfte. In Tierexperimenten hatte er dieses Operationsverfahren bereits zu Beginn des 20. Jahrhunderts durchgeführt.

Anhand der obigen Ausführungen wird deutlich, wie ausführlich man sich bereits im Vorfeld des Ersten Weltkrieges mit Aneurysmen und ihren unterschiedlichen Behandlungsmöglichkeiten auseinandergesetzt hatte. Zahlreiche Ideen und Behandlungsvorschläge waren entwickelt worden, die es galt, in der Klinik umzusetzen bzw. zu optimieren. Inwiefern dies im Kriegsverlauf geschah, wird im Folgenden näher untersucht werden.

4.5 Transplantationen

In seinem Werk „Die Chirurgie der Blutgefäße und des Herzens", beschäftigte sich Jeger schon in Tierexperimenten mit der Transplantation von Organen und – für diese Arbeit von Bedeutung – Gefäßen.

---

105 Ebd., S. 254–262.

So beschrieb Jeger den inneren und äußeren Shunt bei Eingriffen an großen Gefäßen sowie die Bypass- Technik mit autologen Venentransplantaten.

Darüber hinaus gewann Jeger aus invaginierten Venen widerstandsfähige Klappen und setzte diese Transplantate bei Aorten- und Mitralstenosen in ventriculo-pulmonale oder -aortale Shunts ein. Neben autoplastischen Transplantationen wurden auch Homöo- und Heterotransplantationen durchgeführt, bei denen es sich jedoch zeigte, dass die implantierten Gewebe nicht dauerhaft lebensfähig blieben. Homöo- oder heteroplastisch transplantierte Gewebe waren einem mehr oder weniger schnellen Zerfall ausgesetzt und wurden durch körpereigenes Gewebe substituiert. Nichts desto trotz ging diese Substitution so langsam und allmählich vonstatten, dass es nicht zwangsweise zu einer Funktionsunterbrechung des betreffenden Organs kam und keine Thromben auftraten, die den Blutstrom unterbrachen.

Dennoch waren die Resultate der homöo- und heteroplastischen Arterien- und Venentransplantationen wesentlich schlechter als die der autoplastischen Transplantation. Im Hinblick auf Gefäßtransplantationen kämpfte man nicht nur mit dem Zerfall der transplantierten Organe, sondern auch mit der Entstehung von Thrombosen, die häufig auftraten.[106]

Die Fortschritte in der Transplantationsmedizin werden auch anhand des Nobelpreises deutlich, der 1912 dem Franzosen Alexis Carrel für seine Erkenntnisse in diesem Bereich verliehen wurde. Er hatte die Gefäßnaht weiterentwickelt und als einer der ersten bemerkt, dass autologe Transplantationen erfolgreich verliefen, während allogene oder Allotransplantationen meist scheiterten. Die meisten Transplantate starben nach einer gewissen Zeit ab, trotz Versuch, das Immunsystem des Empfängers abzuschwächen oder passende Spender und Empfänger einander zuzuordnen. Aufgrund dieser geringen Erfolgsaussichten nahmen die Hauptvertreter der Transplantationsmedizin schon im Vorfeld des Ersten Weltkrieges eine skeptische Haltung gegenüber deren Zukunft ein. „Die Organtransplantation schien damals eine ideale, aber leider utopische Therapiemethode zu sein."[107]

Die erste erfolgreiche Arterientransplantation erfolgte 1903, die erste erfolgreiche Venenverpflanzung 1906 durch Carrel und Guthrie. 1907 überbrückte Lexer erstmals einen Gefäßdefekt durch das Einsetzen eines an anderer Stelle entnommenen Venenstücks.[108]

---

106 Ebd., S. 112 ff.
107 Schlich, T.: Transplantationen, Geschichte, Medizin, Ethik der Organverpflanzung, München 1998, S. 13–15.
108 Schlich, T.: Die Erfindung der Organtransplantation, Erfolg und Scheitern des chirurgischen Organersatzes (1880–1930), Frankfurt/Main/New York 1998, S. 27–28.

4.6 Komplikationen in der Gefäßchirurgie

Wie bereits in den vorausgehenden Ausführungen dargestellt, sahen sich die Gefäßchirurgen mit zahlreichen Schwierigkeiten konfrontiert.

Man war sich Anfang des 20. Jahrhunderts bereits der Tatsache bewusst, dass gefäßchirurgische Eingriffe nur dann erfolgreich verliefen, wenn man gezielte präoperative Vorbereitungen traf. Die Regeln der Asepsis mussten bestmöglich eingehalten und der Patient kardiopulmonal stabilisiert werden – gegebenenfalls durch Bluttransfusionen.

Darüber hinaus war es von Bedeutung, angemessenes Nahtmaterial und gegebenenfalls Spezialinstrumente zu verwenden, um die zu operierenden Gefäße zu schonen.

Eine Komplikation, der man mit zahlreichen modifizierten Operations- und Behandlungsmethoden zu begegnen versuchte, war die Entstehung von Thromben. Manche Chirurgen sahen die Verletzung der Intima als ursächlich dafür an, andere konnten jedoch zeigen, dass das Durchführen von Nahtfäden durch die Intima bei der Gefäßnaht und damit die Entstehung kleinster Gefäßschäden nicht zwangsweise zu Thrombosen führen musste. Genauso, wie man sich über die Bedeutung der einzelnen Gefäßschichten in Bezug auf die Thrombosenentstehung uneinig war, existierten unterschiedliche Ansichten, welche Art von Naht am besten ausgeführt werden sollte. Während manche Chirurgen Einzelknopfnähte zur primären Adaptierung der Gefäßränder nutzten, plädierten andere dafür, fortlaufend zu nähen, da die Operation so schneller vonstatten ging, die Wundränder sich von selbst adaptierten, der Gebrauch der Pinzette überflüssig wurde und nie ein Durchreißen des Gefäßes durch die Seide vorkam.

Vor allem bei der Arteriennaht hatte man große Probleme, starke Blutungen während der Operation zu kontrollieren und ein übersichtliches Operationsfeld zu behalten. Doch nicht nur die Blutungen während des Eingriffes, sondern auch Nachblutungen stellten die Gefäßchirurgen vor offene Fragen. War es zur Verhinderung von Nachblutungen erforderlich, Endothel- an Endothelfläche zu nähen, um so die Adaptierung der Wundränder zu verbessern, oder war einzig und allein die Qualität des Nahtmaterials entscheidend?

4.7 Resultate der Gefäßchirurgie

„Die großen Fortschritte, die die Gefäßnaht in den letzten Jahren gemacht hat, haben die praktische Chirurgie in hohem Maße gefördert und ihr zahlreiche neue Gebiete eröffnet. Die einfachste und häufigste Aufgabe der klinischen Gefäßchirurgie ist jedoch bisher die Naht verletzter Blutgefäßstämme geblieben."[109]

So urteilte der deutsche Chirurg Ernst Jeger 1913 und kam zu dem Resultat, dass einer Modifikation des Verfahrens von Carrel bezüglich der Durchführung der Gefäßnaht Vorzug gegeben werden musste.

Als danach folgende effiziente Methode zog er die Payrsche Prothese in Betracht.[110]

Die Resultate, die bei der zirkulären Arterien- und Venennaht erreicht wurden, waren sehr verschieden. Während es bei groben technischen Fehlern zu starker Verengung des Gefäßes und unstillbaren Nachblutungen kommen konnte, spielten bei dem Auftreten obliterierender Thromben zahlreiche Faktoren eine Rolle. Dementsprechend mussten alle Chirurgen, mit Ausnahme von Carrel, in dieser Hinsicht über einen mehr oder minder großen Prozentsatz von Misserfolgen berichten.[111]

Insgesamt schien man größere Erfolge bei der schwierigeren End- zu- Endanastomose von Venen, die eine geringere Gerinnungstendenz besitzen, als bei Arterien erzielt zu haben.

Außerdem stellte Jeger klar heraus, dass die bisherigen Leistungen der zirkulären Gefäßnaht nicht befriedigend und die Methoden zu ungewiss seien, als dass man mit sicheren Resultaten rechnen könnte. Mit Ausnahme von Carrel war bis 1913 kein Autor frei von Misserfolgen geblieben, und gerade bei schwierigen Operationen zählten gute Erfolge zu den Ausnahmen. Dementsprechend sahen die meisten Chirurgen die Technik der Gefäßnaht für den allgemeinen Gebrauch noch nicht als einfach und sicher genug an.

Erst die exakte Kenntnis der Bedingungen, die zu einem einwandfreien Resultat der Blutgefäßoperationen führte, könnte die Erfolgsrate erhöhen. Neuere und einfachere Methoden der Gefäßnaht waren Voraussetzung für eine häufigere und erfolgreichere Anwendung der Gefäßoperationen in der Praxis.

Dennoch war es durchaus möglich, ein aus dem Organismus entferntes Gefäßstück wieder an Ort und Stelle zwischen die Enden eines anderen durchschnittenen Blutgefäßes einzupflanzen, ohne Nekrose des transplantierten Gefäßstückes und obliterierende Thrombose im Bereich desselben befürchten zu müssen.

---

109 Jeger, E.: Die Chirurgie der Blutgefäße und des Herzens, Berlin 1913; hrsg. Ekkehard Vaubel, Berlin, Heidelberg, New York 1973, S. 69–70.
110 Ebd., S. 103.
111 Ebd., S. 119 ff.

Im Tierversuch fand man heraus, dass in andere Gewebe transplantierte Gefäße 1 bis 122 Tage histologisch unverändert blieben, das Lumen mit einem Koagulum ausgefüllt war, das den Bau eines typischen Thrombus aufwies, und die Gefäßwand fest mit der Umgebung verwachsen war. Daraus schlussfolgerte man, dass die Blutgefäße zu den widerstandsfähigsten Geweben des Organismus gehörten und Autotransplantationen derselben günstige Chancen boten. Man führte die verschiedensten Arten von Gefäßtransplantationen aus, wobei sich lediglich minimale Veränderungen des transplantierten Arterienstückes ergaben, die Gewebsschichten erhalten blieben und niemals eine aneurysmatische Erweiterung des Transplantates auftrat.[112]

Es wird anhand der vorausgehenden Darlegungen klar, dass sich namhafte Chirurgen um die Jahrhundertwende eingehend mit den Möglichkeiten in der Gefäßchirurgie beschäftigten und zahlreiche neue Instrumente und modifizierte Behandlungsmethoden in diesem Teilgebiet der Chirurgie veröffentlichten.

Chirurgen kooperierten und tauschten sich damals weltweit über die Erkenntnisse aus, die sie gewannen. Somit könnte man die Jahrhundertwende – vor allem mit Erscheinen des Buches „Die Chirurgie der Blutgefäße und des Herzens" als Entstehungszeit der neuzeitlichen Gefäßchirurgie bezeichnen.

> „Jede Unterbindung eines für das Leben oder für die Erhaltung eines Gliedes unentbehrlichen Blutgefäßes muss als Kunstfehler bezeichnet werden, sobald die technische Möglichkeit vorliegt, den durch Verletzung oder Erkrankung entstandenen Defekt durch die seitliche oder zirkuläre Naht oder ein gleichwertiges Verfahren zu schließen und dadurch den Blutkreislauf wiederherzustellen."[113]

So urteilte der deutsche Chirurg Schmieden 1913.[114] Betrachtet man jedoch allein die im oberen Teil genannten Aspekte, so können hier schon vier potentielle Ursachen für die Stagnation in der Entwicklung der Gefäßchirurgie gefunden werden:

Der Lebenslauf Ernst Jegers liefert eine erste Begründung: Zweifelsohne galt Jeger als passionierter Forscher auf diesem Gebiet, der sich mit zahlreichen experimentellen Arbeiten hervorgetan hatte und auch im Kriegsverlauf seine Erkenntnisse an den verwundeten Soldaten umzusetzen versuchte. Jedoch wurde seinen

---

112 Ebd., S. 129 ff.
113 Originalzitat Viktor Schmieden, zit. nach: Jeger, E. in: Jeger, E., ebd., S. 229.
114 Viktor Schmieden (1874–1945) war Chirurg und Hochschullehrer. Im Ersten Weltkrieg diente Schmieden als Stabsarzt d. R. vor allem an der Westfront und verfasste 1937 u.a. ein „Lehrbuch der Kriegschirurgie", in dem er seine gesammelten Erfahrungen veröffentlichte.

wissenschaftlichen Arbeiten 1915, als er im Gefangenenlager den Tod fand, ein Ende gesetzt. In Bezug auf dieses Argument muss man sicherlich zugeben, dass wissenschaftlicher Fortschritt nicht allein von einzelnen Personen abhängig war. Unbestreitbar ist jedoch, dass ein Großteil der damaligen Chirurgen (auch Carrel und Haberer) zumindest zeitweise an der Front tätig war und sich somit nicht tierexperimenteller Forschung im heimatlichen Labor widmen konnte.

Zudem unterbrach der Krieg den wissenschaftlichen nationalen und internationalen Austausch zwischen den Chirurgen. Veränderte und eingeschränkte Arbeitsbedingungen erschwerten ein wissenschaftlich fundiertes Arbeiten. Statt experimenteller Chirurgie, die viel Zeit, Aufwand und Ressourcen in Anspruch nahm, galt es, zahlreiche Menschenleben möglichst effektiv und schnell zu retten.

Jeger erwähnt 1913 in seinem Kapitel zu Verwendung der Gefäßnaht in der praktischen Chirurgie eine Aussage des Militärarztes Brüning, nach dessen Meinung

„[…] eine primäre Gefäßnaht auf dem Schlachtfeld kaum je möglich [sein wird], wohl aber würde sie sekundär zur Heilung traumatischer Aneurysmen von größter Wichtigkeit sein."[115]

Der später an der Front tätige Brüning statuierte hiermit schon im Vorfeld des Ersten Weltkrieges seine Einstellung zur Gefäßchirurgie an der Front. Seiner Meinung nach waren demnach all die Erkenntnisse und Fortschritte, die Jeger in seinem Buch dargestellt hatte, zum größten Teil an der Front nicht umsetzbar, da sie in der Praxis noch nicht etabliert waren und zu hohe Anforderungen an die Fähigkeiten eines Chirurgen stellten. Ob dem tatsächlich so war und die Entwicklung der Gefäßchirurgie während des Ersten Weltkrieges einer Stagnation, wenn nicht gar einer Regression unterlag, wird im Folgenden näher untersucht.

Wichtig ist es abschließend festzuhalten, dass sich die in diesem Kapitel aufgeführten Operationen und somit die Ausgangssituation der Gefäßchirurgie zu Beginn des 20. Jahrhunderts lediglich im experimentellen Stadium befanden. Die klinische Einsatzfähigkeit hatte man allenfalls nur sehr vereinzelt bzw. noch gar nicht getestet. Dementsprechend hatten die meisten Chirurgen die beschriebenen Eingriffe noch nie durchgeführt und beherrschten sie nicht.

---

115 Jeger, E.: Die Chirurgie der Blutgefäße und des Herzens, Berlin 1913; hrsg. Ekkehard Vaubel, Berlin, Heidelberg, New York 1973, S. 238.

5. Die Gefäßchirurgie in der Praxis während der Zeit des Ersten Weltkrieges an der Front

Nachdem ein Überblick über den wissenschaftlichen Entwicklungsstand der Gefäßchirurgie vor dem Ersten Weltkrieg gegeben wurde, wird im Folgenden ihre Anwendung an der Front näher untersucht. Der Schwerpunkt dieser Betrachtung liegt dabei auf der Fragestellung, inwiefern die Fortschritte, die die Gefäßchirurgie bis 1913 gemacht hatte, an der Front durchgeführt wurden.

Wendete man die Payrsche Prothesen und Modifikationen von diesen an, um zerissene Blutgefäße wieder zu vereinigen?

Fand man die Zeit und hatte ausreichend Geschick, um die Gefäßnaht nach Carrel auszuführen, um Extremitäten, wenn nicht gar das Leben der Soldaten zu retten?

Wurden Gefäßtransplantationen ausgeführt? Wenn ja, welche Gefäße wurden wie transplantiert?

Wendete man die Technik der Bluttransfusion an, um völlig ausgebluteten Soldaten wieder Kraft zu geben?

Und schließlich: konnten durch den ungeheuer großen Verwundetenzustrom vielleicht sogar neue Erkenntnisse auf dem Gebiet der Gefäßchirurgie gewonnen und bisher nur in Tierexperimenten durchgeführte Operationen in die Klinik umgesetzt werden?

Oder aber sah man von der Methode der Gefäßchirurgie an der Front gänzlich ab, da sie aufgrund ihrer Komplexität dort noch nicht anzuwenden war?

Anhand zeitgenössischer Fallberichte, Darstellungen und Artikel, die in der Münchener Medizinischen Wochenschrift ab 1914 – auch im Rahmen der Feldärztlichen Beilage – erschienen, sollen ebengenannte Fragestellungen näher untersucht werden. Ein Exkurs zu der Münchener Medizinischen Wochenschrift und ihrer öffentlichen Bedeutung zur Zeit des Ersten Weltkrieges folgt im Anschluss an dieses Kapitel.

5.1 Die Häufigkeiten der Gefäßverletzungen

„Pflichterfüllter wissenschaftlicher Ernst und Zielbewusstsein, rastloses Forschen hat die ärztliche Kunst im Kriege zu ungeahnter Höhe gehoben. Auf ihre Träger blickt vertrauensvoll mit den tapferen Helden das gesamte Vaterland. Möge dieses

Bewusstsein Sie alle stärken und weiterleiten in Ihrer schweren und segensreichen Arbeit. Wilhelm I.R."[116]

Dieses Telegramm des Kaisers, gesendet anlässlich der 3. Kriegschirurgentagung in Brüssel im Februar 1918, charakterisierte die Rolle der Mediziner im Kaiserreich und an der Front.

Der Ärztestand hatte es im Kaiserreich zu großem Ansehen gebracht, welches auch durch die engagierte und patriotische Fronttätigkeit der Ärzte aufrecht erhalten werden konnte. Ohne die Beihilfe der Ärzte wäre es nicht möglich gewesen, einen vierjährigen Krieg mit einer so großen Zahl an Verwundeten zu führen. Zwar retteten die Mediziner unzähligen Soldaten das Leben durch ihr Können, doch setzten sie die geheilten und rehabilitierten Männer auch der erneuten Lebensgefahr an der Front aus, indem sie sie als wieder kampffähig erklärten. Zum anderen wird deutlich, dass man sich von Seiten der Mediziner durch den Krieg neue Erkenntnisse auf dem Gebiet der (Kriegs-) Chirurgie erhoffte, die auch in Friedenszeiten zur Behandlung vieler Patienten würde beitragen können.

Außerdem hielt der Kaiser fest, wie schwierig und belastend die Tätigkeit der Mediziner an der Front war.

Letztgenannte Feststellungen werden im Laufe dieses Kapitel näher untersucht und kritisch hinterfragt.

Zuerst einmal wird auf die allgemeinen Aussagen zur Gefäßchirurgie eingegangen.

Nach Ansichten mancher behandelnder Kriegschirurgen gehörten die Erkenntnisse der Gefäßchirurgie, ihre richtige Indikationsstellung und zweckmäßige Therapie zu den größten Errungenschaften der Kriegschirurgie. Zwar handelte es sich um gravierende Eingriffe, doch konnte man sie – gerade wenn sie von geübten Chirurgen durchgeführt wurden – in vielen Fällen als lebensrettende Eingriffe bezeichnen, die viele Menschen vor dauerndem Krüppeltum, zum Beispiel durch Vermeidung von Amputationen, schützte.[117]

Vor allem die Zahl traumatischer Aneurysmen stieg im Ersten Weltkrieg im Vergleich zu vorherigen Kriegen stark an. Manche Chirurgen behaupteten sogar, dass sie mehr Aneurysmen behandelten als Frakturen.[118] Zurückzuführen war diese Tatsache unter anderem auf das kleinkalibrige Spitzmantelgeschoss, das aufgrund seiner Form, Rasanz

---

116 Kriegschirurgentagung in Brüssel am 07. April 1915, Referent: Dr. L. Jacob- Lille, in: Feldärztliche Beilage zur Münchener Medizinischen Wochenschrift 62,17 (1915), S. 608.
117 von Haberer, H.: Diagnose und Behandlung der Gefäßverletzung, in: Münchener Medizinische Wochenschrift 65,15 (1918), S. 405–409.
118 Flörcken, H.: Unsere operative Tätigkeit im Feldlazarett, in: Feldärztliche Beilage zur Münchener Medizinischen Wochenschrift 62,7 (1915), S. 241–243.

und damit großen Durchschlagskraft an den Gefäßen im Allgemeinen kleine Wunden setzte. Man vermutete, dass dementsprechend zwar die Verblutung auf dem Schlachtfeld seltener auftrat, da sie durch die Enge des Schusskanals behindert wurde, man als Folgeerscheinung aber dafür die traumatischen oder falschen Aneurysmen sah.[119]

Nun bedurfte bei weitem nicht jeder Gefäßverletzte einer komplizierten und langen Operation – ganz im Gegenteil: viele beanspruchten subtile ärztliche Hilfe. Es wurden Fälle von völliger Zerreißung großer Gefäße beschrieben, die ohne nennenswerten Blutverlust durch Aufrollung der Intima von selbst ausheilten. Das Infanteriegeschoss konnte ein Gefäß durchbohren, dessen Durchmesser kleiner war als der des Geschosses, ohne dass das Gefäß zerriss. So fand man mehrmals an einem Gefäß nur Ein- und Ausschuss. Solche Verletzungen konnten durch thrombotischen Verschluss des ganzen Lumens heilen, ohne dass es zur Ausbildung eines Aneurysmas kam.

Im Gegensatz zum vorangehenden Balkankriege, in dem hauptsächlich die „alten Unterbindungsmethoden" angewandt wurden, galt jedoch in der wissenschaftlichen Literatur der Kriegschirurgen während des Ersten Weltkrieges als oberster Grundsatz, dass jedes Aneurysma unbedingt chirurgisch angegriffen werden musste, jede nichtinfizierte Gefäßverletzung möglichst durch die Gefäßnaht wieder hergestellt werden sollte.[120]

Inwiefern dieser Grundsatz in der Realität an der Front angesichts der großen Zahl an Gefäßverletzungen und vor allem Aneurysmen durchgesetzt wurde, gilt es im Folgenden genauer zu hinterfragen.

5.2 Voraussetzungen für das Gelingen einer erfolgreichen Gefäßoperation

Im Rahmen der ersten Ausgabe der Feldärztlichen Beilage äußerte sich von Angerer (1850–1915), Generalarzt à la suite, anhand seiner im Krieg 1870/1871 gesammelten Erfahrungen zu der Behandlung der Schusswunden im Allgemeinen.[121]

Obwohl sein Beitrag nicht in unmittelbarem Zusammenhang mit den Tätigkeiten der Kriegschirurgen an der Front während des Ersten Weltkrieges stand, nannte

---

119 Ploeger, A.: Über traumatische Aneurysmen, in: Münchener Medizinische Wochenschrift 62,19 (1915), S. 645–647.
120 Hauber: Durch Schussverletzung entstandenes Aneurysma und seine Behandlung, in: Feldärztliche Beilage zur Münchener Medizinischen Wochenschrift 68,13 (1916), S. 473–474.
121 Ottmar von Angerer war Chirurg und Generalarzt beim Militär, außerdem machten ihn sowohl der bayerische Prinzregent Luitpold, als auch der spätere König Ludwig III. von Bayern zum Leibarzt.

er doch zahlreiche Punkte, die nicht nur in vorangehenden Kriegen essentiell waren, sondern auch Grundsätze für das Handeln der Mediziner am Kriegsschauplatz von 1914–1918 darstellten.

Er war der Meinung, dass „[die] Unterschiede zwischen Friedens- und Kriegsverletzungen […] nur quantitativer Art [waren] und die Prinzipien der Wundbehandlung […] im Wesentlichen die gleichen [waren], wenn auch die Behandlungsmethoden sich den eigenartigen Verhältnissen des Krieges anpassen [mussten]."[122]

In dieser Aussage zeigt sich bereits ein Grundkonflikt bezüglich der Behandlung von Verletzten an der Front. Einerseits macht Angerer deutlich, dass die große Zahl Kriegsverwundeter nach den Leitsätzen und Behandlungsmethoden aus Friedenszeiten versorgt werden sollten. Gleichzeitig drückt er jedoch aus, dass dies in der Realität nicht umzusetzen sei, da man sich den Gegebenheiten des Krieges anpassen müsse.

Wie diese „eigenartigen Verhältnisse des Krieges" aussahen und welchen Einfluss sie auf die Tätigkeit der Ärzte hatten, wird im Folgenden noch näher untersucht.

5.2.1 Asepsis

Mit der Thematik der Asepsis widmete sich von Angerer einer ernsthaften Schwierigkeit, der sich die Frontchirurgen gegenübergestellt sahen.

Aufgrund der im Französischen Krieg gesammelten Erfahrungen und des Studiums der Anatomie der Schusswunden durch experimentelle Schießversuche hatte die Behandlung der Schusswunden in den Jahren vor dem Ersten Weltkrieg eine Änderung erfahren. Angerer nahm diesbezüglich bei Schusswunden mit kleinem Ein- und kleinem Ausschuss einen konservativen Standpunkt ein und plädierte dafür, dass das Suchen nach mitgerissenen Fremdkörpern oder steckengebliebenen Kugeln und ihre Extraktion prinzipiell zu verwerfen sei, da der Fremdkörper an sich nicht Ursache der Eiterung sei.

Da „die Infektionsgefahr beginnt und wächst mit einer unzweckmäßigen Behandlung"[123], wollte Angerer den Operationseifer der Chirurgen an der Front gezügelt wissen.

Die Behandlung der Schussverletzungen im Frieden war unter den günstigen Außenbedingungen wesentlich einfacher und geordneter als im Kriege. An der Front kämpfte man nicht nur mit den äußeren Verhältnissen, sondern auch mit einer übergroßen Zahl an Verwundeten und dem Mangel an ausreichenden Hilfskräften. Deswegen musste im Krieg versucht werden, mit den einfachsten Mitteln das Bestmögliche zu erreichen.

---

122 von Angerer, O.: Über die Behandlung der Schusswunden im Allgemeinen, in: Feldärztliche Beilage zur Münchener Medizinischen Wochenschrift 32,1 (1914), S. 1793–1796.
123 Ebd.

Anders lagen die Verhältnisse jedoch, wenn Weichteilschusswunden mit großem Einschuss und Ausschuss vorlagen und gleichzeitig größere Blutgefäße und Nerven verletzt waren.

In solchen Fällen war ein aktiveres Eingreifen notwendig. Die Wunde musste erweitert und der Schusskanal gegebenenfalls vollkommen gespalten werden, damit das nekrotische Gewebe entfernt werden konnte.

Man differenzierte in Bezug auf die Infektionsgefahr zwischen den durch die Artillerie und den durch die Infanterie hervorgerufenen Verletzungen. Während durch Infanteriegeschosse hervorgerufene Wunden meist aseptisch ausheilten, heilten die durch Artilleriegeschosse verursachten Verletzungen nicht aseptisch aus, weil sie von vornherein infiziert waren. Die Ursachen für diese primäre und prinzipielle Infektiösität waren zweierlei:

- die Keime, die das mit vielfachen Haftflächen versehene Sprengstück vom Boden, vom Schmutz, auf dem es aufschlug, und von den Kleidungsstücken und der keimreichen Haut, die es durchschlug, mit sich führte;
- die zur Nekrose führende Gewebszerstörung im Wundbereich bildete eine infektionsgefährdete Fläche.

Aufgrund dieser Tatsachen sowie der hohen Fallzahl an Tetanus[124] und Gasphlegmonen präferierten viele Ärzte ein aktives Vorgehen in Form eines chirurgischen Eingriffes statt einer konservativen Behandlung.[125]

---

124 Chiron Behring GmbH & Co: Behrings Erbe – Leben schützen für Generationen, Landsberg 2001, S. 13–47: Mit Beginn des Ersten Weltkrieges wurde die Produktion der Tetanus- und Diphterie- Impfseren enorm ausgeweitet, da sie für die in den verdreckten Schützengräben liegenden Soldaten nun u.a. zum Retter vor dem tödlichen Wundstarrkrampf wurden. Maßgeblich an der Entwicklung dieser Seren beteiligt war Emil Adolf von Behring (1854–1917), der Arzt und Bakteriologe sowie erster Träger des Nobelpreises für Medizin (1901) war. Nach seiner Promotion 1878 war er als Truppenarzt in der Provinz Posen tätig. Als Militärarzt interessierte er sich vor allem für den Bereich der Militärhygiene, Versorgung von Wunden und Verhinderung von Seuchen. Ende des Jahres 1891 gelang es Behring, zwei an Diphtherie erkrankte Kinder mit einem aus dem Serum von wenigen Schafen gewonnenen Gegengift zu heilen. Im Herbst 1892 erkannte das Vorstandsmitglied der Farbwerke Hoechst, August Laubenheimer, die Tragweite der Ideen Behrings und gewann ihn für eine Zusammenarbeit mit dem Unternehmen, sodass die Großproduktion des Diphtherieserums ab 1894 in Hoechst ermöglicht wurde. Die Farbwerke boten ein Diphtherieheilserum nach Behring an, das eine Heilungsrate von 75 Prozent bei dieser bis dahin meist tödlichen Kinderkrankheit erzielte. 1895 wurde Behring an der Philipps-Universität Marburg Ordinarius für Hygiene und Direktor des Hygienischen Instituts.

125 Koerber, [ ]: Über einige chirurgische Hauptgesichtspunkte aus unserer bisherigen Feldlazeretttätigkeit, in: Feldärztliche Beilage zur Münchener Medizinischen Wochenschrift 62,29 (1915), S. 993–996.

Nichts desto trotz tendierten nach wie vor manche Chirurgen auch bei den schweren und häufigen Verletzungen durch Granatsplitter zur konservativen Behandlung. Obwohl hierbei kleinste Splitter tief in den Körper eindrangen, dort unberechenbare Zerreißungen und Zerstörungen hervorriefen, die Wunden oftmals stark verschmutzt waren und es sich immer um Quetschwunden handelte, die zum Teil nekrotisch wurden, sahen manche Chirurgen solange von der Amputation ab, wie noch die Zirkulation in der Extremität erhalten war.[126]

Eine große Rolle bezüglich der Wundbehandlung spielte die Desinfektion der Hände, da die Kontaktinfektion der Wunden durch unreine Hände sehr häufig war. Angerer plädierte für die Heißwasser- Alkoholdesinfektion ohne antiseptische Lösung und sterile Gummihandschuhe. In Bezug auf die Verwendung der Gummihandschuhe an der Front muss jedoch festgehalten werden, dass ihre Anschaffung die Kosten der Wundbehandlung enorm erhöhten. Der Verbrauch war sehr groß, und oftmals mussten kleine Risse in ihnen ausgebessert werden, indem von defekten Handschuhen Stücke ausgeschnitten und mit Paragummi auf die Löcher festgeklebt wurden.

Angerer war außerdem der Meinung, dass man die „Gummihandschuhe von einem zum anderen Verbandwechsel anbehalten konnte, wenn man sich vor jedem Verbandwechsel die behandschuhte Hand mit Wasser, Seife und Sublimat [wusch]."[127]

Oftmals mangelte es jedoch an sauberem Wasser, und meistens war es unmöglich, eine größere Menge warmen Wassers, welches bei der Händewaschung öfters gewechselt werden musste, zu beschaffen. Auch auf sterile Handtücher zum Abreiben der Hände musste verzichtet werden. Dementsprechend war nicht damit zu rechnen, dass ein Chirurg bzw. seine Operationsassistenten ausreichend steril waren, wenn sie die Methode der Händedesinfektion mittels Heißwasserwaschung anwendeten.[128]

Gummihandschuhe waren dementsprechend einerseits von Bedeutung, um die Vollkommenheit der Asepsis zu garantieren, andererseits, um bei septischen Operationen die Hände vor infektiösem Material zu schützen.[129]

---

126 Schlange, [ ]: Chirurgische Beobachtungen und Erfahrungen im Felde, in: Feldärztliche Beilage zur Münchener Medizinischen Wochenschrift 61,13 (1914), S. 2193–2194.
127 von Angerer, O.: Über die Behandlung der Schusswunden im Allgemeinen, in: Feldärztliche Beilage zur Münchener Medizinischen Wochenschrift 32,1 (1914), S. 1793–1796.
128 Ebd.
129 Perthes, G.: Einige Winke für das Operieren im Felde, in: Feldärztliche Beilage zur Münchener Medizinischen Wochenschrift 61,16 (1914), S. 2285–2287.

Wie die Hände musste auch das Operationsgebiet desinfiziert werden. Man wusch es mit Seifenspiritus, mit Alkohol oder mit Jodbenzin und bevorzugte vor allem den Jodanstrich.[130]

Während der Operation war es wichtig, so wenig wie möglich mit der Wunde und den Instrumenten in Berührung zu kommen, um die Infektionsgefahr zu senken. Dementsprechend ordnete sich der Operateur sein aseptisches Material selbst möglichst übersichtlich an, während der Operationswärter lediglich für die nicht aseptischen Handreichungen zur Verfügung stand. Auch das Einfädeln sämtlicher Nadeln sollte vor Beginn der Operation ausgeführt werden.

Für das Auskochen der Instrumente bewährte sich der Feldsterilisator.

Komplizierter gestaltete sich die Sterilisation der sterilen Operationswäsche und des Abdeckmaterials. Der Dampfsterilisator war zu klein um zeitgleich alle (sechs) Operationsmäntel des Feldlazarettes zu sterilisieren. Dementsprechend musste man auf die Dampfsterilisation der Operationsmäntel oft verzichten und stattdessen das Auskochen als einzige, einfache Sterilisationsmethode anwenden.[131]

Nach der Operation war es wichtig, trocken zu verbinden und den Verband nur bei Schmerzen oder Fieber zu wechseln.

Darüber hinaus wurde oftmals die Sekundärnaht angewandt, um die Drainage des Wundsekretes nach außen zu ermöglichen. Nichts desto trotz sollte man sich vor Ausführung dieser vergewissern, welche Keime im Wundgebiet zu finden waren, da in Einzelfällen die primäre Heilung versagte und sich nach wie vor schädliche Keime im Wundgebiet befanden.[132]

Anhand des Konfliktes zwischen konservativem und radikal chirurgischem Vorgehen wird deutlich, wie schwer sich die damaligen Chirurgen mit der Ausführung von Operationen – vor allem anspruchsvollen und schwerwiegenden – an der Front taten.

Die Voraussetzungen für eine erfolgreiche, die Asepsis gewährleistende Desinfektion waren nicht gegeben, so dass man immer mit Infektionen und daraus resultierenden Todesfällen rechnen musste. In dieser Hinsicht ist es in Bezug auf die für erfolgreiche gefäßchirurgische Eingriffe notwendige Asepsis nicht verwunderlich, dass man sich bei schwersten Verletzungen eher zu einem konservativ abwartenden Vorgehen entschloss.

---

130 Ebd.
131 Ebd.
132 Fehling, H.: Kriegschirurgie früher und jetzt, in: Feldärztliche Beilage zur Münchener Medizinischen Wochenschrift 62,8 (1915), S. 273–275.

5.2.2 Narkose

Neben der Asepsis war eine weitere Voraussetzung für die Durchführung einer (Gefäß-) Operation die Narkose des Verletzten.[133]

Angerer empfahl in dieser Hinsicht die Mischnarkose mit Chloroform-Äther-Sauerstoff in einem Apparat, der eine genaue Dosierung des Narkotikums gestattete. Dafür kam zum Beispiel der Junkersche Apparat in Frage, der infolge seiner bekannten Konstruktion eine zu starke Konzentration des Narkotikums ausschloss.

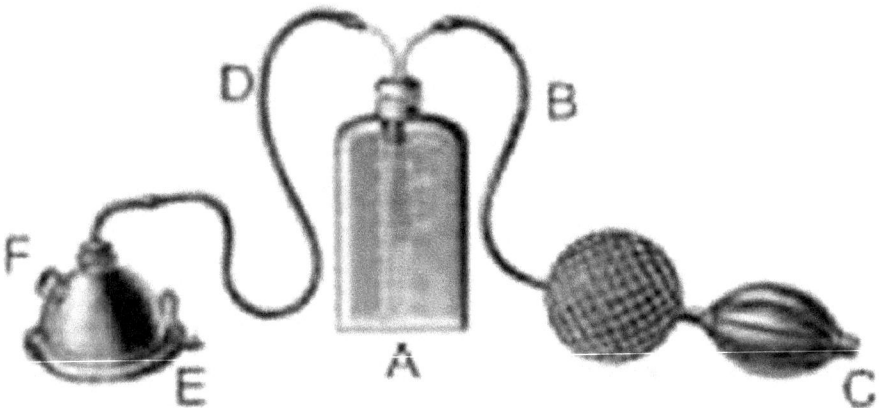

Abb. 15:   Junkerscher Narkoseapparat[133]

Bei kleineren Eingriffen (vor allem lokalanästhetischen) konnte von der Ätherrauschnarkose (Inhalationsanalgesie) Gebrauch gemacht werden. Die Analgesie trat bereits nach 10–20 Atemzügen ein. Alternativ konnte eine Lokalanästhesie erfolgen.

Für große Operationen, Resektionen am Oberkiefer, Unterkiefer, Kropfexstirpationen, Hernienoperationen, Amputationen und Resektionen der Gelenke war

---

133 Schmidt-Rimpler, R.: Die Entwicklung der Dräger Anästhesietechnik (1902–1918) im internationalen Vergleich, Diss. med., Lübeck 2008, S. 8:
„In London entwickelte der Wiener Arzt Ferdinand Adalbert Junker (1828–1901) einen Chloroformapparat. Dieser bestand aus einer Gasflasche (A) mit Drehverschluss. Ein Schlauch (B) für die Luftzufuhr führte durch den Deckel in das Glasgefäß, in dem sich das Chloroform befand. Mithilfe eines Handblasebalgs (C) wurde Luft durch das Chloroform gepumpt, wodurch das Chloroform verdunstete. Das Luft-Chloroform-Gemisch wurde dem Patienten durch den Ausgangsschlauch (D) über eine Maske (E) zugeführt. Die Maske verfügte über ein Ausatemventil (F)."

die Infiltrations- und Leitungsanästhesie durch Novokain in Kombination mit Suprarenin vorteilhaft.

Die Lumbalanästhesie mit Tropakokain war für alle Operationen an den unteren Extremitäten bis fast zur Nabelhöhe zu gebrauchen, erforderte aber eine exakte und nicht ganz leicht zu erlernende Technik und konnte demnach nicht immer dort, wo sie indiziert gewesen wäre, durchgeführt werden. Darüber hinaus bedurfte sie einer aseptischen Vorbereitung des Instrumentariums, welche nicht immer exakt durchführbar war (siehe vorangehende Ausführungen).[134] Letztendlich konnte im Rahmen dieser Arbeit nicht festgestellt werden, ob die benötigten Substanzen für eine suffiziente Anästhesie immer zur Verfügung standen. Aufgrund des jedoch bekannten vorherrschenden Mangels an unter anderem Morphium, Verbandsmaterial oder desinfizierten chirurgischen Bestecken muss jedoch davon ausgegangen werden, dass es auch an Substanzen für eine effektive Anästhesie mangelte.

5.2.3 Blutersatzverfahren

Wie schon weiter oben erwähnt, konnte es durchaus vorkommen, dass sich Gefäßverletzungen von selbst wieder verschlossen und der Verwundete demnach nicht dem Tod durch Verblutung ausgesetzt war. Nichtsdestotrotz bestand weiterhin die Gefahr des Todes durch eine (Lungen-) Embolie. Darauf wird im Folgenden näher eingegangen.

Es steht außer Frage, dass ein Großteil der schweren Gefäßverletzungen mit letalen Blutungen einherging. Dementsprechend musste bei schweren Blutverlusten an einen Ersatz des Blutes gedacht werden, um die Kreislaufsituation des Patienten zu stabilisieren und eine erfolgreiche Operation zu ermöglichen.

Zur damaligen Zeit wurde die Kochsalzinfusion intravenös oder subkutan, extraperitoneal oder rektal mit Sauerstoffinhalation und Tieflagerung des Kopfes nach vorausgegangener exakter Blutstillung als das hierfür am besten geeignete Verfahren angesehen. Empfohlen wurde 7,5 prozentige NaCl- Lösung intravenös zu geben, da physiologische Kochsalzlösung bei vielen Verletzten zu einem Absinken des Blutdruckes und damit bei geschwächter kardialer Situation zum Tode führen konnte.

Angerer erwähnte, dass „[die] Bluttransfusion [...] durch die Fortschritte der Gefäßchirurgie in ein neues Stadium getreten [war]. Die direkte Transfusion durch

---

134 Perthes, G.: Einige Winke für das Operieren im Felde, in: Feldärztliche Beilage zur Münchener Medizinischen Wochenschrift 61,16 (1914), S. 2285–2287.

Einnähen der Arterie des Blutspenders in die Vene des Empfängers [schien] die großen Gefahren der Thrombosenbildung der früheren Methoden zu vermeiden."[135]

Diese Ansicht Angerers in Bezug auf die Bluttransfusion ist konform mit den Darstellungen Jegers zu diesem Thema. Bei der Durchsicht der Frontberichte der Chirurgen wird jedoch deutlich, wie selten diese Methode tatsächlich im Ersten Weltkrieg ausgeführt wurde. Man stand der Bluttransfusion skeptisch gegenüber, da sie ein sowohl schwieriges als auch zeitaufwändiges Unterfangen darstellte.

Vereinzelt wird davon berichtet, dass man der Gefahr der Herzschwäche nach geglückter Blutstillung durch Bluttransfusionen zu begegnen versuchte. Dazu wurde zum Beispiel vom Bruder des Verletzten die Arteria radialis in die Vena cephalica eingeführt. Trat nach 10 Minuten keine nennenswerte Beeinflussung weder des Spenders noch des Empfängers auf, so ließ man unter Pulskontrolle diese Verbindung für 40 Minuten bestehen. Schwierig war es in dieser Hinsicht, die genaue Menge des transfundierten Blutes zu bestimmen.

Außerdem wurden Autotransfusionen erwähnt, bei denen der Chirurg eine doppelseitige Unterbindung der Arteria poplitea durchführte, indem er das untere Ende der Arteria tibialis posterior des gesunden Beines in einen Seitenschlitz der unterbundenen peripheren Arteria poplitea einnähte und dort für mehrere Tage unter Gipsverbandsicherung liegenließ.[136]

Im Großen und Ganzen ist es jedoch in Bezug auf die Entwicklung der Bluttransfusion im Ersten Weltkrieg interessant zu beobachten, wie die „geographische Bewegung von Menschen mit speziellem Wissen und Fertigkeiten [...] einen Wissenstransfer bewirkte.[137] Amerikaner und Kanadier brachten mit dem Kriegseintritt der Alliierten 1917 die Bluttransfusion auf die europäischen Kriegsschauplätze. Neben den bereits bekannten Methoden der direkten und indirekten Transfusion[138] wurden modifizierte und schneller durchführbare Methoden der Bluttransfusion entwickelt, die es dem unerfahrenen und unter Zeitdruck stehenden Frontarzt gestatteten, sie vermehrt anzuwenden. Zudem gab es im Krieg ausreichend Freiwillige, die sich zur Blutspende bereit erklärten, da zum einen teilweise Vergünstigungen (zum Beispiel in Form von Lebensmitteln) lockten

---

135 von Angerer, O.: Über die Behandlung der Schusswunden im Allgemeinen, in: Feldärztliche Beilage zur Münchener Medizinischen Wochenschrift 32,1 (1914), S. 1793–1796.
136 Hans, H.: Die Aneurysmanaht größerer Arterien, in: Feldärztliche Beilage zur Münchener Medizinischen Wochenschrift 68,40 (1916), S. 1436–1437.
137 Schlich, T.: Die Etablierung der Bluttransfusion im Ersten Weltkrieg, in: Eckart, W. U., Gradmann, C.: Die Medizin und der Erste Weltkrieg, Pfaffenweiler 1996, S. 109–130.
138 Siehe 4.1.3.

und man zum anderen elementare Not und Gefährdung, der man ansonsten hilflos gegenüberstand, gemildert werden konnte. Letztendlich führten die im Laufe des Weltkrieges gesammelten Erfahrungen im Bereich der Bluttransfusion dazu, dass sich die anfangs sehr skeptische Einstellung der deutschen Ärzte zu diesem Thema änderte, sich das Indikationsfeld für diese Behandlungsmethode erweiterte und auch Patienten mit Nephritis, Anämien oder chronischen Infekten dahingehend behandelt wurden.[139]

5.2.4 Spezialinstrumente

Die an der Front tätigen Chirurgen hatten nicht nur mit Wundinfektionen und einem ungeheuer großen Verwundetenzustrom zu kämpfen, sondern in deren Folge auch mit Personalknappheit. Oftmals gab es weder genug Ärzte noch ausreichend Pflege- und Operationspersonal, als dass alle Verwundeten hätten versorgt werden können. Schwierige Operationen, die in Friedenszeiten einen, wenn nicht sogar zwei Assistenten erfordert hätten, mussten von einem Operateur alleine durchgeführt werden. Aus diesem Grunde entwickelte man im Verlauf des Ersten Weltkrieges zahlreiche Hilfsinstrumente, die dem Operateur sein Handwerk erleichtern und den Erfolg des Eingriffes sichern sollten.

Da die erste Aufgabe des Feldarztes darin bestand, die akute Blutung – sei es nach innen oder nach außen – zu behandeln, fand zum Beispiel die Gummischwammkompression immer häufigere Verwendung.

Bei der Mehrzahl der Schussverletzungen handelte es sich um kleine Hautwunden mit oft großen inneren Zerstörungen. Zwar beobachtete man nur äußerst selten eine Verblutung ins Gewebe, jedoch hatte das Hämatom vier wesentliche Folgen:

– Vermehrung der Schmerzen durch Spannung,
– Bildung eines Nährbodens für Infektionen,
– Gewebsnarben bei mangelhafter Resorption, die eine funktionelle Restitutio ad integrum verzögerten oder verhinderten,
– Aneurysmen nach Gefäßschüssen.

Fasste man die Blutungen nach außen oder innen bei kleiner Hautwunde zusammen, so war die grundsätzliche Therapie dafür die Kompression. Entweder in der Not mit dem Finger oder mit der Gummibinde, die jedoch nur beschränkte Zeit

---

139 Ebd.

liegen bleiben konnte, oder zum späteren Zeitpunkt mittels eines Kompressionsverbandes oder aseptischen Gazewatteverbandes mit Mastisolfixierung.

Der Gummischwamm als Kompressionsmittel bot bei den kleineren Fällen der Chirurgie den Vorteil, dass der Schwamm mit aseptischen Flüssigkeiten sterilisiert werden konnte, anschließend schnell trocknete und somit rasch wieder einsetzbar war. Gute Exemplare waren mehrmals auskochbar, besaßen kaum Eigengewicht, waren überall erhältlich und hatten eine gleichmäßig wirkende andauernde Elastizität.

Die Entstehung eines Hämatoms konnte durch den Schwamm nicht nur verhindert werden, sondern er reduzierte auch bei einem schon entstandenen, aber noch frischen Hämatom die Schwellung.

Wenn Gefäßunterbindungen oder die Wundnaht nicht möglich waren, so konnte zur Erstversorgung die Wunde digital zusammengepresst, eine aseptische Kompresse darauf gelegt und der Gummischwamm darüber gebunden werden. Manchmal war eine Wundnaht im Anschluss daran sogar überflüssig.

Darüber hinaus war man der Meinung, „dass mit einer Unterdrückung oder Verhütung des Hämatoms durch den Gummischwamm vor allem im zertrümmerten Gewebe viele Vereiterungen vermieden werden [konnten]."[140]

Der Vorteil des Gummischwammes gegenüber der Gummibinde war, dass er weniger leicht das Gewebe komprimierte und dementsprechend seltener die Kapillarversorgung unter ihm litt. Darüber hinaus konnten Verband und Schwamm miteinander kombiniert und somit Verbandmaterial gespart werde.

Wie auch die Blutstillung, wurde die Gummischwammkompression vor allem in den vorderen Einrichtungen der sanitären Frontversorgung angewandt. Wenn es die Bedingungen ermöglichten, nutzte man sie bereits auf den Truppenverbandplätzen, auf jeden Fall kam sie jedoch auf dem Hauptverbandplatz zur Anwendung. Im Feldlazarett konnte der Schwamm ohne Schädigung der Wunde nach ein bis zwei Tagen abgenommen und wieder verfügbar gemacht werden. An seine Stelle kam dann eine Wattekompresse.

Es wurde hervorgehoben, dass die elastische Kompression bei Gefäßschüssen gegen die primäre Blutung, die Nachblutung und das Entstehen von Aneurysmen sehr effektiv war. Nur bei sehr schweren Blutungen nach außen musste der Schwamm tagelang liegen bleiben, um den Widerstand der Gefäßwand und das umgebende Gewebe gegen den Blutaustritt aus der Gefäßwunde künstlich zu ersetzen.[141]

---

140 Werner, [ ]: Gummischwammkompression gegen Schussblutungen, in: Feldärztliche Beilage zur Münchener Medizinischen Wochenschrift 61,5 (1914), S. 1925–1926.
141 Ebd.

Die Ausführungen von Werner machen deutlich, welchen Komplikationen sich die Chirurgen an der Front ausgesetzt sahen. Es ging nicht darum, verletzte Gefäße, aus denen eine starke Blutung nach außen oder innen auftrat, möglichst kunstvoll chirurgisch zu behandeln, sondern es ging primär darum, das Leben des Soldaten zu retten, indem man die Blutung so schnell, so einfach und so effektiv wie möglich stillte. Der genannte Gummischwamm half dabei in großem Maße. Erst in weiter rückwärtig gelegenen Lazaretten wurde der Gummischwamm entfernt, und man widmete sich der weiteren Behandlung der Verletzung.

Außerdem wurde eine Unterbindungsnadel mit verstellbaren Ansätzen entwickelt (Abb. 16). Im Vergleich zu den bisherigen Nadeln sollte sie beidseitig einsetzbar sein und somit die immer größer werdende Instrumentenzahl des Chirurgen in Grenzen halten. Außerdem war das Instrument – ohne Nadel – sowohl als scharfer Löffel, als auch als Kürette nutzbar und den aseptischen Bedingungen genügend, da es vollkommen auseinander zu nehmen war.

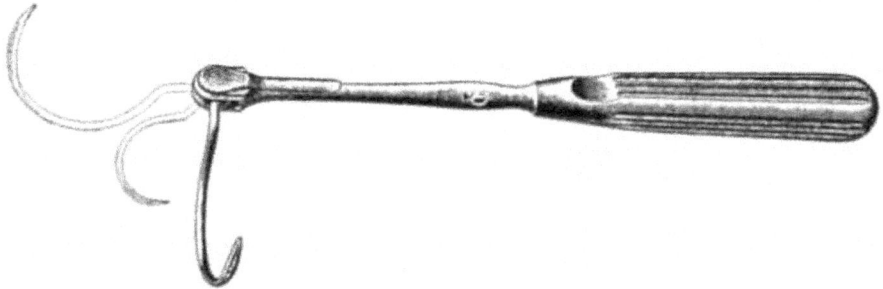

Abb. 16: Unterbindungsnadel mit verstellbaren Ansätzen[142]

Zur Erzeugung der künstlichen Blutleere im zu behandelnden Glied existierte eine Reihe unterschiedlicher Hilfsgeräte. Dazu gehörten außer den beiden klassischen Mitteln, dem Gummischlauch und der Gummibinde, zum Beispiel das Perthessche Kompressorium, die Henlesche Binde, die Brandensteinsche Abschnürungsklemme oder die Sehrtsche Klammer. Jedes dieser Verfahren hatte mehr oder weniger Nachteile aufzuweisen, auf die im Folgenden näher eingegangen werden soll.

Brandenstein entwickelte 1918 eine Abschnürungsklemme als Ersatz der Esmarchschen Binde, die eine gleichmäßige Abschnürung der Extremitäten ermöglichen sollte. Durch eine entsprechende Federung (Stahlfeder mit Lederüberzug)

---

142 Kukulus, [ ]: Eine Unterbindungsnadel mit verstellbaren Ansätzen, in: Feldärztliche Beilage zur Münchener Medizinischen Wochenschrift 63,38 (1916), S. 1374–1375.

wurde ein elastischer Druck vonseiten des Kompressoriums ausgeübt, und somit traten nur selten Klagen über anschließendes wochenlang andauerndes Taubheitsgefühl in den betreffenden Extremitäten auf.

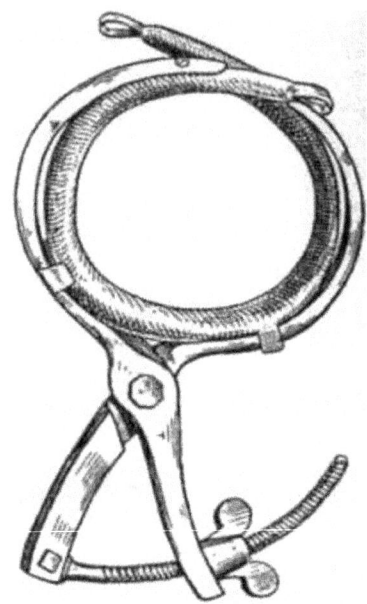

Klemme, angelegt.

Abb. 17: Abschnürungsklemme nach Brandenstein[143]

Die Klemme war in drei verschiedenen Größen angefertigt, konnte ohne Schwierigkeiten selbst von ungeübtem Personal angelegt und vom Operateur nach Belieben an der ruhenden Extremität reguliert werden. Selbst für Eingriffe am Schädel, bei denen die Abschnürung der Hautgefäße erwünscht war, wurde die Klemme verwendet.

Das Anlegen der Esmarchschen Binde hingegen erforderte Geschicklichkeit und Übung von Seiten des Personals und sollte deshalb möglichst nur von eingearbeiteten Kräften, an denen gerade zu Kriegszeiten Mangel herrschte, vorgenommen werden. Nicht eingearbeitetes Personal zerriss durch ungeschicktes Anziehen

---

143 Brandenstein, [ ]: Abschnürungsklemme als Ersatz der Esmarchschen Binde, in: Münchener Medizinische Wochenschrift 65,21 (1918), S. 568.

die ohnehin nur sehr wenig widerstandsfähige Binde leicht oder zog sie nicht genügend fest an. Dementsprechend wurde nicht die gewünschte Abschnürung erzielt, sondern nur eine Stauung erreicht, die bei der Operation mehr schadete als nützte. Vor allem wirkte das Anlegen der Binde während der Operation insofern störend, als dass die Asepsis dadurch beeinträchtigt und die Extremität meist aus ihrer Lage gebracht wurde.[144]

Brandenstein modifizierte seine Aderpresse, indem er unter anderem eine Sperrvorrichtung anbrachte, die jederzeit eine Arretierung des Hebels sowie eine leichte Lösung der Sperrung ermöglichte.

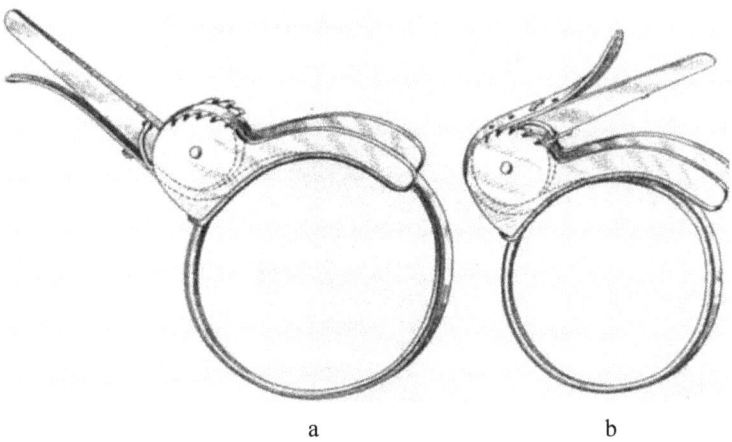

Abb. 18:   *modifizierte Aderpresse nach Brandenstein*[145] *a) Vor der Kompression.*
           b) Während der Kompression

Die modifizierte Klemme konnte sowohl bei ganz dicken, als auch bei dünnen Extremitäten angewendet und auch noch während der Operation angelegt werden.[146]

Von der Sehrtschen Klemme hingegen gab es eine Ausführung für den Arm und eine für das Bein, die beide aus zwei um das jeweilige Glied zu legenden Armen aus Eisen, mit Gummi überzogen, bestanden. Zur noch größeren Schonung des betreffenden Gliedes konnte man außerdem eine Polsterung – zum Beispiel Watte – unter die Klemme legen, teilweise war diese bereits in die Klemme eingenäht.

---

144 Ebd.
145 Ebd., S. 1221.
146 Ebd.

Auch die Anwendung der Sehrtschen Klemme bot den Vorteil, dass nur selten Schädigungen (Druck der Nerven oder der Gefäßwand) im Anschluss auftraten.

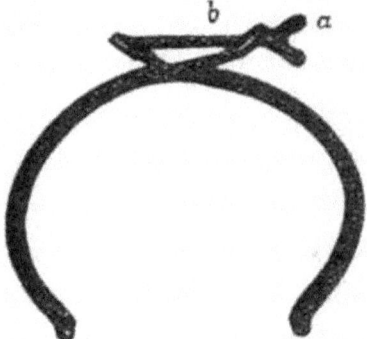

Abb. 19:   Die Sehrtsche Klemme[147]

Die Vorteile der Klemme gegenüber der elastischen Binde waren demnach, dass

- die Klemme auch von einem „nicht geübten Assistenten" schonend, schnell und sicher wirkend angelegt werden konnte
- ein Bewegen des verletzten Gliedes, wie es zum Anlegen der elastischen Binde nötig war, fortfiel, denn die Klemme konnte um die Extremität geschoben werden, ohne dieselbe in ihrer augenblicklichen Lage zu verändern
- wenn die Blutleere nicht sofort vollkommen zu erreichen war, ein einfaches weiteres Anziehen der Schraube genügte (siehe Abbildung a und b), um vollkommene Ischämie zu erreichen
- dementsprechend auch zum Schluss der Operation, bei Prüfung der Blutstillung, das Lösen der fixierenden Schraube an der Klemme leichter als das Loswickeln der Binde war
- die Klemme sterilisiert und deshalb auch bei hohen Amputationen[148] angewendet werden konnte, da sie wenig Platz benötigte

Die Anwendung der Sehrtschen Klemme wurde anfangs nur für den Hauptverbandplatz zur Vorbereitung und während der Operation vorgeschlagen.

---

147 Pohl, W.: Die Sehrtsche Klemme auf dem Hauptverbandplatz, in: Münchener Medizinische Wochenschrift 65,43 (1918), S. 1188.
148 Unter einer „hohen Amputation" versteht man eine Absetzung der Extremität, die so nah am Rumpf erfolgt, dass kaum mehr ausreichend Platz zur Anlegung einer Abbindungsvorrichtung bleibt.

Als erste Maßnahme zur Abbindung der Extremität wurde meist die übliche elastische oder Henlesche Binde auf dem Truppenverbandplatz verwendet. Man überlegte, als Alternative die Sehrtsche Klemme schon auf dem Truppenverbandplatz anzulegen, denn wirkliche Blutleere war mit der Klemme technisch viel leichter zu erreichen als mit der Binde. Darüber hinaus konnten nachfolgende Komplikationen verringert werden, da die zeitweise Lösung der Umschnürung mittels der Sehrtschen Klemme leichter durchzuführen war als mittels einer Binde.[149]

Ein weiteres Hilfsmittel zur Erzeugung der Esmarchschen Blutleere stellte die „elastische Blutsperre" dar.

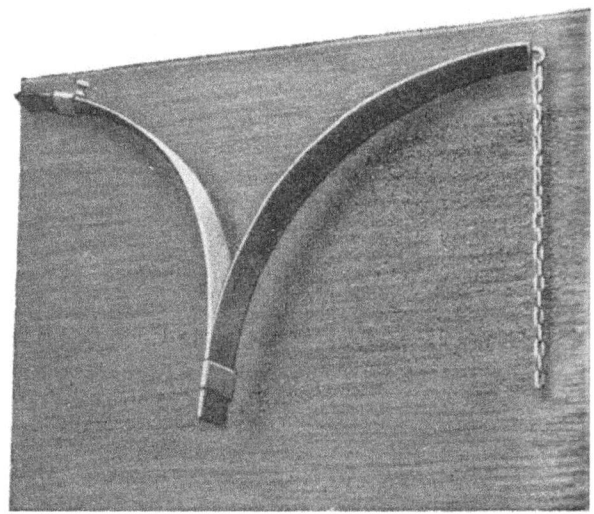

Abb. 20:   *elastische Blutsperre*[150]

Das Gerät wirkte durch elastischen Druck, welchen man durch zwei federnde, 2 cm breite Stahlbänder erzeugte, die um den betreffenden Gliedabschnitt herum gelegt und aneinander befestigt wurden. Für Arm und Bein verwendete man zwei unterschiedliche Muster (wie bei der Sehrtschen Klemme).

Die „elastische Blutsperre" für den Oberarm bestand aus zwei langen, elastischen, federnden Stahlbändern (Schienen). An dem einen Ende der einen Stahlschiene waren laschenartige Vorsprünge angebracht, in diese konnte das Ende

---

149 Ebd.
150 Haedke, M.: Die „elastische Blutsperre", ein neues Gerät zur Erzeugung der Esmarchschen Blutleere, in: Münchener Medizinische Wochenschrift 65,44 (1918), S. 1220–1221.

der zweiten Schiene gestellt werden. Sollte das Gerät am Oberarm angelegt werden, so bog man die Stahlbänder auseinander, legte den Arm in den von den beiden Schienen gebildeten Winkel hinein und bog die elastischen Schienen über dem Gliedumfang bis zur Berührung gegeneinander. Eine von der Kante her über beide Stahlbänder geschobene Klammer mit verstellbarer Tellerschraube hielt diese in der gewünschten Lage fest oder konnte zur Regulierung der Druckstärke verwendet werden. Schädigungen der Nervenstämme ließen sich hierdurch vermeiden.

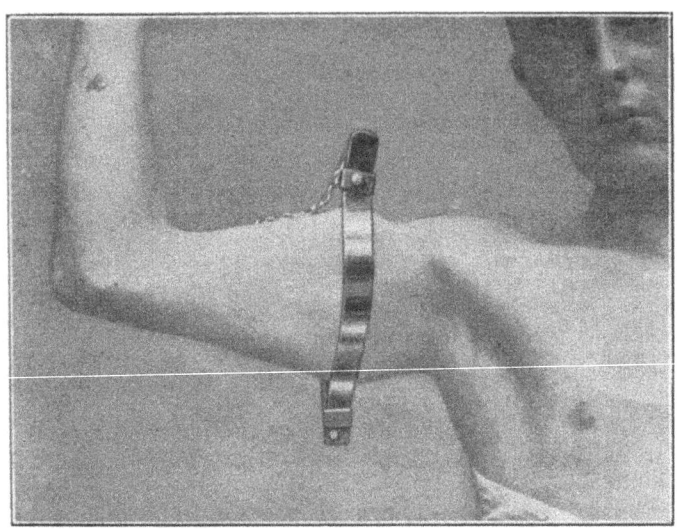

Abb. 21: *Anlegung der elastischen Blutsperre*[151]

Die elastische Blutsperre für den Oberschenkel war grundsätzlich gleich gebaut, jedoch war die Vereinigung der beiden Schienen eine andere. Statt der Vorrichtung zum Ineinanderstecken trugen die elastischen Stahlbänder eine Einrichtung zum Verhaken, um eine Störung in der Lagerung des auf dem Operationstisch ruhenden Beines durch die vorspringende Schienenvereinigung zu vermeiden.

Um die elastische Blutsperre auch für die Blutstauung nutzbar zu machen, befand sich an dem zweiten Ende der einen Stahlschiene eine Kette, an dem entsprechenden Ende der zweiten Schiene ein Haken. Mit Hilfe dieser Sperrvorrichtung war es möglich, jede gewünschte Form der venösen Stauung zu erzeugen, indem man den elastischen Druck nur in leichtem Ausmaß wirken ließ und ihn durch die

---

151 Ebd.

Feststellung der Schienen in der entsprechenden Lage mit Hilfe des Kettchens dauerhaft machte.

Mit eben beschriebenem Gerät war also sowohl die volle Aufhebung des Blutstroms für chirurgische Eingriffe zu erreichen, als auch eine Stauung, wie man sie zur Venenpunktion oder zur Hyperämiebehandlung benötigte.

Die Vorteile dieser „elastischen Klemme" decken sich größtenteils mit denen der Sehrtschen oder Brandensteinschen Klemme. Sie konnte rasch und ohne Gefährdung der Asepsis während eines operativen Eingriffes auch durch ungeübte Hilfskräfte angelegt werden und führte nur selten zu späteren Komplikationen oder Beschwerden. Außerdem konnte das Gerät auseinandergenommen und platzsparend transportiert werden, war länger haltbar als die Gummibinde und in allen seinen Teilen keimfrei zu machen, so dass es auch bei hohen Amputationen, bei denen eine Schnittführung bis an die Blutsperre erwünscht war, verwendet werden konnte.[152]

Unabhängig von den vorherig genannten Hilfsmitteln zur Abschnürung der Extremitäten versuchte man sich an zahlreichen Möglichkeiten, um Blutungen vor, während und nach Operationen zu verhindern. Dabei mussten diese Möglichkeiten bestenfalls unkompliziert und kostengünstig sein und durften nicht viel Hilfspersonal in Anspruch nehmen.

Ein für die Kriegschirurgie einfaches und sehr zweckmäßiges Verfahren zur Kompression der Bauchaorta war demnach zum Beispiel die Besenstielkompression, da ihre Anwendung sehr unkompliziert war. Hierzu wurde ein fester Besenstiel mittig mit Zellstoff fingerdick umwickelt und durch Bindentouren gegebenenfalls steril fixiert. Den Kranken lagerte man mit einem flachen Kissen unter der Lendenwirbelsäule auf den Operationstisch. Der Besenstiel wurde oberhalb des Nabels quer über den entblößten Unterleib gelegt und von zwei Operationswärtern abwärts gedrückt, bis der Femoralispuls nicht mehr fühlbar war.

Es fällt nicht schwer, sich vorzustellen, wie anstrengend diese Tätigkeit über eine mehrere Stunden lang dauernde Operation gewesen sein muss. Dementsprechend oft mussten die Operationshelfer gewechselt werden.

Ein großer Vorteil der Besenstielkompression bestand noch darin, dass sie in jedem vom Operateur gewünschten Augenblick nachgelassen werden konnte. Diese Tatsache war vor allem bei Aneurysmaoperationen nützlich. Der einzige Nachteil der Stielkompression lag darin, dass der Patient nicht gedreht werden konnte.[153]

---

152 Ebd.
153 Stahnke, [ ]: Besenstielkompression der Bauchaorta, in: Münchener Medizinische Wochenschrift 65,51 (1918), S. 1465–1466.

Vorangehende Erläuterungen zeigen, dass es bei der Erfindung von neuen Hilfsgeräten nicht nur darauf ankam, Personal einzusparen und dem Operateur seine Arbeit zu erleichtern, sondern es war ebenso von Bedeutung, dass diese neuen Hilfsgeräte leicht zu transportieren und zu desinfizieren waren. Hier wird deutlich, wie eingeschränkt die Möglichkeiten der Chirurgen an der Front waren. Sie kämpften nicht nur mit einer hohen Rate an Wundinfektionen, einem zu großen Zustrom an Verwundeten im Vergleich zur Anzahl der Ärzte und des Sanitätspersonals, sondern notwendige anstehende Operationen scheiterten bereits daran, dass für die Operation benötigte Hilfsgeräte nicht transportiert werden konnten und dementsprechend nicht zur Verfügung standen. Die hier dargestellten Hilfsmittel besaßen alle eine handliche Größe und konnten gut transportiert werden. Betrachtet man jedoch zum Beispiel Gipsschienen zur Fixierung einer Fraktur, so stellte sich deren Transport schon schwieriger dar.

Darüber hinaus wird deutlich, dass man versuchte, komplizierte Operationen durch entsprechende Hilfsmittel zu erleichtern, sodass sie auch von einem weniger erfahrenen und unter Zeitdruck stehenden Frontarzt durchgeführt werden konnten. Der Spruch „Not macht erfinderisch" traf in diesem Zusammenhang zu, denn angesichts nicht zu bewältigender Verwundetenzuströme und gravierender Verletzungen sah sich ein jeder Chirurg verpflichtet, nach bestem Wissen und Gewissen Verwundete zu heilen. In diesem Zusammenhang ergriffen zahlreiche Ärzte die Initiative und erleichterten sich die Arbeit durch verschiedenste – oftmals in der Not selbstentwickelte – Hilfsinstrumente.

5.3 Diagnostik

Für eine erfolgreiche Operation war und ist eine treffende und ausführliche Diagnostik von größter Bedeutung. Diese konnte sich jedoch an der Front als äußerst schwierig erweisen. Zum einen, da sie bei einer so großen Zahl Verwundeter nicht differenziert möglich war, zum anderen, da es an notwendigen Geräten mangelte.

Zuerst einmal galt es hinsichtlich der Gefäßverletzungen, die unterschiedlichen Arterienverletzungen und Aneurysmen voneinander zu unterscheiden. Aus heutiger Sicht klingt das banal, doch an der Front – ohne Sonographie, ohne Kernspintomographen, ohne katheterinterventionelle Verfahren, vielleicht sogar ohne Möglichkeit des Röntgens, wenn kein Röntgenwagen zur Verfügung stand – stellte sich die richtige Diagnostik äußerst schwierig dar. Oftmals war zur bildgebenden Diagnostik nicht einmal ausreichend Zeit vorhanden: „*Zu* Röntgenuntersuchungen fehlte selbstverständlich [...] Zeit und Gelegenheit vollständig."[154] Dementsprechend war man auf die „einfache" Diagnostik angewiesen, sprich: Auskultation und Palpation.

In dieser Hinsicht ist es interessant, die weniger offensichtlich verlaufenden Gefäßverletzungen und ihre Diagnostik zu betrachten. Bei nach außen spritzender Blutung war klar, dass eine Arterienverletzung vorliegen musste, doch konnten Gefäße auch beschädigt sein, ohne dass dies von außen sichtbar war. Zur damaligen Zeit beschäftigte man sich demzufolge eingehend mit der Frage, wie zwischen Hämatom und Aneurysma unterschieden werden konnte.

Folgender Fall veranschaulicht, wie schwierig es war, zwischen den unterschiedlichen Aneurysmaformen zu unterscheiden und eine präzise, für den Patienten gegebenenfalls lebensrettende Diagnostik zu betreiben. Bei dem Aneurysma verum wurde die Wand des Hohlraumes von den ausgedehnten Gefäßwandungen des betroffenen Gefäßes gebildet. Beim Aneurysma spurium, zu welchen die größte Zahl der traumatischen Aneurysmen gehörte, wurde die Wand jedoch durch auseinandergedrängte perivaskuläre Weichteile gebildet:

„Der Infanterist X. wurde mit einer zunächst für eine Schrapnelldurchschussverletzung gehaltenen Verwundung des Oberschenkels eingeliefert. Es zeigte sich etwa an der Mitte der Außenseite des Oberschenkels und an der Innenseite des unteren Drittels des Oberschenkels eine kreisförmige bräunliche Stelle; scheinbar die verklebte Ausschussstelle. Die Röntgenuntersuchung ergab, dass die Kugel sich noch in der Wunde befand. Derartige Steckschussverletzungen mit blinder Ausschussstelle habe ich dreimal beobachtet; ich glaube sie dadurch erklären zu können, dass das von innen her an die Haut anprallende Geschoss nicht mehr genug Kraft hat, die Haut zu durchbohren, wohl aber dieselbe nekrotisch zu machen. Hierdurch kann eine Ausschussöffnung vorgetäuscht werden. Das Geschoss wurde 14 Tage nach der Verletzung durch einen kleinen Einschnitt entfernt; einige Tage darauf kam ein scheinbar subkutanes Hämatom zur Beobachtung. Nach den, in diesen Räumen festgestellten Grundsätzen wurde dasselbe expektativ behandelt. In den nächsten 14 Tagen nahm das Hämatom an Größe zu, ohne jedoch viele Beschwerden zu machen. Nachdem ein Versuch des Saalarztes, durch eine kleine Inzision das Hämatom zu entleeren, eine auffallend starke Blutung der Schnittwunde verursacht hatte, entschloss ich mich, auf dem Operationssaal das Hämatom auszuräumen. Nachdem große Blutkoagula, die unter der Haut lagen, entfernt waren, zeigte es sich, dass das Hämatom sich in die Tiefe zwischen die Muskulatur fortsetzte. Bei der Entfernung der tief sitzenden Koagula trat plötzlich eine starke arterielle Blutung ein, die sofort durch Kompression der Arteria cruralis und Anlegung der bereitgehaltenen Esmarchschen Binde unterdrückt wurde. Bei Blutleere konnte

---

154 Kraske, P.: Chirurgisches Beobachten vom Kriegsschauplatz, in: Feldärztliche Beilage zur Münchener Medizinischen Wochenschrift 61,4 (1914), S. 1885–1886.

man nun in der Tiefe der faustgroßen Wundhöhle das Ende einer Arterie von der Stärke eines Bleistiftes erkennen. Venen waren nicht mehr zu erkennen; dagegen ließ sich der Nervus saphenus isolieren. Hierdurch wurde festgestellt, dass es sich doch um die Arteria femoralis handelte, deren Volumen durch die Eröffnung bedeutend abgenommen hatte. Die Arterie war, wie man an vorliegendem Präparat sehen kann, ¾ ihres Umfanges auf einer Strecke von 3–4 cm zerstört. Da, wie schon erwähnt, die Venen im ganzen Bereich der Verwundung zerstört waren, waren alle in der vorigen Sitzung hier besprochenen Methoden der Wiedervereinigung der Arterie oder der Einschaltung von Venen ausgeschlossen. Der Umstand, dass vier Wochen nach der Verletzung vergangen waren und das Hämatom sich langsam, ohne bemerkbare Zirkulationsstörung entwickelt hatte, ließ das Vorhandensein genügender Kollaterbahnen annehmen. Es wurden daher die beiden Enden der Arterie doppelt unterbunden und abgetragen, ebenso der Venenplexus. Nach Öffnung des Schlauches trat eine profuse venöse Blutung auf, gegen die Umstechungen machtlos waren, da jeder neue Stich erst recht wieder blutete. Ich konnte mich gegen diese Blutungen nur dadurch wehren, dass ich die Wundhöhle möglichst fest tamponierte und die Haut prall über der Tamponade vernähte. Auch die Nahtstiche der Haut zeigten die auffallende venöse Blutung. Vielleicht kann man in dieser starken Blutung ein prognostisch günstiges Zeichen erblicken. Ein fester Bindenverband, Hochlagerung auf Schienen und Kochsalzadrenalininjektion schloss den Eingriff. Die Heilung erfolgte ohne Störung der Zirkulation oder Sensibilität. Nach einigen Tagen wurde der Bindenverband gelockert; nach fünf Tagen die Tamponade entfernt, worauf unter starker Sekretion die Wunde sich auffallend schnell schloss. Pat. ist fast geheilt und kann schon längere Zeit wieder gehen."[155]

Dieser Fall verdeutlicht, wie schwierig die richtige Diagnostik an der Front war und in welchem Ausmaß sich die behandelnden Ärzte auf ihre Intuition verlassen mussten. Oftmals existierten keine klaren Behandlungsleitlinien, und es musste von Fall zu Fall entschieden werden, welches Vorgehen das richtige war. Entgegen vorheriger Ansichten konnten Hämatome, wenn sie in der Nähe großer Gefäße auftraten, sehr gefährlich sein und den Patienten einer lebensbedrohlichen Blutung aussetzen. Ein spontaner Verschluss des zentralen Arterienendes war bei dem starken Auseinanderweichen der zerrissenen Gefäßwände ausgeschlossen, sodass die exspektative Behandlung für Hämatome nicht immer aufrechterhalten werden konnte.

Außerdem unterteilte man die Aneurysmen in arterielle und arteriovenöse. Nach Angaben verschiedener Autoren wurden arteriovenöse Aneurysmen häufiger beobachtet als arterielle und traten als Fistula arteriovenosa, Varix aneurysmaticus oder Aneurysma varicosum auf. Während es sich bei der ersten Form um eine direkte, meist kleine Kommunikation zwischen Arterie und Vene handelte

---

[155] Mueller, A.: Über Hämatome und Aneurysmen, in: Feldärztlichen Beilage zur Münchener Medizinischen Wochenschrift 62,4 (1915), S. 139–140.

(Abb. 22), war im zweiten Fall bei bestehender arteriovenöser Kommunikation die Vene im Bereiche der Verletzung zu einem aneurysmatischen Sacke erweitert (Abb. 22). Diese Erweiterung machte meistens an einer weiter peripher gelegenen Klappe Halt. Im dritten Fall bildete sich zwischen Arterie und Vene ein intermediär gelegener Aneurysmasack aus (Abb. 22).

Das Aneurysma spurium hingegen entstand durch den auf die primäre Gefäßverletzung folgenden Austritt von Blut in die umgebenden Weichteile. Die dadurch geschaffene Bluthöhle kommunizierte mit dem verletzten Gefäß, und es entwickelte sich ein so genanntes pulsierendes Hämatom. Dasselbe war schon als Vorstadium des Aneurysma aufzufassen. Durch Fibrinablagerung und Schwielenbildung an der Peripherie des pulsierenden Hämatoms kam es im Laufe der Zeit dann zu einer Art Sackbildung und anschließend zur Ausbildung des Aneurysma spurium, welche acht Tage bis drei Wochen dauern konnte.

Selbstverständlich konnte auch ein und dasselbe Gefäß multiple Aneurysmen an verschiedenen Stellen aufweisen, was vor allem bei Schrägschüssen des Öfteren beobachtet wurde.[156]

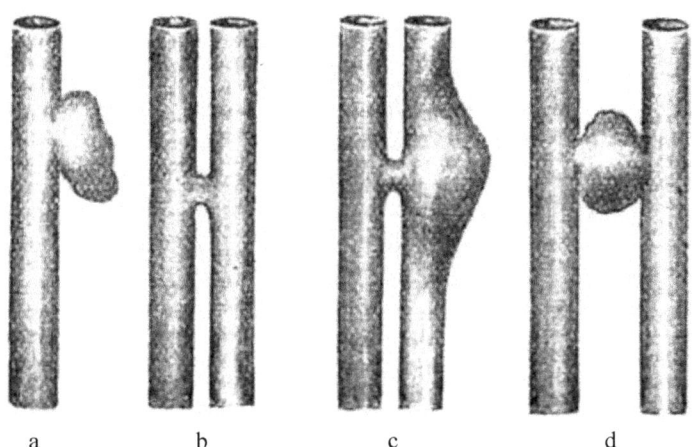

a   b   c   d

Abb. 22:   *verschiedene Formen des arteriovenösen Aneurysmas*[157] *a) Aneurysma arteriale spurium. b) Fistula arteriovenosa. c) Varix aneurysmaticus. d) Aneurysma varicosum*

---

156   von Haberer, H.: Diagnose und Behandlung der Gefäßverletzungen, in: Münchener Medizinische Wochenschrift 65,14 (1918), S. 363–367.

157   Lengnick, L., Weiss, O.: Über die klinischen Erscheinungen und die Operation des Aneurysmas, in: Feldärztliche Beilage zur Münchener Medizinischen Wochenschrift 62,35 (1915), S. 1193–1196.

Arterielle und arteriovenöse Aneurysmen unterschieden sich hydrodynamisch dadurch, dass bei den arteriellen Aneurysmen eine starke Erweiterung des Gefäßbettes der Arterie am Orte des Aneurysma auftrat. Dies hatte zur Folge, dass der arterielle Blutdruck im Bereich dieser Erweiterung nur wenig abnahm, so dass alle Teile des Aneurysmasackes den gleichen Druck zu tragen hatten. Das galt natürlich nur für Aneurysmen, welche vollständig mit flüssigem Blut gefüllt waren.

Das arteriovenöse Aneurysma hingegen verhielt sich hydrodynamisch ganz anders. Hier war eine Verbindung vorhanden zwischen der Arterie und der Vene, d.h. es bestand ein stetiger Strom von der Arterie in das offene Venenlumen.

Man beobachtete an Aneurysmen vielfach eine gewisse Spannung über dem Gewebe, eine Pulsation im Rhythmus des Herzschlages und ein Schwirren an der Stelle, wo die Geschwulst mit dem Gefäß in Verbindung stand. Dieses Schwirren hatte ein ausgesprochenes Maximum bei rein arteriellen Aneurysmen. Entsprechend dem fühlbaren Schwirren hörte man bei der Auskultation ein Geräusch, welches dieselben Intensitätsverhältnisse zeigte wie das fühlbare Schwirren. Die Auskultation konnte dann das differentialdiagnostische Merkmal für die Entscheidung sein, ob es sich um ein rein arterielles oder arteriovenöses Aneurysma handelte.[158]

Bei dem einfachen arteriellen Aneurysma konstatierte man ein intermittierendes systolisches Geräusch von schabendem, hauchendem Charakter, das jedoch auch fehlen konnte. Außerdem hatte der Kranke starke Nervenschmerzen, die oft mit der Pulswelle synchron verstärkt auftraten. Darüber hinaus fand man schwere sensible und motorische Störungen, Neuralgien, Anästhesien und Paresen in jeder Mischung.

Beim arteriovenösen Aneurysma hingegen hörte man kein intermittierendes, sondern ein kontinuierliches, systolisch verstärktes Geräusch schabender Natur, das sich nach peripher und besonders nach zentral fortpflanzte. Die Nervenstörungen wurden bei dieser Form der Aneurysmen meist nicht in so ausgedehntem Maße angetroffen, jedoch fanden sich oft als Begleiterscheinung Taubsein, Kribbeln etc. Die Temperatur der betroffenen Extremität war zuweilen herabgesetzt und man fand nicht selten ein starkes Ödem, sogar Elephantiasis, Kontrakturen, Atrophien etc. Darunter litt selbstverständlich die Funktion der Extremität hochgradig.[159]

Infolge der Lücken in der Gefäßwand entstanden in dem Arterienrohr Wirbelbewegungen, die die ebengenannten Geräusche erzeugten. Solche Gefäßgeräusche konnten jedoch auch bestehen, wenn keine Gefäßverletzung vorlag. Bei mehreren

---

158 Ebd.
159 Harrass, [ ]: Die Behandlung traumatischer Aneurysmen, aus dem Reservelazarett Konstanz, in: Feldärztliche Beilage zur Münchener Medizinischen Wochenschrift 62,7 (1915), S. 240–241.

auf die Annahme eines Aneurysma hin in solchen Fällen vorgenommenen Operationen konnte die völlige Unversehrtheit des Gefäßsystems festgestellt werden. Man nahm in diesen Fällen an, dass durch die narbige Verziehung des Arterienrohres im Bereiche des Schusskanals das Gefäßgeräusch entstanden war. Oftmals blieben auch nach der Operation eines Aneurysma die Gefäßgeräusche bestehen. Ursächlich dafür konnten zum einen die Verengung des Gefäßrohres durch die Naht, zum anderen die Erweiterung der Nahtstelle oder aber Verwachsungen um das Gefäß sein.[160]

Sowohl beim arteriellen als auch beim arteriovenösen Aneurysma konnte man Stauungen im Venensystem peripher vom Aneurysma beobachten.

> „Es bot sich die Gelegenheit ein arteriovenöses Aneurysma der Oberschenkelgefäße zu sehen, infolgedessen das ganze Bein mit Krampfadern bedeckt und stark geschwollen war. Dieser Zustand hatte sich binnen vier Monaten nach der Entstehung des Aneurysmas entwickelt. Druckerscheinungen auf die Nerven waren ein sehr häufiges Symptom beim Aneurysma. Die anatomische Betrachtung erklärte diese vollkommen. Häufig waren die Nerven mit dem Sacke fest verwachsen und wurden durch ihn ausgedehnt. Die Schmerzen waren häufig das erste Symptom, welches zur Auffindung des Aneurysmas führte."[161]

Wie in den obigen Ausführungen bereits deutlich wird, konnte die Diagnose eines Aneurysma unter Umständen erhebliche Schwierigkeiten bereiten. Die oben dargestellten charakteristischen Symptome, sprich der pulsierende Tumor oder das Fehlen des peripheren Pulses, waren nicht immer deutlich ausgebildet und konnten auch vollkommen fehlen. Häufig zeigte der Tumor eine ziemlich rasche Größenzunahme bei immer heftiger werdenden Schmerzen. Der Zeitpunkt der Entstehung eines Aneurysma war jedoch sehr verschieden. Oft sah man charakteristische Symptome bereits wenige Tage nach der Verletzung. In anderen Fällen dagegen kam es erst mehrere Monate nach der Verwundung ganz plötzlich zur Ausbildung eines rasch wachsenden Aneurysma. Das Verhalten des peripheren Pulses war bei der Diagnose eines Aneurysma oft nicht aussagekräftig. Der Puls konnte sowohl beim arteriellen als auch beim arteriovenösen Aneurysma in der Peripherie sehr gut tastbar sein. Selbst bei vollkommenem Abschuss mit Unterbrechung der Kontinuität der Arterie konnte peripher ein guter Puls nachweisbar

---

160 Krecke, [ ]: Beitrag zur Fehldiagnose, Spontanheilung und konservativen Behandlung von Aneurysmen, in: Feldärztliche Beilage zur Münchener Medizinischen Wochenschrift 64,30 (1917), S. 991–992.
161 Lengnick, L., Weiss, O.: Über die klinischen Erscheinungen und die Operation des Aneurysmas, in: Feldärztliche Beilage zur Münchener Medizinischen Wochenschrift 62,35 (1915), S. 1193–1196.

sein. Andererseits konnte er sogar bei kleinen arteriovenösen Aneurysmen fehlen, wenn die Absaugung des Blutes von Seiten der Vene in besonders kräftiger Weise erfolgte.[162] Öfters beobachtete man das Auftreten von Fieber bei Patienten mit Aneurysmen, ohne dass eine Infektion vorlag.

Schwierigkeiten konnte auch die Differentialdiagnose zwischen akutem Abszess und infiziertem Aneurysma bieten. In der Nähe großer Gefäße fand man dann einen Tumor ohne Pulsation, die Haut darüber gerötet.

Im Allgemeinen war zu sagen, dass alle Schussverletzungen mit einem Schusskanal in Richtung der Hauptgefäße den Verdacht einer Verletzung derselben erweckten. Deren genaue Charakteristik blieb jedoch oft ungewiss.[163]

Die Frage, ob man in solchen zweifelhaften Fällen operieren sollte oder nicht, war unter den Kriegschirurgen strittig. Allerdings war bei dem sogenannten Aneurysma spurium, bei dem neben der Gefäßverletzung ein pulsierendes Hämatom bestand, ein operativer Eingriff immer notwendig.

Anders lag die Sache jedoch bei den arteriovenösen Aneurysmen. Diese konnten keine oder nur kleine Gefäßgeschwülste bilden, zeigten keine Neigung zu wachsen und bedingten keine Neuralgien oder Zirkulationsstörungen. Meist war auch die Operation dieser Aneurysmen, die bevorzugt an der Karotis, der Subklavia, der Femoralis oder der Poplitea ihren Sitz hatten, kein harmloser Eingriff, auch wenn sich die Gefahr der Gangrän dadurch vermeiden ließ. In solchen Fällen konnte also gegebenenfalls von einer Operation abgesehen werden.

Darüber hinaus war die spontane Heilung eines arteriovenösen Aneurysmas durchaus möglich – zum Beispiel durch Zunahme der Vernarbung (Organisation des Gerinnsels).[164]

Doch wie verhielt sich nun ein verletztes Blutgefäß? Zur Beantwortung dieser Frage musste man den Abschuss, die seitliche Wandverletzung und den Durchschuss (hier ging man davon aus, dass im Gegensatz zum Abschuss die Kontinuität des Gefäßes noch erhalten ist) eines Gefäßes gesondert betrachten.

Bei dem vollkommenen Abschuss (Abb. 23) eines Gefäßes konnte zweierlei eintreten. Entweder es blutete außerordentlich heftig und die Blutung kam, wenn keine

---

162 von Haberer, H.: Diagnose und Behandlung der Gefäßverletzungen, in: Münchener Medizinische Wochenschrift 65,14 (1918), S. 363–367.
163 Pribram, E.: Zur Therapie der Gefäßverletzungen im Kriege, in: Feldärztliche Beilage zur Münchener Medizinischen Wochenschrift 63,36 (1916), S. 1306–1308.
164 Krecke, [ ]: Beitrag zur Fehldiagnose, Spontanheilung und konservativen Behandlung von Aneurysmen, in: Feldärztliche Beilage zur Münchener Medizinischen Wochenschrift 64,30 (1917), S. 991–992.

Verblutung eintrat, zum Stehen, oder aber es blutete überhaupt nicht. Hierher gehörten jene Fälle, bei welchen unmittelbar nach der Querschnittsläsion der Arterie sich die Intima derart einrollte, dass das Gefäß gut verschlossen war. Die rasch folgende Thrombose verhinderte in solchen Fällen auch sehr oft eine Nachblutung. Dementsprechend konnte der Chirurg auch noch sekundär operativ eingreifen, ohne dass es zuvor bei diesen Patienten zu einer schwereren Blutung gekommen wäre. Die totalen Gefäßabschüsse stellten jedoch die seltene Ausnahme unter den Gefäßverletzungen dar.

Bei den seitlichen Gefäßverletzungen (Abb. 23) konnte in günstigen Fällen ein sich entwickelnder Thrombus die Verletzungsstelle des Gefäßes verlegen und somit die Spontanheilung fördern. Ein Beispiel hierfür waren jene Fälle, bei denen trotz vorhandener Gefäßverletzung zunächst jede Blutung nach außen fehlte. Meist trat diese in der späteren Zeit (sechs Wochen und mehr) nach der Verletzung plötzlich in Erscheinung, wenn der die Gefäßverletzung zunächst verlegende Thrombus gelockert und unter Druck der Blutwelle weggeschleudert wurde. Im Spätverlauf war demnach die Gefahr einer Thrombembolie, z.B. in Form einer Lungenembolie groß – vor allem, da man die Antikoagulation noch nicht perfekt kontrollieren konnte.

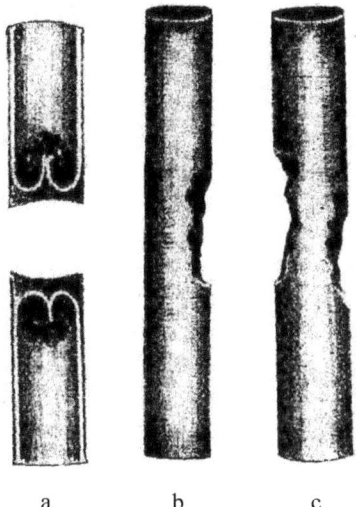

a   b   c

Abb. 23:   verschiedene Arten der Läsion bei einem Blutgefäß[165] a) Gefässabschuss mit primärem Thrombusverschluss der Lumina. b) Seitliche Gefässverletzung. c) Gefässdurchschuss

---

165 von Haberer, H.: Diagnose und Behandlung der Gefäßverletzungen, in: Münchener Medizinische Wochenschrift 65,14 (1918), S. 363–367.

Bei dem Durchschuss eines großen Gefäßes (Abb. 23) mit sich gegenüberliegenden Verletzungen wurden keine Spontanheilungen beobachtet.

Bei den geschilderten drei möglichen Formen von Gefäßverletzungen kam es, ob es nun primär stark geblutet hatte oder nicht, häufig zu Nachblutungen bzw. Spätblutungen. Mit diesen Blutungen hatten sich demnach die Ärzte in den weiter rückwärts gelegenen Lazaretten zu beschäftigen. Es war daher wichtig zu wissen, dass diese Nachblutungen zu jeder Zeit, meist aber nicht vor Ablauf einiger Tage nach der Verletzung auftreten konnten. Bei allen auf Gefäßverletzung verdächtigen Fällen musste man auf diese Blutungen vorbereitet sein. Meist kündigten sich diese Nachblutungen durch zwei Symptome an: durch den plötzlich, ohne nachweisbaren Grund auftretenden vermehrten Wundschmerz und durch eine Temperatursteigerung.

Aus diesem Grund versuchte man bei allen Extremitätenverletzungen mit Verdacht auf Gefäßverletzung, eine Binde zur Ausführung der Blutleere bereitzuhalten und das Pflegepersonal für den betreffenden Fall besonders zu instruieren.

Die Gefahr derartiger Nachblutungen war so groß, dass erfahrene Chirurgen so weit gingen zu sagen, dass bei allen Verletzungen, bei denen eine Beteiligung größerer Gefäße vermutet wurde, diese freizulegen und wenn nötig zu versorgen waren, auch dann, wenn keine Blutung vorhergegangen war.[166] Natürlich war dieses Vorhaben aufgrund der zahlreichen Verletzten und widrigen Umgebungsbedingung nur in Einzelfällen umsetzbar.

Von ganz besonderer Wichtigkeit in diagnostischer, prognostischer und therapeutischer Hinsicht war die Kenntnis der Komplikationen der Aneurysmen. Neben den Blutungen nach außen, die zu jeder Zeit auftreten konnten und sich mit den Nachblutungen nach Gefäßverletzungen deckten, gab es noch eine Form der Blutung, die oftmals in ihrer Tragweite nicht richtig eingeschätzt werden konnte, nämlich die Blutung in das Aneurysma hinein. In solchen Fällen vergrößerte sich das Aneurysma entweder schubweise oder kontinuierlich, nachdem meist schon primär ein großes Aneurysma vorgelegen hatte. Der Patient wurde immer blasser, der Puls immer schwächer. Diese Fälle erforderten akute chirurgische Intervention.

Unter den sonstigen Komplikationen bei Aneurysmen war die Infektion, die Phlegmone im Bereiche des Aneurysmas die wichtigste. Sie verwusch die Aneurysmasymptome; das dabei meist vorhandene hohe Fieber hatte kaum eine differentialdiagnostische Bedeutung, da es auch bei nicht schwer infizierten, bei so genannten blanden Aneurysmen zu beobachten war. Ausschlaggebend waren ausschließlich die lokalen Erscheinungen der Phlegmone bei gleichzeitiger abnormer Pulsation. Die letztere war aber häufig infolge der Entzündungserscheinungen undeutlich.

---

166 Ebd.

Weniger ernste, aber für die Diagnose durchaus wichtige Komplikationen wurden vom Aneurysma durch Druckwirkung auf die Umgebung hervorgebracht. Große aneurysmatische Säcke konnten gelegentlich den Knochen vom Periost entblößen und enormen Druck auf Nerven und Muskeln ausüben. Die Nerven konnten darunter so schwer leiden, dass die Wiedererlangung der Leitungsfähigkeit in Frage gestellt werden musste und oftmals Reizerscheinungen resultierten. Intensivste neuralgiforme Schmerzen, gegen die selbst Betäubungsmittel erfolglos waren, konnten gelegentlich direkt die Diagnose eines Aneurysma stellen lassen, wenn andere Aneurysmasymptome fehlten. Dasselbe galt für Muskelkontrakturen, die in der Art der Schussverletzung keine Erklärung fanden und häufig durch ein sich entwickelndes Aneurysma hervorgerufen wurden. Namentlich bei tiefsitzenden Popliteaaneurysmen konnte gelegentlich auf Grund der Beugekontraktur des Kniegelenkes die richtige Diagnose gestellt werden.[167]

5.4 Operieren in Blutleere

Die vorangegangenen Ausführungen über die während des Ersten Weltkrieges entworfenen neuen Instrumente zeigten bereits, in welchem Maße man sich mit der korrekten und suffizienten Abschnürung der Extremitäten beschäftigte. Dabei divergierten die Meinungen der einzelnen Chirurgen sehr weit voneinander. Manche plädierten für die vollkommene Blutleere während einer Operation, andere wollten diese auf gar keinen Fall ausgeführt wissen. In diesem Zusammenhang werden im Folgenden einige Fallberichte dargestellt, die sich mit der Anwendung der Blutleere auseinandersetzen.

Vor allem bei den sehr komplizierten Aneurysmenoperationen wie denen der Arteria iliaca communis, der Subclavia und der Karotis sprach man sich gegen das Operieren in Blutleere aus, da die lange Anämisierung einen ungünstigen Einfluss auf die Gefäßwand ausübte, der sich später vor allem an den Gefäßnähten störend bemerkbar machte. Es stellten sich infolge dessen häufiger sekundäre Thrombosen an der Nahtstelle ein, wenn in v. Esmarchscher Blutleere operiert wurde, als wenn man darauf verzichtete. Außerdem wurden begleitende Venenthrombosen bei Aneurysmen häufig beobachtet. In solchen Fällen konnte die Einwicklung der betreffenden Extremität die Emboliegefahr außerordentlich erhöhen.

Darüber hinaus konnten in v. von Esmarchscher Blutleere multiple Gefäßverletzungen viel leichter übersehen werden, als wenn man ohne Blutleere operierte.

---

167 Ebd.

Aus diesen Gründen operierte zum Beispiel von Haberer ohne v. Esmarchsche Blutleere. Er schlang die Gefäße oberhalb der Verletzungsstelle, wo man sie zuerst aufsuchte, mittels starker Seide an, so dass man jederzeit durch Anheben dieser Seidenschlingen eine Unterdrückung des Blutstromes hervorrufen konnte, und legte die Höpfnerschen Arterienklemmen nur für die Dauer der Gefäßnaht an. Durch die ober- und unterhalb der Verletzungsstelle angelegten starken Seidenfäden, mittels welcher man die Gefäße jederzeit hochziehen konnte, versuchte er beim arteriovenösen Aneurysma auch die Gefahr der Luftembolie zu vermeiden, indem er im Moment der Eröffnung des Aneurysma die herzwärts um die Vene liegende Fadenschlinge hochziehen und dadurch die Lichtung der Vene zum Verschluss bringen konnte.

Die Operation der arteriovenösen Aneurysmen war jedoch, ohne v. Esmarchsche Blutleere ausgeführt, im Allgemeinen schwieriger als die Operation der rein arteriellen Aneurysmen. Dies war auch der Grund, warum zahlreiche Operateure für die Unterbindung der Vene eintraten. Wenn man dieselbe rasch ober- und unterhalb des Aneurysmas durchführte, beherrschte man die venöse Blutung relativ schnell, weil man dann das ausgeschaltete Venenstück mit einigen Nähten leicht verschließen bzw. umstechen konnte, wodurch die Blutung aus den hier einmündenden Seitenvenen gestillt wurde. Außerdem war es sinnvoll, die Vene zu unterbinden, da es eine Vielzahl von Fällen gab, in welchen das arteriovenöse Aneurysma durch teilweise Thrombosierung der Vene in der Umgebung des Verletzungsbereiches kompliziert war. Darüber hinaus wurde die Venenunterbindung gefordert, weil durch die Rückstauung des Blutes bessere Ernährungsbedingungen gegeben sein sollten, was vor allem eine Rolle spielte, wenn man gezwungen war, eine Hauptarterie zu unterbinden.[168]

Genauso wie Uneinigkeit darüber herrschte, ob und wann man überhaupt in Blutleere operieren sollte, waren die Meinungen geteilt, wie lange ein Patient die Blutleere an unterschiedlichen Körperpartien tolerierte. Vielleicht war letztgenannter Punkt ein weiterer Grund dafür, warum viele Chirurgen von der Blutleere Abstand nahmen.

5.5 Die primäre Blutstillung

An der Front war es vor allem wichtig, die akute Blutung zu stillen, um dann den Patienten möglichst kreislaufstabil in weiter rückwärtig gelegene Sanitätseinrichtungen zu transportieren, wo man sich der ausführlicheren Behandlung widmen konnte.

---

168 von Haberer, H.: Diagnose und Behandlung der Gefäßverletzung, in: Münchener Medizinische Wochenschrift 65,15 (1918), S. 405–409.

Im Allgemeinen wurde die primäre Blutstillung durch Tamponade bei venöser oder Esmarchsche Binde bei arterieller Blutung durchgeführt. Dieses Provisorium musste nach wenigen Stunden ersetzt werden, was oft unmöglich war, da eine so große Zahl an Verwundeten nicht rasch genug in Lazarette gebracht werden konnte.

Dementsprechend ging man teilweise dazu über, bei arterieller Blutung das Gefäß mit einer Klemme zu fassen, diese mit in den Verband einzuschließen und dann im Feldlazarett durch Ligatur die endgültige Blutstillung durchzuführen.

Jeder Soldat hatte in seinem Verbandspäckchen einen Abschnürungsschlauch, welcher jedoch öfter angelegt wurde, als es eigentlich notwendig war. Vor allem das Anlegen von Riemen, Bindfaden, Brotbeutel, Hosenträger oder Taschentüchern seitens der Soldaten war gefährlich.[169] Oft wurde die Abschnürung falsch angelegt, so dass venöse Blutungen und große Blutverluste entstanden, oft blieb sie zu lange liegen. Infektionen und Gangrän häuften sich. Man versuchte die Soldaten vor jeder provisorischen Abschnürung zu warnen und die zweckmäßige Anlegung des Schlauches immer wieder zu lehren. Außerdem sollte jeder Schlauchträger durch Anlegung einer Schärpe aus einer Binde kenntlich gemacht werden, so dass er zuerst versorgt wurde.[170]

5.6 Die Ausbildung eines Kollateralkreislaufes

Vor allem in Hinblick auf den richtigen Zeitpunkt der Operation war es erforderlich, die Ausbildung eines suffizienten Kollateralkreislaufes zu überprüfen.

Dazu konnte vor oder während der Operation der sogenannte Hyperämieversuch angestellt werden. Nach gründlicher Ausquetschung des Blutes durch Einwickelung von der Peripherie her legte man oberhalb des Aneurysmas eine Esmarchsche Binde an und ließ diese bis zur vollständigen Ischämie ungefähr 15–20 Minuten einwirken. Die Binde wurde anschließend abgenommen und an die Arterie oberhalb des Aneurysmas ein Kompressorium angelegt. Je nachdem, ob die reaktive Hyperämie positiv oder negativ ausfiel, konnte man sich ein Bild über die Leistungsfähigkeit der Kollateralen machen.[171]

---

169 Kriegschirurgentagung in Brüssel am 07. April 1915, Referent: Dr. L. Jacob- Lille, in: Feldärztliche Beilage zur Münchener Medizinischen Wochenschrift 62,17 (1915), S. 608.
170 Ebd.
171 Hauber, [ ]: Ueber das durch Schussverletzung entstandene Aneurysma und seine Behandlung, in: Feldärztliche Beilage zur Münchener Medizinische Wochenschrift 63,13 (1916), S. 473–474.

Nur wenn leistungsstarke Kollateralen ausgebildet waren, konnte man eine Ligatur vornehmen, ohne die spätere Gangrän der Extremität fürchten zu müssen.
Beim kriegsbedingt am häufigsten auftretenden traumatischen Aneurysma sah man die Gefahr der Gangrän als weniger bedeutend an, da zumeist jüngere Leute mit noch gesundem Gefäßsystem betroffen waren, bei denen ein Kollateralkreislauf sich noch leichter ausbildete.
Darüber hinaus waren durch die Erfindung der Gefäßnaht drei Aneurysmaoperationen entwickelt worden, welche es trotz Ausschaltung des Aneurysmasackes ermöglichten, die Zirkulation in die Peripherie zu erhalten und die Gangrängefahr zu senken:

– die seitliche Gefäßnaht
– die zirkuläre Gefäßnaht,
– die Transplantation eines Gefäßes in den Defekt,

auf die im Folgenden noch näher eingegangen wird.
War jedoch ein genügender Kollateralkreislauf ausgebildet, so konnte man das Aneurysma einfach exstirpieren – wie es zum Beispiel am Unterschenkel und am Vorderarm dank der dort zahlreich vorhandenen Kollateralbahnen meist der Fall war.
Ein Bild des vorhandenen Kollateralkreislaufes vermittelten die sogenannten Kollateralzeichen:
Vor der Operation konnte das Verfahren von Korotkow angewandt werden, bei welchem man die Arterie oberhalb und unterhalb des Aneurysmas komprimierte und den Blutdruck an Zehen/Fingern maß. Dabei durfte der Druck bei genügendem Kollateralkreislauf nicht unter 30 bis 35 mmHg sinken. Dieses Verfahren galt jedoch als unzuverlässig.
Während der Operation konnte man die arteriellen Kollateralzeichen nach Henle prüfen. Der Sack wurde nach zentraler und peripherer Anlegung von Höpfnerklemmen exstirpiert; ergoss sich dann, wenn man die periphere Klemme lüftete, aus dem peripheren Gefäßstumpf arterielles Blut, war das Kollateralzeichen positiv.
Manche Chirurgen legten neben diesen arteriellen Kollateralzeichen besonderes Gewicht auf die Stauung der Vene hinter einer distal angelegten Klemme. Dies deutete darauf hin, dass aus dem Kapillarbezirk der Extremität Blut nachströmte, dass also auf kollateralem Wege einströmendes Blut bis in die Endverzweigungen des Gefäßes vordrang.
Wie bereits weiter oben erwähnt, gab es durchaus Differenzen zwischen den einzelnen Chirurgen in Bezug auf die Kollateralzeichen, jedoch ergab sich aus den Erörterungen auch, dass nur bei ausgesprochen positiven Kollateralzeichen

die Exstirpation des Aneurysmasackes die Methode der Wahl war. Diese musste unter Schonung der Kollateralen vorgenommen werden und die Gefäße in unmittelbarer Nähe zum Aneurysmasack, aber im Gesunden unterbunden werden. War die Aufsuchung der Einmündung des Gefäßes in den Sack schwierig, spaltete man diesen am besten und vernähte oder unterband das einmündende Gefäß vom Inneren des Sackes aus.[172]

Die Diagnostik suffizienter Kollateralkreisläufe stellte nicht nur an der Front, sondern auch in Friedenszeiten eine Schwierigkeit dar, da man damals noch nicht über exakte bildgebende Gerätschaften verfügte und sich somit immer an der körperlichen Untersuchung orientieren musste. Wie oben aufgeführt, konnte diese Form der Diagnostik einer hohen Fehlerfallzahl unterworfen sein.

5.7 Der Transport Verwundeter[173]

Voraussetzung für eine adäquate medizinische Versorgung war die Sicherung des Transports der Verwundeten in weiter rückwärtig gelegene Lazarette bzw. in die Heimat.

Da es aufgrund der äußeren Bedingungen von einem Großteil der behandelnden Chirurgen als unmöglich angesehen wurde, komplizierte gefäßchirurgische Eingriffe an der Front auszuführen, mussten diese Verletzten in Haupt-, wenn nicht sogar Feldlazarette gebracht werden, wo man sich einer ersten tiefergreifenden Behandlung widmen konnte. Dementsprechend wurde oftmals das Schicksal Schwerverwundeter allein durch die Transport- und damit verbundene Zeitfrage entschieden.

Von vornherein bestanden in der Transportfrage zwei Gegensätze von grundsätzlicher Bedeutung. Aus ärztlicher Perspektive war es für jeden Verwundeten am besten, wenn er überhaupt nicht transportiert zu werden brauchte, sondern an Ort und Stelle oder wenigstens in nächster Nähe des Gefechtsfeldes ausheilen konnte.

Aus militärischer Sicht stellte jeder Verwundete ein Hemmnis für die taktischen Bewegungen dar, weshalb die rascheste und gründlichste Entlastung der Front von den Verwundeten gefordert werden musste.

---

172 Ploeger, A.: Über traumatische Aneurysmen, in: Münchener Medizinische Wochenschrift 62,19 (1915), S. 645–647.
173 Wieting, [ ]: Über den ersten Transport Verwundeter und seine Vorbereitung, in: Feldärztliche Beilage zur Münchener Medizinischen Wochenschrift 63,38 (1916), S. 1365–1369.

Diese beiden gegensätzlichen Forderungen mussten miteinander vereinbar werden, und es überrascht nicht, dass der Zielkonflikt meist zugunsten militärischer Erwägungen ausfiel. Ob die Mehrheit der Ärzte eine derartige Lösung des Konfliktes befürworteten, ist schwierig zu beurteilen. Sicherlich kann davon ausgegangen werden, dass potentielle Kritik von Medizinern an der strukturellen Abwicklung des Sanitätswesens nicht veröffentlicht worden wäre, um die Moral der Soldaten und der Bevölkerung nicht zu schwächen.

Bezüglich des Transports wurde zwischen Transportmöglichkeit, -notwendigkeit und Transportfähigkeit unterschieden.

Die Transportmöglichkeit

Die Transportmöglichkeit spielte vor allem hinsichtlich nicht transportfähiger Verwundeter eine große Rolle. In solchen Fällen musste dem betroffenen Patienten schon in den vordersten Sanitätseinrichtungen intensivste ärztliche Behandlung zuteil werden, an der es gerade in Zeiten langer Stellungskriege mit zahlreichen Verwundeten mangelte. Darüber hinaus war es für den Arzt von essentieller Bedeutung, die Prognose seiner Patienten möglichst realistisch einzuschätzen. Außerdem musste er informiert sein über den Standort der nächstgelegenen rückwärtigen Versorgungseinheit und die dort vorhandenen Kapazitäten. Bot besagtes Ziel keine besseren Behandlungsmöglichkeiten betreffs operativer oder sonstiger Behandlung und bestanden keine anderen Gründen für den Abtransport, dann war es nicht zweckmäßig, den Verwundeten einem Transport auszusetzen, der ihm nur schaden konnte.[174]

Bei all den genannten Überlegungen durfte nicht vergessen werden, dass die Entlastung der Front und der vorderen Sanitätsstellen eine erste Forderung des Sanitätsdienstes war, um stets aufnahmebereit zu sein. Im Endeffekt muss wahrscheinlich davon ausgegangen werden, dass die patientenbezogenen Belange eher seltener zur Durchsetzung kamen als die militärstrategischen Überlegungen.

Die Transportnotwendigkeit

Die Transportnotwendigkeit stellte keine rein medizinische Kategorie dar, wurde sowohl von ärztlicher als auch militärischer Seite beeinflusst und war dementsprechend nicht eindeutig definiert.

Von militärischer Seite war es von größtem Vorteil, wenn kein Verwundeter hemmend die Bewegungen störte. Diese Forderung konnte der Arzt natürlich

---

174 Ebd.

nicht in allen Fällen mit seinem Gewissen vereinbaren, wenn der gesundheitliche Zustand seiner Kranken dem entgegenstand. Der Arzt musste dann die Transportnotwendigkeit sehen, wenn das Zurückbleiben am Platze für seinen Patienten noch gefährlicher war – etwa wegen starken Feuers, Verschüttungsgefahr, Bränden etc. Außerdem musste er sie auf Befehl erfüllen, wenn die militärische Leitung aus irgendwelchen Gründen, beispielsweise bei Rückzugsbewegungen, den Abtransport verlangte. Notwendig wurde ein Transport darüber hinaus dann, wenn das Fehlen jeder Versorgungsmöglichkeit und Unterkunft oder der Massenzustrom immer neuer Verwundeter den Abtransport begründete.

Nicht aber konnte eine Notwendigkeit durch Einwürfe von nichtärztlichem Personal begründet werden im Sinne einer Demoralisierung für die Kämpfenden, dass etwa die anderen Mannschaften mit Unbehagen sähen, wenn Schwerverwundete vorne liegen blieben und dies als Mangel an ärztlicher Fürsorge deuteten; oder auch darin, dass die Verwundeten selber schnellstens dem Feuerbereich entzogen werden wollten.

Die Entscheidung zum Transport lag, genauso wie die zur Operation, beim Arzt. Jedoch musste sich dieser mit seinen Entscheidungen den militärstrategischen Vorgaben anpassen und konnte somit nicht immer im Interesse des individuellen Patienten handeln.

Anders stellte sich die Situation jedoch dar, wenn der Zustand des Soldaten zur zeitnahen Behandlung der Verwundung einen Transport verlangte. In solchen Fällen sah man dann die Notwendigkeit zum Transport, wenn es galt, den Patienten rasch suffizienter Hilfe entgegenzuführen. Je früher solche Patienten operiert wurden, desto besser waren die Aussichten auf eine restitutio ad integrum.[175]

Die Transportfähigkeit

Die Transportfähigkeit stellte eine rein medizinische Kategorie dar, wurde einzig und allein vom Allgemeinzustand des Verletzten und der Art seiner Verletzung bestimmt und fiel ausschließlich der ärztlichen Entscheidung zu. Jeder Transport ging mit einer Schädigung der Verwundeten einher, da der Körper des Patienten keine Ruhe hatte, welche essentiell für den Heilungsverlauf war. Die Transportschädigungen wurden umso größer, je schlechter die Transportmöglichkeiten waren und je kritischer der Zustand des Verwundeten war.[176]

---

175 Ebd.
176 Ebd.

Allgemeine Vorbereitungen zum Transport

Ein großer Teil der Verwundeten musste zunächst in einen transportfähigen Zustand versetzt werden. Die schweren Minen- und Granatverletzungen mit ihren physischen und psychischen Wirkungen hatten so zahlreiche und so schwere Schock- und Kollapszustände zur Folge, dass diese Verwundeten umgehend medizinischer Versorgung bedurften.

Da der Transport unter allen Umständen eine, wenn auch unvermeidliche Schädigung des Verletzten bedeutete, sollte der Patient vorbereitend kardiopulmonal stabilisiert werden.

Zur Behebung des Schocks war in erster Linie Ruhe nötig, am besten erzielt durch Morphium oder eines seiner Ersatzpräparate, und dann Wärme in jeder Form. Gegen den Kollaps waren erregende Mittel wie heißer Kaffee, Tee, besonders das Koffein, gegen die Gefäßlähmung auch Adrenalin geboten. Bewährt hatten sich auch subkutane oder rektale Einläufe von Kochsalzlösungen, die im Stellungskrieg vorne vorrätig gehalten werden konnten; dazu Sauerstoffatmung und Ruhe. Abgesehen von unaufschiebbaren lebensrettenden Eingriffen war jede schmerzhafte und aufregende Hantierung, besonders jeder nicht dringliche operative Eingriff zu unterlassen. Es war wenig zweckmäßig, an den in solchem Zustande liegenden Verwundeten eine Amputation oder typische Gefäßunterbindung vorzunehmen, wenn nicht etwa eine akute schwere Blutung diese verlangte.

Psychische Erregungszustände waren je nach ihrer Art durch Morphium, Skopolamin oder Veronal oder auch durch kräftige Gaben von Hoffmannstropfen oder Baldriantinktur günstig zu beeinflussen. In diesem Zusammenhang muss jedoch beachtet werden, dass schon 1914 vereinzelte Beiträge in der Münchener Medizinischen Wochenschrift erschienen, die den Mangel an Morphium beklagten und die Ärzteschaft aufforderten, nur mit „größter Zurückhaltung" Morphin zu verordnen.[177] Dementsprechend kann auch davon ausgegangen werden, dass es im Kriegsverlauf zu einem immer größeren Mangel an Morphin kam und somit auch Verwundete an der Front nicht mehr suffizient versorgt werden konnten.

Wie der Schock und der Kollaps waren die Gefahren der Ausblutung vor dem Transport möglichst zu beheben, natürlich nach vorläufiger oder endgültiger Stillung der Blutung. Ausgeblutete hatten stets großen Durst, den sie durch reichliche, kleine und nicht zu rasch verabreichte Gaben stillen sollten. Dementsprechend

---

[177] Tagesgeschichtliche Notizen, in: Feldärztlicher Beilage zur Münchener Medizinischen Wochenschrift 61,6 (1914), S. 1959.

war es notwendig, am besten warme Flüssigkeiten in den Unterständen und am Hauptverbandplatz zur Verfügung zu haben.

Subkutane und rektale, wenn nötig auch intravenöse Kochsalzzuführungen konnten oft lebensrettend wirken und im Stellungskriege recht gut auch in den Sanitätsunterständen vorrätig gehalten werden.

Ausgeblutete Patienten tolerierten den Transport relativ schlecht, also musste die Blutstillung gesichert und der Allgemeinzustand gefestigt sein. Die Unterstände, in denen die Verwundeten gelagert wurden, mussten frische Luft zum Atmen haben. Waren die Unterstände dumpf und dunkel, so zog man unter Umständen die Lagerung im Freien vor.

Natürlich wurden auch andere lebensrettende Eingriffe vor dem Transport ausgeführt – wie zum Beispiel die Tracheotomie, die Gefäßabklemmung oder die Unterbindung. Außerdem widmete man sich großen Weichteilwunden mit besonderer Sorgfalt.

Katheterismus bei Rückenmarksschüssen und andere dringliche Eingriffe wurden je nach Bedarf vorgenommen und zwar um so eher und häufiger, je schlechter die Transportmöglichkeiten waren.

Vor der Verabreichung von Morphium überprüfte man bei allen Anämischen und Bewusstlosen den Pupillenstatus, um eine Überdosierung zu vermeiden. Wichtige Dokumente für den Arzt und den Patienten waren diesbezüglich die Wundtäfelchen, die raschen Aufschluss über den aktuellen Gesundheits- und Behandlungsstatus des Patienten geben sollten und dementsprechend sorgfältig ausgefüllt und gelesen werden mussten.

Alle diese Vorbereitungen zum Transport waren umso wichtiger, da eine andauernde Überwachung während des Transportes nicht immer möglich war.

Zwar war der zweckmäßige Bau der Krankenwagen, das Mitfahren erfahrener Sanitätssoldaten, in besonderen Fällen auch von Ärzten, Mitnahme von Verbandmaterial und Instrumentenbestecken für dringende Handgriffe teilweise sehr vorteilhaft, doch musste eben der Transport mit seinen Schädigungen gewissermaßen als ein Zubehör zur Kriegsverwundung in Kauf genommen werden.

Je stärker der Andrang von Verwundeten und je größer die Zahl der Schwerstverletzten war, die dem Transport unterzogen werden mussten, desto stärker wurde die Inanspruchnahme der Kraftwagen, die Steigerung ihrer Geschwindigkeit und das Ausfahren der Wege, und damit vergrößerten sich die Gefahren für die Verwundeten und umso mehr Verwundete unterlagen dem Transport.[178]

---

178 Wieting, [ ]: Über den ersten Transport Verwundeter und seine Vorbereitung, in: Feldärztliche Beilage zur Münchener Medizinischen Wochenschrift 63,38 (1916), S. 1365–1369.

Spezielle Gefahren des Transportes und ihre Verhütung

Da die Gefahr eines Transportes immer abhängig war von der Art und der Schwere der Verletzungen und eine differenzierte Aufführung hier den Rahmen sprengen würde, werden im Folgenden nur die Gefahren eines Transportes für Patienten mit Gefäßverletzungen erläutert. Die speziellen Gefahren des Transportes bestanden unter anderem in der Anregung bereits zum Stehen gekommener oder in der Persistenz innerer und äußerer Blutungen sowie in der Begünstigung und Verbreitung von Primärinfektionen und der Verursachung von Sekundärinfektionen.

Die Blutstillung wurde natürlich vor Anlegung der Verbände gemacht, entweder vorläufig oder endgültig. Da die wirklich schweren Blutungen meist auf dem Felde tödlich endeten, kamen sie verhältnismäßig selten zur ärztlichen Versorgung. Bei weniger traumatischen Fällen genügten die Hochlagerung des verletzten Gliedes und ein richtiger Druckverband in den allermeisten Fällen, die vorkommenden Blutungen zum Stehen zu bringen.

Gewarnt wurde vor der unnötigen Anlegung der Esmarchschen Binde, die vielfach nur Stauungen machte, venöse Blutung unterhielt oder erst erzeugte und so direkt zum Verblutungstode führen konnte. Nichts desto trotz war sie das bewährte Verfahren zur Blutstillung bei abundanten Blutungen. Sonst kamen Umstechung in der Wunde, Fassen und Unterbinden in der Wunde, Fassen und Liegenlassen der Klemmen in der Wunde (bei schwer anzulegender Unterbindung), festes Ausstopfen (Tamponade) der Wunde mit temporärer Naht darüber zur Sicherung des Tampons gegen Herausschwemmung etc. in Frage. Es galt die Prämisse, dass Patienten mit zirkulären Abschnürungen spätestens auf dem Hauptverbandplatz behandelt werden sollten, um die Spätkomplikationen einer falsch angelegten Abschnürung zu verhindern.

Abschließend ist festzuhalten, dass es keinerlei bindende Vorschriften für den Transport Verwundeter gab. Je nach Situation an der Front und Kriegsverlauf musste individuell von Fall zu Fall die Notwendigkeit des Transportes, die sich auch aus der Kriegs- oder Gefechtslage ergab, beurteilt werden. Es war Aufgabe der leitenden Organe, je nach den Verhältnissen die erreichbar günstigsten Bedingungen für die Versorgung der Verwundeten zu schaffen. Bei großen Verlusten oder großen Kampfhandlungen mussten weitere ärztliche Kräfte herangezogen und richtig eingesetzt, neue Operations- und Lagerstellen geschaffen, die vorhandenen richtig ausgenutzt und Transportmittel bereitgestellt und vermehrt werden.

Die Möglichkeiten der ärztlichen Behandlung waren eingeschränkt durch die gegebenen Verhältnisse. So mussten in diesem Sinne wegen der zahlreichen Hilfsbedürftigen aktivere und kompliziertere Methoden (z.B. Gefäßnaht) zugunsten konservativer Eingriffe (z.B. vorbeugende Wundversorgung) aufgeben werden. Gerade die Verwundeten, die schon länger lagen, transportfähig waren und deren Versorgung viel Zeit in Anspruch nahm, mussten rechtzeitig abtransportiert werden.[179]

5.8 Die gefäßchirurgischen Eingriffe

Im Folgenden wird detaillierter auf die Therapiemöglichkeiten von Gefäßverletzungen an der Front eingegangen. Vor allem sind hierbei zwei Verfahren zu unterscheiden: die Ligatur und rekonstruierende Methoden, die die Gefäßnaht beinhalteten. Es wird deutlich werden, welch divergente Meinungen zu der Ausführung dieser beiden Möglichkeiten vorlagen und wie man ihre jeweilige Anwendung begründete.

Dabei erscheint es interessant, unterschiedliche Argumentationen mit Dauer und Verlauf des Krieges in Bezug zu setzen.

5.8.1 Die Ligatur

Die Ligatur ist eine uralte Methode der Versorgung von Gefäßverletzungen. Vorteile der Ligatur des verletzten Gefäßes knapp ober- und unterhalb der verletzten Stelle zum Beispiel im Falle der Operation eines Aneurysmas waren die Einfachheit und Kürze der Operation und die sichere Vermeidung der Gefahr späterer Nachblutungen.[180]

Eine besondere Technik oder ein besonderes Instrumentarium wurde für sie nicht benötigt und deswegen vor allem zu Anfang des Krieges die Meinung vertreten, dass bei traumatischen Aneurysmen so gut wie immer die Unterbindung ausreiche. Anhand vieler Beispiele konnte demonstriert werden, dass es im Kriegsfalle wichtiger war, rasch und effektiv unterbinden zu können, statt eine anspruchsvolle Operation inklusive Gefäßnaht auszuführen.

Zum Beispiel erforderten die Granatverletzungen ein entschlossenes operatives Vorgehen, da aus den verhältnismäßig hohen Infektionsmöglichkeiten relativ viele Komplikationen wie Wundeiterungen, Phlegmone, Sepsis, Gasbrand

---

179 Ebd.
180 Pribram, E.: Zur Therapie der Gefäßverletzungen im Kriege, in: Feldärztliche Beilage zur Münchener Medizinischen Wochenschrift 63,36 (1916), S. 1306–1308.

und Tetanus[181] resultierten. Manche Frontchirurgen plädierten in solchen Fällen sogar dafür, genannte Extremitätenverletzungen direkt zu amputieren, um einen sicheren Verlauf zu gewährleisten.[182] Der Großteil der Blutungen aus infizierten Wundarealen wurde jedoch mittels Ligatur versorgt.[183]

Die gravierenden Nachteile der Gefäßligatur bestanden in der Gefahr der Gangrän und der späteren ungenügenden Blutversorgung der Extremität bei Beanspruchung. Der Kollateralkreislauf, der genügte, um in der Ruhelage eine Extremität am Leben zu erhalten, war häufig nicht ausreichend für ihre normale Funktion. Je früher ein Gefäß unterbunden wurde, desto größer war die Gefahr der Gangrän aufgrund eines unzureichend ausgebildeten Kollateralkreislaufes.[184]

Wenn auch die Gefahr der Gangrän nach Ligatur der Hauptarterie im Allgemeinen gering war, so gaben doch die relativ häufig beobachteten Zirkulationsstörungen zu denken. Reichte die Blutversorgung zunächst aus, zeigten sich bei Mobilisierung und Beanspruchung der Extremität heftige, ziehende Schmerzen in den Muskeln und Gelenken, Ödeme, Muskelatrophie und Dekubitalgeschwüre an der Ferse mit schlechter Heilungstendenz. Dies galt in erster Linie für die untere Extremität, bei der oberen Extremität lagen die Verhältnisse im Allgemeinen günstiger. Wenn auch durch sorgfältige und frühzeitige Nachbehandlung viel zu erreichen war, so blieb dennoch häufig eine größere Schwäche der betreffenden Extremität lange Zeit bestehen.[185]

Die Patienten wurden, sobald die Schusswunden verheilt waren (meist nach der zweiten Woche), in die Heimat gebracht, um hier endgültig geheilt zu werden.[186] Aufgrund der zahlreichen postoperativen Komplikationen galten strenge Indikationen für die Unterbindung. Diese waren jedoch nicht einheitlich und jeder Frontchirurg dehnte diese seiner Ansicht entsprechend weiter aus bzw. engte diese weiter ein.

---

181 Kriegschirurgentagung in Brüssel am 07. April 1915, Referent: Dr. L. Jacob- Lille, in: Feldärztliche Beilage zur Münchener Medizinischen Wochenschrift 62,17 (1915), S. 608.
182 Ebd.
183 Ebd.
184 Pribram, E.: Zur Therapie der Gefäßverletzungen im Kriege, in: Feldärztliche Beilage zur Münchener Medizinischen Wochenschrift 63,36 (1916), S. 1306–1308.
185 Ebd.
186 von Bonin, G.: Aneurysmen durch Schussverletzungen, in: Münchener Medizinische Wochenschrift 62,38 (1915), S. 1288.

Prinzipiell war eine Ligatur indiziert bei:

- kleineren Arterien, wie eine Arterie des Vorderarmes und des Unterschenkels, Temporalis, Maxillaris;
- größeren Ästen des Hauptgefäßes, wie die Profunda femoris;
- Carotis externa, sowohl bei Verletzungen des Stammes als auch ihrer Äste, wie sie so häufig bei den Schussverletzungen des Kiefers und Mundes vorkamen;
- jedweder Arterie bei gravierender Allgemeininfektion bzw. bei ganz schwerwiegender Nachblutung, wenn nur der kleinstmögliche Eingriff noch in Frage kommen konnte;
- bei möglicher Gefäßnaht, wenn es sich bereits um einen sehr schwer erschöpften, völlig ausgebluteten Patienten handelte, dem man nur den kürzesten Eingriff zumuten durfte.

Gerade der fünfte Punkt bedurfte hier jedoch besonderer Überlegung, weil man wusste, dass speziell bei anämischen Patienten die Unterbindung viel häufiger Gangrän nach sich zog als bei kräftigen, gesunden Individuen.[187]

Diese Punkte zeigen, dass die meisten Chirurgen von einer Gefäßnaht im infizierten Wundgebiet absahen, da diese durch Zunahme der Phlegmone und des Hämatoms mit plötzlicher Perforation nach außen akut bedrohlich werden konnte. Infizierte Fälle sollten mit einer Unterbindung versorgt werden.[188]

Man wendete dementsprechend bei den Aneurysmen die Ligatur an solchen Stellen an, wo erfahrungsgemäß die Zirkulationsunterbrechung keine Gefahr nach sich zog: bei der Arteria carotis, Arteria meningea media, ulnaris, cubiti, peronea und dem Truncus vertebralis.

Es wurde empfohlen, bei der Carotis communis und auch bei traumatischen Aneurysmen der Arteria femoralis zeitgleich mit der Arterie auch die Vene zu unterbinden bzw. umgekehrt, zeitlich mit einer Verletzung der Vene auch die Arterie zu ligieren.[189]

---

[187] von Haberer, H.: Diagnose und Behandlung der Gefäßverletzung, in: Münchener Medizinische Wochenschrift 65,15 (1918), S. 405–409.

[188] Hotz, G.: Zur chirurgische Behandlung der Aneurysmen, aus dem Reservelazarett Diakonissenhaus- Nervenklinik Freiburg i.B., in: Feldärztliche Beilage zur Münchener Medizinischen Wochenschrift 62,6 (1915), S. 239–240.

[189] Riedinger, [ ]: Zur Unterbindung der Carotis communis nach Schussverletzung, in: Feldärztliche Beilage zur Münchener Medizinischen Wochenschrift 62,16 (1915), S. 561–562.

Man nahm an, dass Gangrän der Extremitäten sowohl bei arteriovenösen, als auch bei arteriellen Aneurysmen sehr viel seltener auftrat, wenn man Arterie und Vene unterband.[190]

Manche Chirurgen gingen davon aus, dass auch das venöse Blut zur Erhaltung des Gewebslebens eine gewisse Rolle spielte und dass ein venöses Reservoir ein Glied vor Eintritt der Gangrän so lange am Leben erhalten könne, bis der Kollateralkreislauf sich ausgebildet hatte. So ließ sich auch die statistische Tatsache erklären, dass eine Gangrän des Gliedes häufiger eintrat nach alleiniger Unterbindung der Arterie, weil dann das venöse Blut abgesaugt wurde. Außerdem trat gemäß dieser Überlegung die Gangrän am Arm seltener auf als am Bein, weil hier das venöse Reservoir größer war (doppelte Venae brachiales, zahlreiche Hautvenen am Arm, einfache Vena femoralis und poplitea, wenig Hautvenen am Bein).

Als praktischen Schluss folgerte man daraus: „Wir vermeiden am besten die Ansaugung des venösen Blutes, also die Gangrän, durch Unterbindung der Venen."[191]

Folgende Statistik unterlegte diese Vermutungen[192]:

Untere Extremität: Unterbindung der Arterie allein: 20 % Gangrän
                    Unterbindung der Arterie und Vene: 9 % Gangrän
Obere Extremität: Unterbindung der Arterie allein: 7,8 % Gangrän
                    Unterbindung der Arterie und Vene: 0 % Gangrän

Da die Arterien und Venen nicht genauer genannt sind, ist die Aussagekraft dieser Statistik eingeschränkt. Dennoch vermutete man, dass die Füllung des Kapillargebietes eines Gliedes und damit seine Ernährung nach Unterbindung einer Hauptarterie ungenügend sein konnte, weil der venöse Abfluss zu stark war. Die Ursache der Gangrän lag also nicht im Versagen des Kollateralkreislaufs, sondern sie konnte auf einem Missverhältnis zwischen kollateraler arterieller Zufuhr und venösem Abfluss, einer Störung des Gleichgewichts dieser beiden Faktoren, beruhen.[193]

Was nun die Therapie des Aneurysmas, der am häufigsten auftretende Gefäßverletzung im Ersten Weltkrieg, anbelangt, so wurden zu diesem Zeitpunkt noch

---

190 Ploeger, A.: Über traumatische Aneurysmen, in: Münchener Medizinische Wochenschrift 62,19 (1915), S. 645–647.
191 Propping, K.: Über die Ursache der Gangrän nach Unterbindung großer Arterien, in: Feldärztliche Beilage zur Münchener Medizinischen Wochenschrift 64,18 (1917), S. 598–599.
192 Ebd.
193 Ebd.

konservative Methoden empfohlen.[194] Nahm man damals an, dass eine Gefäßverletzung spontan durch Thrombenverschluss mit sekundärer Organisation des Thrombus und Narbenbildung ausheilen konnte, so galt das in ähnlicher Weise für die Ausheilung eines Aneurysmas.

Auf dieser Annahme beruhten die konservativen Maßnahmen, wie zum Beispiel die Einspritzung ätzender Flüssigkeiten in den Aneurysmasack, die man jedoch als konservative Behandlung im Ersten Weltkrieg nicht mehr anwandte. Von der systematischen Kompression des Aneurysmas selbst oder der zuführenden Arterie, entweder von außen oder aber auf operativem Weg, der in der langsamen Verengerung der Arterie durch einen um sie herumgelegten Metallring oder Bandstreifen bestand, machte man jedoch oft Gebrauch. Verkleinerungen und sogar das Verschwinden der Aneurysmen durch die Kompressionsmethode wurden beobachtet.

Doch nicht alle Chirurgen glaubten an die Spontanheilung wirklich vorhandener Aneurysmen und hielten dementsprechend nicht viel von der Kompressionsmethode. Sie plädierten infolgedessen für die operative Therapie des ausgebildeten Aneurysmas.[195]

Die Operationen wurden, wenn möglich, zweieinhalb bis drei Wochen nach der Verletzung (hier divergieren die Meinungen stark und reichen bis zu 6 Wochen) vorgenommen, zu einer Zeit, wo der für die Ernährung der Extremität notwendige Kollateralkreislauf im Allgemeinen bereits genügend ausgebildet war. Die Gefahr der Gangrän war dann relativ gering.

Eine Ausnahme bildeten jene Fälle, wo gleichzeitig gravierende Phlegmonen, kompliziert durch Knochenfrakturen, bestanden, da hier die Bedingungen für die Ausbildung eines Kollateralkreislaufes sehr ungünstig waren. Dementsprechend zog man bei septischen Patienten, die sich in einem schlechten Allgemeinzustand befanden, bei plötzlicher Blutung die sofortige Amputation in Betracht.[196]

Manche Chirurgen erachteten die Gefahr der Infektion sogar größer als die der Blutung, vor allem bei traumatischen Aneurysmen, da man gegen diese oftmals machtlos war. Die Ausführung der Blutleere sollte nur bei frischen Verletzungen und ausschließlich mit Höpfnerklemmen erfolgen, da die Esmarchsche Binde die wichtigen Hautgefäße zu sehr quetsche. Außerdem sollte man die Ausschälung

---

194 siehe Fußnote 51 und 52.
195 von Haberer, H.: Diagnose und Behandlung der Gefäßverletzung, in: Münchener Medizinische Wochenschrift 65,15 (1918), S. 405–409.
196 Pribram, E.: Zur Therapie der Gefäßverletzungen im Kriege, in: Feldärztliche Beilage zur Münchener Medizinische Wochenschrift 63,36 (1916), S. 1306–1308.

des Aneurysmasackes bei frischen Fällen vermeiden, um die Kollateralen nicht zu vernichten. Bei älteren Fällen konnte die Sackexstirpation ohne Bedenken ausgeführt werden.[197]

Im Folgenden nun einige Beispiele für an der Front durchgeführte Gefäßligaturen. In diesen wird deutlich, mit welchen Problemen und Schwierigkeiten die Chirurgen im Ersten Weltkrieg zu kämpfen hatten.

Bericht über einen Fall von Schussverletzung der Karotis:

„Ein Mann wurde von einem französischen Infanteriegeschoss getroffen, Einschuss neben dem linken Nasenflügel, Ausschuss an der linken Halsseite 3 cm unter und hinter dem Processus mastoideus. Der Verletzte war ohnmächtig zusammengebrochen, wurde nach einigen Stunden aufgefunden, verbunden und am Tage darauf nach Erneuerung des Verbandes aus dem Feldlazarett in ein Heimatlazarett befördert, wo er nach dreitägiger Reise – unterwegs einmal frisch verbunden – eintraf. Er fieberte leicht, klagte über Gesichts- und Kopfschmerzen, Schwerbeweglichkeit des Kopfes, Kaubeschwerden; der Verband war nicht durchgeblutet, die Einschussöffnung – kaum linsengroß – war verklebt, die Ausschussöffnung erbsengroß, etwas vorgewölbt, mit Blutschorf bedeckt. Die linke Gesichtshälfte stark gerötet, Backe geschwollen, so dass Verdacht auf Verletzung und Entzündung der Parotis bestand, der Mund war leicht geöffnet, konnte nicht geschlossen, auch nicht weiter als 2 cm geöffnet werden, es war zunächst unklar, ob infolge der vermuteten Parotitis oder aus anderen Gründen. Gegen die Schwellung warme Kamillenkompressen, die als wohltuend empfunden wurden. Eine Eröffnung der Oberkieferhöhle durch Punktion vom Gaumen aus ließ blutig seröse Flüssigkeit in mäßiger Menge (20 ccm) abfließen. Der Schuss hatte, wie aus der Richtung zu vermuten war, die Oberkieferhöhle durchschlagen; die Schwerbeweglichkeit des Mundes war wahrscheinlich auf Verletzung des Unterkieferastes oder des Kiefergelenkes zurückzuführen – zunächst nicht sicher festzustellen. Nach zwei Tagen auf Husten plötzlich heftige arterielle Blutung aus der Ausschussöffnung, die auf Fingerdruck und derben Druckverband stand. Die Schwellung und Schmerzhaftigkeit der linken Backe war etwas geringer geworden, heftige Kopfschmerzen bestanden fort. Die ziemlich heftige Blutung aus der Ausschusswunde wiederholte sich in 2–3-tägigen Pausen noch dreimal und ließ die Vermutung aufkommen, dass die Karotis verletzt, vielleicht durch Verletzung der Gefäßwand ein kleines Aneurysma entstanden war. Es wurde ein operativer Eingriff beschlossen, um die Quelle der Blutung zu finden und womöglich zu beseitigen.

Die Operation gestaltete sich folgendermaßen: Nach Abnahme des Verbandes und Lösung der letzten auf der Wunde haftenden Kompresse erfolgte lebhafte arterielle Blutung, durch Fingerdruck notdürftig gestillt: nach Injektion einer Spritze Suprarenin-Novokainlösung wurde durch einen Scherenschlag die Wunde gegen den Unterkiefer hin erweitert, es ergoss sich ein fingerdicker Strahl arteriellen Blutes aus

---

[197] von Mutschenbacher, T.: Über Schussverletzungen der großen Gefäße, in: Münchener Medizinische Wochenschrift 64,21 (1917), S. 682.

der Tiefe; der eingeführte Zeigefinger fand als Quelle der Blutung die unter der Schädelbasis abgerissene, klaffende Carotis interna. Die Fingerkuppe genügte gerade, das Gefäß zu tamponieren. Es wurde versucht durch Péanklemmen den Gefäßstumpf zu fassen, doch erwies sich dieser als zu kurz, es hafteten nur wenige Klemmen; immerhin gelang es, die Blutung soweit vorerst zu beherrschen, dass die vielfache Abbindung geschehen konnte; die letzte – wie es den Anschein hatte – am besten haftende Klemme wurde in situ belassen, darauf eine walnussgroße Jodoformgazekompresse fest eingestopft, die Haut darüber zur besseren Kompression mit einigen derben Nähten zusammengezogen. Danach wurde, obgleich aus der Carotis communis keine Blutung erfolgt war, der zentrale Stumpf vielmehr fest thrombosiert erschien, zur größeren Sicherheit die klassische Karotisunterbindung ausgeführt, gleichfalls unter Lokalanästhesie.

Der Mann hatte, durch den Blutverlust sehr angegriffen, den Eingriff mit großer Ruhe und Geduld ertragen; er fand sich auch in Geduld in die höchst unbequeme Lage mit der Péanklemme in der Wunde. Es trat keine Nachblutung auf. Der eingenähte Tampon samt der Klemme blieb sechs Tage liegen, er wurde mit höchster Vorsicht entfernt, ohne dass es Nachblutung gab. Ein ebenso vorsichtig neu eingeführter Jodoformstopfen blieb wiederum fünf Tage liegen. Danach wurde alle zwei Tage der Verband erneuert, indem die Ausstopfung allmählich lockerer gemacht wurde. Die tiefe Wunde war dann ohne weiteren Zwischenfall durch Granulation allmählich zur Heilung gekommen. In dieser späteren Zeit ließ sich dann auch feststellen, dass der aufsteigende Unterkieferast nahe dem Kiefergelenk verletzt war – daher die Mundsperre, die auch nicht völlig behoben werden konnte. Als der Verletzte etwa drei Monate nach geschehener Verletzung, zehn Wochen nach der Operation zur Entlassung kam, hatte er sich recht gut erholt, war aber zunächst noch völlig erwebsunfähig und selbstredend dienstunbrauchbar.

Das Aussehen war etwas gedunsen, der Kopf wurde etwas schief gehalten, er war durch die Narbenkontraktur der sehr tiefen Halswunde etwas nach links geneigt, der Mund konnte nicht völlig geschlossen, auch nur beschränkt geöffnet werden, deutlich starke Kallusbildung am Unterkieferast nahe dem Kiefergelenk festzustellen.

Patient klagte noch über Mattigkeit, Kopfschmerzen auf der linken Seite, Schwindelgefühl bei längerem Gehen, beim Bücken und beim Lesen.

Der Grund warum diese Verletzung nicht tödlich endete, war wohl der, dass die kolossale Blutung, die sofort nach Zerreißung der Carotis interna erfolgte, aus der kleinen Schussöffnung am Halse nicht den Weg nach außen finden konnte und unter dem eigenen Drucke bei gleichzeitigem Eintritt tiefer Ohnmacht zum Stehen kam. Später bildete dann dieses geronnene Blut den Blutkuchen, der als Tampon wirkte und unter dessen Druck bei Resektion des freien zentralen Endes der durchrissenen Carotis interna sich im Gefäßteil ein fester Thrombus gebildet hatte. Anders verhielt sich der periphere im Knochenkanal befindliche Gefäßstumpf der Carotis interna. Die Blutung aus diesem stand nur so lange wie jeweils der Druck des Blutkuchens genügend fest war. Wenn nach einigen Tagen durch Resorption des ergossenen Blutes sich der Druck verringerte, trat eine Nachblutung auf, sei es durch einen Hustenstoß, sei es nachts durch eine unwillkürliche Bewegung des Kopfes; erst die Ausstopfung in das Lumen des Gefäßes konnte eine feste Thrombenbildung bewirken und damit endgültig die drohende Lebensgefahr beseitigen."

Dieser Bericht beweist, dass die Verletzung der Karotis nicht immer tödlich enden musste. Zum einen konnte man diese Tatsache auf die Ursache der Verwundung zurückführen – das Infanteriegeschoss hatte nur einen kleinen Ein- und Ausschuss erzeugt, der sich selbst tamponierte. Anders hätte der Verlauf der Verwundung ausgesehen, wenn es sich um eine Granatsplitterverwundung gehandelt hätte. In solch einem Fall wäre der verletzte Soldat wohl nach Stunden auf dem Schlachtfeld aufgrund von Verblutung tot aufgefunden worden. Darüber hinaus stellt der Bericht sehr gut die Gefahren einer Gefäßverletzung dar, auch wenn die Wunde auf den ersten Blick ungefährlich schien, so bestand immer die Gefahr einer Nachblutung, die es zu beherrschen galt.

Auch wird hier deutlich, dass es oberstes Prinzip war, transportfähige Schwerverletzte so schnell wie möglich in Heimatlazarette zu bringen, um die vordersten Sanitätseinrichtungen verfügbar und einsatzfähig zu halten. Der Verwundete, der sich nicht in akuter Lebensgefahr befand, wurde somit in einem der Heimatlazarette operiert. Hier erfolgte dann die mehrfache Unterbindung sowohl des verletzten Gefäßstumpfes der Carotis interna als auch die damit einhergehende prophylaktische Unterbindung der Carotis communis. Dadurch konnten zwar Nachblutungen verhindert werden, doch selbst Wochen nach der Operation war der Patient noch nicht wieder einsatzfähig und behielt bleibende Schäden zurück.

Leider ist es schwierig, anhand der in der Münchener Medizinischen Wochenschrift veröffentlichten Kasuistiken genauere Informationen zu den örtlichen Beziehungen und Verhältnissen zu erlangen. Dementsprechend kann auch hier nicht genau gesagt werden, um welche Entfernung es sich zwischen der Front und dem Heimatlazarett handelte, obwohl es interessant wäre, diese Tatsache in die Bewertung der Genesungsprozesse der Soldaten miteinzubeziehen.

Kasuistik eines Aneurysmas der Schenkelarterie:

„Der im Juli 1915 dem Kriegslazarett zugeführte Infanterist X.X. war im Dezember 1914 durch einen Schuss in den Oberschenkel unterhalb des Poupartschen Bandes verwundet worden. Das Geschoss war eingeheilt. Er kam zum zweiten Male ins Feld; wegen Schmerzen bei längeren Märschen musste er sich krank melden. Als wesentlicher Befund außer einer kleinen Narbe auf der Vorderfläche des Oberschenkels fand sich ein deutliches Schwirren in der Höhe etwa der Mündung der Vena saphena in die Schenkelvene; ein deutliches Aneurysma war nicht zu fühlen. Es wurde daher angenommen, dass nicht die Schenkelarterie selbst, sondern einer ihrer Äste, mutmaßlich die tiefe Schenkelarterie, Träger des Schwirrens [war]. Das Geschoss selbst wurde durch Röntgenuntersuchung in der Gegend des Trochanter minor festgestellt. Von dem beratenden Chirurgen wurde mit dem doppelten Zweck der Beseitigung des mutmaßlichen Aneurysma und der Entfernung des Geschosses am 3. August 1915 die Operation vorgenommen, bei der nach einem Längsschnitt über der Schenkelarterie diese zunächst auf eine Länge von etwa 10 cm bloßgelegt und untersucht wurde, nachdem eine provisorische Ligatur in Form eines elastischen Gummifadens zur Sicherung lose angelegt worden war. Als sich nichts fand, wurde die tiefe Schenkelarterie verfolgt. Das noch unmittelbar vor der Operation deutliche Schwirren war aber jetzt verschwunden und auch beim Lockern der Ligatur nicht mehr zu fühlen. Als einziger Befund an den Gefäßen ergab sich eine Erweiterung einer Begleitvene der tiefen Schenkelarterie auf etwa 1 cm Durchmesser bis unmittelbar an die Einmündung in die Schenkelvene. Der etwa 3 cm lange Sack wurde an beiden Enden abgebunden, die in ihm einmündenden Gefäßchen sorgfältig unterbunden und danach der Sack selbst ausgeschnitten. Dann wurde nach Durchtrennung der Muskelansätze der kleinen Adduktoren das an der berechneten Stelle liegende Infanteriegeschoss entfernt, die Wunde drainiert und durch Drahtnähte geschlossen. Eine wesentliche Blutung war während der Operation nicht eingetreten und die Wunde vor dem Verschluss vollständig trocken.

Etwa 6 Stunden nach der Operation trat ein profuser Blutverlust ein. Das Blut durchtränkte in kurzer Zeit den ganzen Verband und das Bett. Die Blutung stand nach Anlegen eines Schlauches, aber der Patient war aufs äußerste ausgeblutet; der Puls fast unfühlbar, als der wachhabende Arzt hinzukam. Noch wenige Minuten vorher war nachgesehen worden. Die helle Färbung des ergossenen Blutes und der rasche Eintritt der Blutung mussten an arterielle Herkunft denken lassen. Zunächst wurden die Nähte entfernt soweit sie unterhalb des Schlauches, der über die Wunde selbst gelegt war, zugänglich waren. Nach Entfernung großer Kruormassen aus der Wundhöhle wurde diese sorgfältig abgesucht, einige klaffende, für erweiterte Venen imponierende, bei diesem Absuchen zutage tretende Lücken innerhalb der Muskulatur breit umstochen, dann der Schlauch gelöst, nachdem vorher noch provisorische Ligaturen unter die von der vorangegangenen Operation her schon freiliegende Schenkelarterie unterhalb der sehr hoch abgehenden tiefen Schenkelarterie eingeführt worden waren. Jetzt wurden auch die oberen Nähte entfernt und der Schlauch gelöst. Alsbald trat eine neue Blutung ein, die durch Anziehen der Ligaturen sofort stand. Bei sorgfältigem Absuchen des zwischen den etwa 4 cm voneinander entfernten Ligaturen enthaltenen Stückes der Schenkelarterie fand sich dann in deren vorderer Fläche ein etwa 8 mm langer linearer Einriss, in den die Adventitia sich einstülpte. Beim Lösen der oberen Ligatur quoll aus diesem Einschnitt das Blut hervor; offenbar hing also die Blutung davon ab, dass die über den Schlitz der inneren Wandschichten des Gefäßes ragende Außenhülle für gewöhnlich einen Verschluß herstellte, der bei einem bestimmten Grade der Drucksteigerung durch Kompression der abführenden Röhre nachgab. Zu genauem Studium des Mechanismus hatten wir natürlich keine Zeit. Nach festem Anziehen der Ligaturen und Ausschneiden des den Schlitz enthaltenden Teiles der Arterie wurde die Wunde tamponiert, der Tampon durch umfassende Nähte gesichert und der aufs äußerste erschöpfte Kranke ins Bett gebracht. Unter den üblichen Maßnahmen zur Bekämpfung hochgradigster Blutverluste, Kochsalzinfusionen mit Adrenalinzusatz, Kampfereinspritzungen usf. erholte er sich in den nächsten

Tagen. Die Blutung war, wie sich zeigte, definitiv gestillt. Unter sorgfältigem Verbandwechsel füllte sich die Wunde mit guten Granulationen aus. Der Kranke konnte später in gutem Zustand dem Lazarettzug übergeben werden."[198]

Auch dieser Fall charakterisiert die Situation der Chirurgen an der Front, die sich Gefäßoperationen gegenübergestellt sahen, sehr gut. Bestanden keine offensichtlichen Blutungen oder Beschwerden, wurde ein Soldat selbst nach einer Schussverletzung nicht näher untersucht oder behandelt, da es wichtigere und akutere Fälle gab. In diesem Fall wurde das Aneurysma erst ein halbes Jahr nach der ursprünglichen Verletzung entdeckt. Trat dann jedoch die Nachblutung auf, so bestand Lebensgefahr für den Verwundeten, und es blieb oftmals weder Zeit, noch boten sich die technischen Möglichkeiten, eine komplizierte Gefäßnaht auszuführen. In der aufgeführten Kasuistik war wahrscheinlich die Schenkelarterie bei der Schussverletzung oberflächlich gestreift worden. Bei unverletzter Adventitia waren Media und Intima durchtrennt worden und dazwischen hatte sich ein Aneurysma gebildet, von dem das beobachtete Schwirren ausging.

Ohne Frage wäre in diesem Falle die Arteriennaht die beste Behandlung gewesen, für die jedoch nicht ausreichend Zeit blieb. Zu beachten ist bei dieser Kasuistik außerdem, dass scheinbar ein Röntgengerät zu diagnostischen Zwecken zur Verfügung stand.[199]

Ein Fall von lebensrettender Unterbindung der Carotis externa auf dem Truppenverbandplatz:

„Der Truppenverbandplatz des Regiments lag etwa 2 km hinter der Kampflinie. Am 15.X.16 morgens kam der Musketier R., durch Granatsplitter anscheinend leicht verwundet. Er hatte auf der rechten Gesichts- und Halsseite mehrere kleine Verletzungen. Nach Anlegen eines Verbandes stellte er sich unter die zum Abtransport bestimmten Leichtverwundeten. Plötzlich ergoss sich aus seinem Munde ein dicker Blutstrahl. Ein Kollege versuchte erst das blutende Gefäß im Munde zu fassen, was sich jedoch als unmöglich erwies; auch die Tamponade der Mundhöhle war erfolglos. Als ich die Blutung sah, nahm ich zuerst an, sie käme aus einem Ast der Maxillaris externa, umstach deshalb diese und unterband sie. Die Blutung ging jedoch ununterbrochen weiter. Der Verwundete wurde schon sichtlich schwach. Da entschloss ich mich zur Unterbindung der äußeren rechten Halsschlagader.

Da die Gegend gerade mit Artilleriefeuer abgestreut wurde, legten wir den Mann auf die Treppe eines im Bau begriffenen Unterstandes. Mit einigen Tropfen Chloroform war der ausgeblutete Patient gleich eingeschläfert. Eine Desinfektion der Hände

---

198 Flesch, M.: Zur Kasuistik des Aneurysma der Schenkelarterie, in: Feldärztliche Beilage zur Münchener Medizinischen Wochenschrift 63,6 (1915), S. 217–218.
199 Ebd.

und Instrumente fand nur notdürftig durch Abwischen mit einem Alkoholtupfer statt. Beim Schein einer Kerze legte ich dann einen 5 cm langen Schnitt längs des rechten Kopfnickers in Höhe des Kehlkopfes an. Dann arbeitete ich mich stumpf in die Tiefe, bis die Gabelung der Karotis freilag. Sie pulsierte nur schwach. Mit einer Deschampschen Nadel wurde der äußere Ast umfahren und mit Seide abgebunden. In die vermutlich nicht keimfreie Wunde wurde ein Mullstreifen gelegt und darüber durch 3 Fixationsnähte die Wundränder zusammengezogen bis auf den unteren Winkel, aus dem der Streifen herausragte. Darauf stand die Blutung fast völlig. Der Patient erwachte rasch, bekam 0,2 ccm Koffein subkutan und konnte mit dem Wagen abtransportiert werden.

Er kam dann für einige Tage ins Feldlazarett, von da in ein Reservelazarett. Aus den Krankenblättern ging hervor, dass die Wunde völlig reaktionslos blieb. Am 22.X. wurden die Nähte entfernt, am 30.X. war die Wunde verheilt. Der Röntgenbefund ergab keine Veränderungen an den Kiefern, dagegen eine ganze Anzahl kleiner Geschossteile an rechter Halsseite und Kinnseite.

Am 3.XI.16: Patient hat in den letzten Tagen stärkere Blutungen aus einem spritzenden Gefäß in der rechten Wangentasche gehabt. Man fühlte hier deutlich in der Wange eine kleine kirschgroße pulsierende Geschwulst, die sich als Aneurysma der Labialarterie erwies. Unter örtlicher Betäubung wurde das Aneurysma durch äußeren Wangenschnitt freigelegt und exstirpiert. Am 16.XI. wurde Patient dienstfähig zur Truppe entlassen."[200]

Während eines Gefechts war die Tätigkeit des Truppenarztes auf dem Truppenverbandplatz auf das Anlegen von Notverbänden und provisorischen Schienenverbänden beschränkt. Die meist sehr primitiven äußeren Verhältnisse und der oft fehlende Schutz gegen Artilleriefeuer verboten die Ausführung selbst notwendiger operativer Eingriffe.

Deshalb stellte dieser geglückte Eingriff der Unterbindung der Carotis externa, unter schwierigsten äußeren Bedingungen bei einem Verwundeten ausgeführt, eine seltene Ausnahme dar, die wohl auch darauf zurückzuführen war, dass die Blutung erst auf dem Hauptverbandplatz einsetzte. Dennoch zeigt dieser Beitrag, wie schwierig die Operationsbedingungen zum einen hinsichtlich einer ausreichenden Asepsis, zum anderen hinsichtlich einer suffizienten und schonenden Narkose für den Patienten waren.[201]

Kasuistik der auf die Ligatur folgenden Komplikationen in Form einer Spätblutung nach Schussverletzung:

---

200 Scheer, K.: Ein Fall von lebensrettender Unterbindung der Carotis externa auf dem Truppenverbandplatz, in: Feldärztliche Beilage zur Münchener Medizinischen Wochenschrift 64,17 (1917), S. 574–575.
201 Ebd.

„Der Grenadier H. wurde am 21. XII.1914 durch Gewehrschuss am rechten Knie verwundet. Am 21.I.1915 war die Einschusswunde verheilt. Ein Infanteriegeschoss wurde röntgenologisch zwischen den beiden Kondylen des Oberschenkels nachgewiesen. Am 17. IV. wurde mittels Längsschnittes in der Kniekehle versucht, das Geschoss zu entfernen. Es wurde aber nicht gefunden. Die Wunde wurde ausgestopft und der Kranke dem Lazarett Hesterberg überwiesen, wo er am 25.V. aufgenommen wurde. Röntgenuntersuchungen ergaben wieder ein Infanteriegeschoss zwischen den beiden Kondylen mit der Spitze nach vorn unten gerichtet. Die Geschossspitze, die den Gelenkspalt nicht erreichte, beteiligte sich an den Bewegungen des Kniegelenks nur wenig; die Basis des Geschosses dagegen viel mehr. Am 29.V.1915, also über 5 Monate nach der Verwundung, wurde in Skopolamin- Morphin- Aethernarkose der noch nicht verheilte Längsschnitt in der Kniekehle verlängert, der Ischiadikus und die großen Gefäße freigelegt, ebenso das Planum popliteum, an einer großen Stelle sogar die Gelenkkapsel eröffnet und von dort aus das Gelenk besichtigt, die Muskulatur zu beiden Seiten abgetastet, alles ohne dass der Fremdkörper gefunden werden konnte. Tamponade. In den ersten Tagen ging es dem Verletzten gut. Die Tamponade konnte ohne Blutung entfernt werden. Am 8.VI. setzte bei vollkommenem Wohlbefinden und ohne bekannte Veranlassung eine ziemlich starke Blutung ein, so dass der Assistenzarzt den Oberschenkel mittels Schlauch umschnürte. Auf dem Operationstisch wurde die Wunde mit Haken auseinandergezogen. Die Quelle der Blutung konnte nicht gesehen werden. Nach leicht zu entfernender Tamponade wurde der Schlauch gelöst. Durch den Tampon sickerte kein Blut, er wurde entfernt, die Blutung stand auch bei längerem Abwarten. Eine Veranlassung zu weiterem Vorgehen schien demnach nicht gegeben. Am Spätabend des 11.VI. wurde von der Nachtwache wieder eine Blutung gemeldet. Der Kranke hatte schon sehr viel Blut verloren und sah beängstigend blass aus. In Narkose wurde schnell das blutende Gefäß in der Kniekehle freigelegt, beiderseits etwas weiter präpariert als das erste Mal und vorgezogen. Hierbei wurde an der dem Knochen zugewendeten Seite der Arterie ein längsgestelltes, etwa 1 cm großes Loch gefunden, in das man ohne weiteres mit dickster Sonde nach oben und unten eindringen konnte. Das verletzte Gefäßstück wurde nach beiderseitiger Unterbindung ausgeschnitten. Bei der distalen Unterbindung fiel etwas weiches schwartiges Bindegewebe auf, in das eingeschnitten wurde, worauf ohne weiteres das gesuchte Geschoss hervorsprang. Es hatte zwischen Gefäßbündel und hinterer Tibiafläche gesteckt, viel weiter fußwärts als angenommen war. Tamponade.

Schon am nächsten Morgen fand sich rechterseits Unterschenkel und Fuß hinsichtlich Aussehen und Wärme genau so beschaffen wie links. Vorübergehend wurde ein Streckverband angelegt. Am 27.VI. fing H. an aufzustehen, vom 25.VII. an war er den ganzen Tag außer Bett. Am 12. VIII. wurde er mit nur noch 4 cm langer granulierender Stelle und uneingeschränkter Streckfähigkeit im Knie einem seiner Heimat benachbarten Lazarett überwiesen. Nach etwa 14 Tagen gab er Nachricht, dass es ihm ganz gut ginge.

Besondere Komplikationen bereitete die Verziehung des Fremdkörpers von dem Bestimmungsort, die in diesem Fall größer war als sie gewöhnlich zu sein pflegte. Man rechnete mit einer normalen Verziehung durch die elastischen Kräfte des Körpers, die jedoch bei den vorliegenden ungewöhnlich weichen und schlaffen Arterienwänden größer waren. Da die Elastizität fußwärts größer war als zentralwärts, vollzog sich die Verziehung fußwärts. Infolge der schlaffen Beschaffenheit der Arterienwand konnte gelegentlich der ersten Blutung diese auch mittels leichter Tamponade zum Stehen gebracht werden, ganz wie bei einer Venenblutung. Diese leichte Stillung der Blutung, ihre plötzliche Wiederholung nach einigen Tagen bei vollständiger Ruhe in der Zwischenzeit entsprach ganz dem Bilde einer venösen Blutung. Dass diese Schlaffheit der Arterienwand bei dem sonst gesunden Mann mit der Verwundung durch das Geschoss in Zusammenhang stand, musste man annehmen."[202]

Diese Kasuistik schildert zum einen die Schwierigkeit der richtigen Diagnostik, zum anderen die Gefahr der Nachblutung im Anschluss an eine Verletzung. Mit dieser rechnete man bis zur 4.-5. Woche, am meisten zur Zeit der Reinigung der Wunde, wenn nekrotisches Gewebe abgestoßen wurde. Diese Zeit nahm man auch für aseptisch verlaufende Durchschüsse mit kleinen, vielleicht schon zugeheilten Ein- und Ausschussöffnungen an, bei denen dann durch die Blutansammlung Abszessbildung vorgetäuscht wurde. Dennoch traten durchaus auch noch später Blutungen auf, wie z.B. drei Monate nach der Verwundung durch Blutung aus einer Lungenarterie, wo die Einwirkung septischer Prozesse vermutet wurde.

In dem beschriebenen Fall nahm man an, dass die Blutung aus einem Loch der Arterie entstanden war, das durch die Verwundung 5–6 Monate vorher entstanden war. Warum zum Zeitpunkt der Verletzung keine heftige Blutung stattgefunden hatte, war unklar.

Eine schnelle Verlegung des Arterienloches war z.B. möglich durch ergossenes Blut, dann Retraktion des Gefäßes mit Einrollung der Intima und Anlegen des gegen die Gefäßwunde vorquellenden Nachbargewebes oder durch das Anlegen benachbarter Strukturen an das Arterienloch.

Ein möglicher Grund der Spätblutung konnte natürlich auch in der Operation bestehen. Dementsprechend mussten bei kriegschirurgischen Operationen nicht nur alle sichtbaren Blutungen möglichst sorgfältig gestillt werden, sondern es waren auch die größeren Gefäße auf die Möglichkeit einer Nachblutung zu untersuchen. Darüber hinaus war ein postoperativer Überwachungsdienst unumgänglich, der oft wegen Personalnot nicht zur Verfügung stand.

Diese Kasuistik verdeutlicht die divergierenden chirurgischen Meinungen bezüglich einer Unterbindung der Arteria poplitea. Manche Chirurgen sahen keine Gangrängefahr nach Unterbindung dieser Arterie, manche nur bei gleichzeitiger

---

202 Moser, [ ]: Über die Spätblutung nach Schussverletzung, in: Feldärztliche Beilage zu Münchener Medizinischen Wochenschrift 63,12 (1916), S. 444–445.

Erkrankung des Gefäßsystems, während andere die Gefahr der Gangrän sehr hoch einstuften und demnach für die Gefäßnaht plädierten.[203]

Kam es zur Nachblutung, musste unmittelbar eingegriffen werden. Nachblutungen konnten sowohl durch Kompression als auch durch Tamponade und dergleichen relativ leicht zum Stehen gebracht werden, aber einer Nachblutung folgten meist weitere, und jede Blutung schwächte den Patienten mehr, so dass er chronisch verbluten konnte.

Gegenüber den Nachblutungen aus primär verletzten Gefäßen waren Blutungen aus Gefäßen, die im weiteren Verlaufe der Wundheilung durch in der Wunde zurückgebliebene Fremdkörper, wie Projektilsplitter, Knochenfragmente und dergleichen hervorgerufen wurden, sehr selten.[204] Sie kamen naturgemäß vor, machten aber einen verschwindenden Prozentsatz aller Fälle von Nachblutung aus. Hingegen kam es bekanntlich bei eiternden, infizierten Wunden häufig zu Nachblutungen, die entweder ein Ausdruck allgemeiner Sepsis waren und dann meistens den Charakter von parenchymatösen Blutungen an sich trugen, oder aber es kam durch Eiterung bzw. durch eine unzweckmäßige Versorgung der Wunden durch Tamponade und starre Drainröhren, die den Verlauf der großen Gefäße kreuzten, zu sogenannten Arrosionsblutungen.[205]

Die im Folgenden aufgeführten Resultate der Gefäßligatur spiegeln lediglich den Erfahrungsschatz eines an der Front behandelnden Chirurgen wider, sind dafür aber umso aussagekräftiger. Es wird deutlich, wie häufig nach ausgeführten Ligaturen Gangrän der Extremität auftrat und der Patient im Anschluss die Gliedmaße verlor. Angesichts des schon im Vorfeld des Ersten Weltkrieges bestehenden Erfahrungsschatzes auf dem Gebiet der Gefäßnaht sollte man vermuten, dass derartige Resultate vermeidbar gewesen wären, wenn man sich der aktuellsten Techniken der Gefäßchirurgie bedient hätte.

Da ein Großteil der Extremitätenverletzungen zugleich durch Artillerieschüsse infiziert war, mussten die Wunden eingehend kontrolliert und durch breite Tamponade und Drainage offen gehalten werden. Infolgedessen musste ein Großteil der durch Granatschüsse Verwundeten wegen der riesigen Knochen- und Weichteilverletzungen primär amputiert werden, um die meist ausgebluteten Patienten zu retten.

Vielfach musste, speziell bei Verwundungen durch Granatsplitter, die Blutstillung direkt in der Wunde ausgeführt werden. So wurde einmal die Iliaca externa

---

203 Ebd.
204 von Haberer, H.: Diagnose und Behandlung der Gefäßverletzungen, in: Münchener Medizinische Wochenschrift 65,14 (1918), S. 363–367.
205 Ebd.

unterbunden, dennoch starb der hochgradig ausgeblutete Patient am nächsten Morgen. Nach Unterbindung der Arteria und Vena axillaris aufgrund großer Granat-Weichteilverletzung trat nach 24 Stunden Gangrän des Armes ein, der daraufhin amputiert wurde. Die Arteria brachialis wurde in der Mitte des Oberarmes mit Erfolg ohne Gangrän unterbunden, während bei der Unterbindung in der Ellenbeuge wegen ausgedehnter Verletzungen später amputiert werden musste.

Die Unterbindung der Arteria ulnaris in der Mitte des Vorderarmes resultierte im Tod des Patienten nach sechs Tagen durch Embolie. Die Tibialis posterior wurde erfolgreich unterbunden, nur einmal musste bei gleichzeitiger Verletzung der Tibialis anterior die Amputation folgen, in den beiden anderen Fällen gelang es, das Bein zu erhalten.

In einem Fall bestand nach der Lage des Einschusses eine Verletzung der Arteria tibialis posterior etwas oberhalb des inneren Knöchels mit einer beginnenden Gangrän des ganzen Fußes mit deutlicher Stase. Der Soldat hatte mehrere Tage bei nasskaltem Wetter im Schützengraben gelegen. Nach anfänglicher konservativer Behandlung, indem der Fuß abwechselnd kalt und heiss gebadet wurde, erholte dieser sich vollkommen. Dies war ein umso größerer Erfolg, da der andere Oberschenkel des betroffenen Patienten wegen Schussbruches mit Verletzung der Arterie und Vene amputiert werden musste.[206]

In Bezug auf den richtigen Zeitpunkt für eine Operation unterschieden sich die Meinungen der Chirurgen sehr weit voneinander.

Primär richtete sich der Zeitpunkt für eine Operation natürlich nach der akuten Bedrohung für den Patienten. Gefäßverletzungen, die per se nicht letal waren, wurden erst in rückwärtigeren Stationen versorgt. Nichts desto trotz waren einige Chirurgen der Meinung, dass eine frühzeitige Operation von Vorteil war, da mit längerem Zuwarten die der Gefäßpräparation und eventuellen Naht recht hinderlichen Schwielen nur noch straffer und fester wurden. Außerdem nahm mit der Zeit – unterstützt durch die Kompressionsverbände – die Vaskularisation zu, die zu unangenehmen Blutungen während der Operation führen konnte.[207]

Dabei mussten frische, stark blutende Zerreißungen der Gefäße schnellstmöglich im Feld unterbunden werden, weil aus äußeren Gründen kein anderes Vorgehen ausgeführt werden konnte.

---

206 Flörcken, H.: Unsere operative Tätigkeit im Feldlazarett, in: Feldärztliche Beilage zur Münchener Medizinischen Wochenschrift 62,7 (1915), S. 241–243.
207 Harrass, [ ]: Die Behandlung traumatischer Aneurysmen, aus dem Reservelazarett Konstanz, in: Feldärztliche Beilage zur Münchener Medizinischen Wochenschrift 62,7 (1915), S. 240–241.

Patienten mit geschlossenen Gefäßverletzungen, deren Hämatom nicht mehr an Größe zunahm, ermöglichten es im Gegensatz dazu, einen geeigneten Platz und eine bestimmte Zeit für die Intervention auszuwählen, und konnten gegebenenfalls auch in die Heimatlazarette transportiert werden.[208]

Inwiefern die Narben- und Schwielenbildung Einfluss auf den Operationsverlauf nahm, war ungewiss. Manche Chirurgen operierten erst dann, wenn die Wunden vernarbt waren, um ein keimfreies Arbeiten zu ermöglichen. Andere Chirurgen operierten zu jeder Zeit oder forderten, mindestens sechs Wochen lang zu warten, um die Ausbildung des kollateralen Kreislaufes zu ermöglichen. Technisch war die Operation umso schwieriger, je älter das Aneurysma war, da die Verwachsungen in der Wunde von Woche zu Woche zunahmen.[209]

Die Meinungen zum geeignetesten Zeitpunkt der Operation variierten demnach stark und richteten sich, wie schon erwähnt, nach dem geplanten Verfahren. Diejenigen Chirurgen, die die Gefäßnaht als die ideale Methode betrachteten, waren für eine möglichst frühzeitige Operation, da spätere Verwachsungen dieselbe unnötig erschwerten. Außerdem vertrugen einmal stärker ausgeblutete Kranke selbst kleinere Nachblutungen und den Operationsschock schlecht und man musste bei ihnen eher mit Gangrän rechnen.[210]

Bevorzugte man jedoch die Gefäßligatur, so wurde meistens ein späterer Operationstermin empfohlen, um die Ausbildung der Kollateralen zu ermöglichen. Die Meinungen divergierten hier von zwei bis vier Wochen. Die Kollateralen waren dann, falls durch die Gefäßverletzung eine vollständige oder nahezu vollständige Unterbrechung des normalen Kreislaufes erfolgt war, bereits genügend ausgebildet, um die Extremitäten am Leben zu erhalten. Andererseits waren die Verwachsungen meistens noch nicht so hochgradig, als dass sie die Operation unnötig erschwerten. Auch heilten in dieser Zeit die Schusswunden, falls nicht schwere Infektionen bestanden, und man hatte den großen Vorteil, in aseptischem Gebiet zu operieren.

Wurde in einem zu frühen Stadium operiert, konnte nie mit Sicherheit gesagt werden, ob eine Gefäßnaht möglich sein würde. War man dann genötigt, doch zu ligieren,

---

208 Hotz, G.: Zur chirurgische Behandlung der Aneurysmen, aus dem Reservelazarett Diakonissenhaus- Nervenklinik Freiburg i.B., in: Feldärztliche Beilage zur Münchener Medizinischen Wochenschrift 62,7 (1915), S. 239–240.
209 Hauber, [ ]: Durch Schussverletzung entstandenes Aneurysma und seine Behandlung, in: Feldärztliche Beilage der Münchener Medizinischen Wochenschrift 68,13 (1916), S. 473–474.
210 Hans, H.: Die Aneurysmanaht größerer Arterien, in: Feldärztliche Beilage zur Münchener Medizinischen Wochenschrift 68,40 (1916), S. 1436–1437.

so war die Gefahr einer Gangrän wesentlich größer. Sehr heftige Schmerzen oder eine plötzliche Blutung nötigten jedoch unter Umständen zu früherem Eingreifen.[211]

Ein weiterer Grund, nicht allzu lange mit der Operation zu warten, war die Tatsache, dass das wachsende Aneurysma die schon wachsenden Kollateralen wieder unterdrücken konnte. Außerdem konnten durch eine frühzeitige Operation am besten die normalen Verhältnisse wiederhergestellt werden. Je früher die Operation, desto sicherer konnte man damit rechnen, dass in der Peripherie unterhalb der Gefäßverletzung noch keine schwereren Veränderungen, wie kapilläre oder noch weitergehende Thrombosenbildung, eingetreten waren.

Insgesamt konnte nur in einem kleinen Prozentsatz der Fälle der Zeitpunkt zum Eingriff selbst bestimmt werden. Meistens wurden Chirurgen, die noch im Etappenraum zu arbeiten hatten, durch den Verlauf des Aneurysmas zur Operation gezwungen und konnten den Zeitpunkt der Operation nicht selbst wählen. Hierher gehörten alle die Fälle von rapid wachsenden Aneurysmen mit enormen Schmerzen, die Fälle von Verblutung in den Aneurysmasack hinein, von Blutung nach außen und schließlich die Fälle von zunehmender Infektion.

Der Konsens der Chirurgen lief darauf hinaus, dass die Frühoperationen als die leichteren angesehen wurden, da noch keine intensiven Verwachsungen bestanden und daher die Gefäße leicht präpariert werden konnten. Die Erfolge waren aber im Spätstadium entschieden besser. Bei den in Frühstadien operierten Fällen kam es oft zu späten Infektionen (nach dem 20. Tage), die selten bedrohlich waren, die Heilungsdauer jedoch wesentlich verzögerten. Bei den Spätoperationen waren dafür die technischen Schwierigkeiten infolge der bereits bestehenden Verwachsungen größer. Auch die Gefahr der Thrombosierung der Gefäßnaht war bei frisch operierten Fällen entschieden größer als längere Zeit nach einer Operation.[212]

5.8.2 Die Gefäßnaht

Den Ausführungen über die Gefäßligatur soll nun die Anwendung der Gefäßnaht gegenübergestellt werden. Ein definitiver Vorteil der Gefäßnaht war, dass sie nur äußerst selten – manche Frontchirurgen behaupteten sogar nie – Gangrän nach sich zog, denn schließlich stellte sie den physikalischen Blutfluss (annähernd) in seiner

---

211 Pribram, E.: Zur Therapie der Gefäßverletzungen im Kriege, in: Feldärztliche Beilage zur Münchener Medizinischen Wochenschrift 63,36 (1916), S. 1306–1308.
212 von Haberer, H.: Diagnose und Behandlung der Gefäßverletzung, in: Münchener Medizinische Wochenschrift 65,15 (1918), S. 405–409.

Ursprungsform wieder her. Dementsprechend konnte sie auch bei Verletzungen der Arteria carotis communis, der Femoralis, peripher vom Abgang der Profunda femoris und besonders bei Verletzungen der Poplitea vorgenommen werden, bei denen eine Unterbindung gewiss zur Gangrän geführt hätte.[213]

Die Gefäßnaht galt als das sicherste und vollkommenste Verfahren zur Wiederherstellung der Verwundeten, mithilfe dessen nicht nur die Extremität an sich, sondern auch ihre Funktionstüchtigkeit am besten erhalten werden konnte.[214] Ein präoperativ gut ausgebildeter Kollateralkreislauf reichte zwar in Ruhe zur Ernährung der Extremität aus, war jedoch postoperativ, wenn die Muskeln stärker versorgt werden mussten, nicht mehr suffizient.

Aufgrund dessen erfolgte die vollständige Wiederherstellung der Dienstfähigkeit mithilfe der Gefäßnaht viel schneller, als wenn die Ligatur ausgeführt wurde.[215]

Vor allem die Unterbindung der Arteria carotis communis bzw. der Carotis interna durfte nicht mehr als Operation der Wahl bezeichnet werden, da nach ihrer Unterbindung in einem hohen Prozentsatz Gehirnstörungen und Todesfälle infolge einer Unterversorgung des Gehirns auftraten, vor allem wenn der Kollateralkreislauf nicht genügend ausgebildet war oder zu spät einsetzte.

Außerdem konnte die Funktionstüchtigkeit der Extremität durch kleinste Zirkulationsstörungen und ungünstige äußere Verhältnisse wie Nässe und Kälte erheblich beeinträchtigt werden.

Diese Erscheinungen wurden bei einer erfolgreich ausgeführten Gefäßnaht nicht beobachtet, sodass darauf geschlussfolgert werden konnte, dass die Gefäßnaht der Unterbindung unter allen Umständen überlegen war. Eine gute Gefäßnaht vorausgesetzt, war Rezidivbildung außerordentlich selten. Musste in Fällen einer Rezidivbildung sekundär dennoch die Unterbindung ausgeführt werden, so bot die primäre Gefäßnaht den Vorteil, dass sich in der Zwischenzeit ein Kollateralkreislauf hatte ausbilden können und somit die Blutversorgung der Extremität trotz Unterbindung des Gefäßes gesichert war.[216]

---

213 Enderlen, [ ]: Unterbindung frischer Arterienverletzung, in: Feldärztliche Beilage zur Münchener Medizinischen Wochenschrift 63,7 (1916), S. 265.
214 Hauber, [ ]: Durch Schussverletzung entstandenes Aneurysma und seine Behandlung, in: Feldärztliche Beilage der Münchener Medizinischen Wochenschrift 68,13 (1916), S. 473–474.
215 von Haberer, H.: Kriegsaneurysmen, in: Münchener Medizinische Wochenschrift 63,29 (1916), S. 1051.
216 von Haberer, H.: Diagnose und Behandlung der Gefäßverletzung, in: Münchener Medizinische Wochenschrift 65,15 (1918), S. 405–409.

Doch hatte die Gefäßnaht zur Zeit des Ersten Weltkrieges auch zahlreiche Nachteile in den Augen vieler Chirurgen. So stellte sie den im Gegensatz zu den gefäßunterbindenden Methoden komplizierteren und dementsprechend mehr Zeit, Personal und Materialien (Instrumente) in Anspruch nehmenden Eingriff dar.[217]

Die Gefäßnaht war das weitaus schwierigere Verfahren. Ihre Gefahren lagen in der Möglichkeit einer Nachblutung und ferner der postoperativen Thrombose.[218]

Größere Gefäßoperationen wie die Gefäßnaht in den vordersten Linien auszuführen, hielten selbst ihre Anhänger wie von Haberer für ungünstig. Ihrer Meinung nach bestand die Notwendigkeit dazu nur selten, und meist handelte es sich dabei um solche anspruchsvollen Eingriffe, dass man unmittelbar hinter der kämpfenden Truppe weder die Ruhe noch die nötige Einrichtung dazu fand.

In den Augen der Kritiker, die die Gefäßnaht an der Front ablehnten, waren die sorgfältige Überwachung des Kranken und sein sorgsamer Abtransport, wenn einmal die Blutung stand, wichtiger. Außerdem mussten die Fälle mit Weichteilverletzungen genau überwacht werden, vor allem, wenn der Verlauf größerer Gefäße gekreuzt worden war, ohne dass dabei primäre stärkere Blutungen auftraten. Gerade in diesen Fällen und bei fehlenden Symptomen durfte man eine schwere Gefäßverletzung nicht ausschließen, sondern musste immer, selbst wenn Ein- und Ausschuss schon vernarbten, mit einer lebensbedrohlichen Blutung rechnen.[219]

Nicht nur hinsichtlich der Indikation zur Gefäßnaht an der Front herrschte Uneinigkeit unter den Chirurgen, sondern auch in Bezug auf den richtigen Zeitpunkt für eine Operation. Um postoperative Störungen zu vermeiden, zogen die meisten Chirurgen späte Operationen, etwa nach der 3.-4. Woche vor, da sie die besten Resultate ergaben. Zu diesem Zeitpunkt hatte man nämlich bereits einen Hinweis über das Ausmaß der Infektion, die als Kontraindikation für einen gefäßchirurgischen Eingriff angesehen wurde.[220]

In dieser Hinsicht variierten die Ansichten jedoch stark. Manche Chirurgen operierten auch noch in der fünften Woche, da zu dieser Zeit die Zugänglichkeit

---

217 Hauber, [ ]: Durch Schussverletzung entstandenes Aneurysma und seine Behandlung, in: Feldärztliche Beilage der Münchener Medizinischen Wochenschrift 68,13 (1916), S. 473–474.
218 Pribram, E.: Zur Therapie der Gefäßverletzungen im Kriege, in: Feldärztliche Beilage zur Münchener Medizinischen Wochenschrift 63,36 (1916), S. 1306–1308.
219 von Haberer, H.: Diagnose und Behandlung der Gefäßverletzung, in: Münchener Medizinische Wochenschrift 65,15 (1918), S. 405–409.
220 Hans, H.: Die Aneurysmanaht größerer Arterien, in: Feldärztliche Beilage zur Münchener Medizinischen Wochenschrift 68,40 (1916), S. 1436–1437.

zur Verletzung angeblich erleichtert war.[221] Andere jedoch operierten lieber früher, da ihrer Meinung nach die anatomischen Verhältnisse dann günstiger waren, wenn noch keine Verwachsungen und Schwarten vorlagen.[222]

Kontraindikationen für eine Gefäßnaht stellten zum einen stark ausgeblutete Patienten, die sich im Schockzustand befanden, zum anderen Wundinfektionen dar, da eine Wundeiterung die suffiziente Naht bedrohen konnte.[223]

Im Kontrast zum Abwarten eines günstigen und schonenden Operationszeitpunktes muss jedoch immer in Betracht gezogen werden, dass es sich gerade bei Gefäßverletzungen um stark blutende Traumata handelte, die gegebenenfalls zeitnah operiert werden mussten, um das Leben des Soldaten zu retten.[224] Dabei hielten manche Chirurgen auch die Schusskanaleiterung für keine Gegenindikation. Sie waren der Überzeugung, dass die völlige Unterlassung jeder Haut- und Muskelnaht weniger eine Gefährdung der Arteriennaht bedeutete, als wenn man sie ausführte und somit Buchten und Nischen für die Bildung von Thromben, die sich lösen konnten, schuf.[225]

In Bezug auf die Durchführung der Gefäßnaht unterschieden sich die Methoden der einzelnen Chirurgen stark voneinander. Dennoch hatte sich in den Augen vieler die Gefäßnaht und im speziellen die Resektion der verletzten Arterie, die zirkuläre Naht und, wo die Spannung dies verbot, die autoplastische Implantation eines Venenstücks bewährt.[226]

Manche Chirurgen empfahlen, bei der Vornahme der Gefäßnaht ausreichend Abstand zur Verletzungsstelle zu halten, da die Arterienwand in der Umgebung des Risses brüchig sein konnte. Gegebenenfalls musste ein Stück der Arterie reseziert werden und, um die Lumina nicht unter Spannung wieder zu vereinigen, ein Venenstück implantiert werden. Die Venenklappen bereiteten bei diesem Vorgehen keine Schwierigkeiten, soweit die Vene in verkehrter Flussrichtung eingepflanzt wurde.

---

221 von Bonin, G.: Aneurysmen durch Schussverletzungen, in: Münchener Medizinische Wochenschrift 62,38 (1915), S. 1288.

222 von Haberer, H.: Kriegsaneurysmen, in: Münchener Medizinische Wochenschrift 63,29 (1916), S. 1051.

223 Enderlen, [ ]: Unterbindung frischer Arterienverletzung, in: Feldärztliche Beilage zur Münchener Medizinischen Wochenschrift 63,7 (1916), S. 265.

224 von Haberer, H.: Diagnose und Behandlung der Gefäßverletzung, in: Münchener Medizinische Wochenschrift 65,15 (1918), S. 405–409.

225 Hans, H.: Die Aneurysmanaht größerer Arterien, in: Feldärztliche Beilage zur Münchener Medizinischen Wochenschrift 68,40 (1916), S. 1436–1437.

226 von Bonin, G.: Aneurysmen durch Schussverletzungen, in: Münchener Medizinische Wochenschrift 62,38 (1915), S. 1288.

Man war überzeugt, dass die Exstirpation des Aneurysma und der betroffenen Arterie mit anschließender Gefäßnaht und Venenimplantation die beste Methode war, um eine dauerhafte und suffiziente Zirkulation wiederherzustellen.[227]

Bei der Frage, ob die Gefäßnaht unter künstlicher Blutleere durchgeführt werden sollte, divergierten die Meinungen der Frontchirurgen stark. Ein Nachteil war, dass das Auffinden eines eventuellen zweiten Aneurysmasackes erschwert, wenn nicht gar verhindert werden konnte.[228]

Auch empfanden manche Chirurgen die Gefäßnaht als sehr leicht, während andere sie als schwierig erachteten. Es wurde zum Beispiel einerseits am liebsten die Seitennaht ausgeführt, wenn zu viel des Gefäßes weggeschossen war, und man resezierte quer und nähte längs, um einer Verengerung des Gefäßlumens entgegen zu wirken. Bei den schwerer zu operierenden arteriovenösen Aneurysmen musste trotz gewaltiger Schwielen immer die Arterie und Vene repariert werden. Dieses Vorgehen war sehr zeitaufwändig und anspruchsvoll. Ob eine Sackexstirpation vorgenommen wurde, war auch von Chirurg zu Chirurg unterschiedlich, da die Befürchtung gehegt wurde, durch dieses Vorgehen gut entwickelte Kollaterale zu entfernen. Bluthöhlen mussten drainiert, bei Steckschuss immer der Fremdkörper entfernt werden.[229]

Die Behandlung der Aneurysmen, zumal der arteriovenösen, sollte ausnahmslos in einer Operation, nicht konservativ, bestehen. Die Operation hatte radikal zu sein, d.h. sie musste die künstliche Gefäßöffnung vollständig verschließen. Als oberster Grundsatz sollten alle mit dem Aneursysmasack kommunizierenden Gefäße vollständig verschlossen werden. Dieses Verfahren musste auch dann angewandt werden, wenn der Aneurysmasack nur ganz geringe Dimensionen hatte, wie es häufig beim arteriovenösen Aneurysma vorkam.

Darüber hinaus konnten bei allen durchgeführten Operationen Blutgerinnsel im Sacke nachgewiesen werden. Mit der Gefahr der Vergrößerung dieser Gerinnsel und der Thrombosierung der kommunizierenden Gefäße bestand auch die Gefahr der Embolie. Dies war ein weiterer Grund zur sofortigen Operation eines Aneurysmas.

---

227 Hotz, G.: Zur chirurgische Behandlung der Aneurysmen, aus dem Reservelazarett Diakonissenhaus- Nervenklinik Freiburg i.B., in: Feldärztliche Beilage zur Münchener Medizinischen Wochenschrift 62,7 (1915), S. 239–240.
228 von Haberer, H.: Weitere Erfahrungen über Kriegsaneurysmen, mit besonderer Berücksichtigung der Gefäßnaht, in: Münchener Medizinische Wochenschrift 62.21 (1915), S. 715.
229 Bier, A.: Chirurgie der Gefäße, Aneurysmen, in: Feldärztliche Beilage zur Münchener Medizinischen Wochenschrift 62,17 (1915), S. 608.

Bei jeder Aneurysmaoperation verfuhr man wie folgt: Es wurde zunächst unter Schonung des Aneurysmasackes das zuführende arterielle Gefäß, danach das abführende aufgesucht, um einen Überblick über die Gefäßläsionen zu erhalten. Dass die Präparation des zentralen Endes zuerst erfolgte, war eine unbedingte Notwendigkeit, wenn sich die Operation nicht bei Blutleere ausführen ließ.

Nachdem zuführendes und abführendes arterielles Gefäß bloßgelegt waren, isolierte man den Tumor. Anschließend eröffnete man ihn, um die Gefäßkommunikation in seinem Inneren aufzusuchen. Die Tumorwand wurde so weit wie möglich entfernt, die veränderten Gefäßstücke ausgeschnitten und anschließend die Gefäße durch Naht vereinigt. Venöse Gefäße zu nähen stellte sich schwierig dar, deshalb führte man Venentransplantationen durch, um große Defekte zu überbrücken und Spannungen an den Gefäßenden zu vermeiden.

Eine Unterbindung der mit dem Aneurysma kommunizierenden Vene konnte ohne Gefahr erfolgen, da sich meist ein venöser Kollateralkreislauf gebildet hatte.

Mittels oben bereits genannter Kollateralzeichen wurde auch untersucht, ob sich ein Kollateralkreislauf bei der Arterie ausgebildet hatte. War dieser Kreislauf nur spärlich ausgebildet, so musste die periphere Extremität kühl gehalten werden, um den Stoffwechsel der Gewebe zu verlangsamen und die Hautgefäße durch Reflex zu verengen.

Die anschließende Arteriennaht wurde nach dem Verfahren von Carrel ausgeführt. Zunächst verband man durch drei stärkere Nähte die beiden Gefäßrohrenden an den drei äquivalenten Punkten miteinander und fasste die dazwischen liegenden Gefäßstrecken durch fortlaufende Naht zusammen. Dabei durften die Gefäßstücke bei der Abklemmung nicht zu starken Druck erleiden. Zur Sicherheit und um Nachblutungen zu verhindern, legte man einen gestielten oder freien Muskellappen um das Gefäß in der ganzen Ausdehnung an, in der es freigelegt worden war. Der Muskellappen verwuchs mit der Gefäßwand und verstärkte diese dadurch.

Von größter Bedeutung war es, dass an der Nahtstelle nur Intima mit Intima in Berührung kamen, um Thrombosen zu vermeiden.

Bald nach Ausführung der Naht war der Puls in dem peripheren Arterienabschnitt wieder palpabel, aber oftmals war er schwächer als am gesunden Gliede und blieb es auch.[230]

---

230 Lengnick, L., Weiss, O.: Über die klinischen Erscheinungen und die Operation des Aneurysmas, in: Feldärztliche Beilage zur Münchener Medizinischen Wochenschrift 62,35 (1915), S. 1193–1196.

Wie bereits dargestellt, wurde zur Gefäßnaht für gewöhnlich das Carrelsche Verfahren angewandt. Es musste Intima auf Intima zu liegen kommen, um die Entstehung von Thrombosen zu vermeiden. Dafür wurden langstreckige Gefäßstücke eingesetzt, die es im späteren Verlauf erheblich erschweren konnten, die Gefäßenden durch Naht aneinander zu bringen. Reichte die Beugung der Extremität in solch einem Falle nicht aus, bediente man sich der Vena saphena magna, von der ein astfreies Stück aufgrund der Venenklappen rückwärts als Verpflanzungsmittel eingesetzt werden konnte.[231]

Manche Kriegschirurgen wendeten auch die von Jeger durchgeführten U-förmigen Nähte mithilfe eventuell in Paraffin getränkter feinster Seide und dünnen Nadeln an und schlossen die Wunde primär.[232]

In Bezug auf die an der Front ausgeführte Gefäßnaht soll besonders der Chirurg von Haberer hervorgehoben werden, der zahlreiche Kriegsaneurysmen operiert hatte und ein überzeugter Anhänger der zirkulären Gefäßnaht war. Seiner Meinung nach war sie nur selten wirklich technisch unausführbar, denn selbst Defekte von 5 cm waren in seinen Augen kein Hindernis, wenn die Gefäße gut mobilisiert waren und die günstigste Stellung der Gelenke zunächst eingehalten wurde, die aber schon nach sechs Tagen langsam ausgeglichen werden konnte. Die Naht hatte bei ihm sogar einen wegen gleichzeitiger Fraktur angelegten Extensionsverband vertragen.[233] Auch er betrachtete die schwere Infektion als Gegenindikation für die Ausführung der Gefäßnaht.

Jedoch wich er hinsichtlich der Asepsis etwas von der Meinung der Mehrheit ab, indem er sagte, dass ein absolut aseptisches Operationsgebiet kein unbedingtes Erfordernis für die Naht sei, wenn man nur das Operationsgebiet für einige Tage drainierte.

Wegen der Gefahr der Thrombose und Embolie unterband von Haberer bei gleichzeitiger Verletzung von Arterie und Vene die Vene ober- und unterhalb des Aneurysma. Nervenlähmungen nahm von Haberer nicht gleich in Angriff, da sie in der Mehrzahl nicht durch den Schuss, sondern durch das Aneurysma hervorgerufen wurden und von selbst nach dessen Beseitigung verschwanden.

---

231 Hauber, [ ]: Durch Schussverletzung entstandenes Aneurysma und seine Behandlung, in: Feldärztliche Beilage der Münchener Medizinischen Wochenschrift 68,13 (1916), S. 473–474.
232 Ebd.
233 von Haberer, H.: Gefäßchirurgie, in: Münchener Medizinische Wochenschrift 64,12 (1917), S. 389.

Haberer operierte nicht unter Blutleere, einmal, um für die schwierigen Aneurysmen der Arteria subclavia und Arteria carotis, bei denen die Blutleere unmöglich war, geübt zu sein, außerdem, weil er jede längerdauernde Ischämie für die Gefäßnaht fürchtete und aus dem Grunde auch die Höpfernklemmen möglichst kurz anlegte.[234]

Die Technik der lateralen Wandnaht wurde als einfacher angesehen als die zirkuläre.[235] Es wurde fortlaufend und zwar senkrecht zur Längsachse des Gefäßes genäht, wobei die Nähte meist hielten und die Zirkulation bestehen blieb. Alternativ zur senkrechten Nahtrichtung konnte auch gleichlaufend mit der Gefäßrichtung genäht werden, um Verengungen zu vermeiden.

War aufgrund ausgedehnter Gefäßzerreißungen die laterale Wandnaht unmöglich, wurde nach Resektion des zerfetzten Arterienstückes zirkulär genäht. Dabei bediente man sich zweier U-förmiger Nähte an der Vorder- und Hinterwand des Gefäßes, die die Gefäßnaht wesentlich erleichterten. Anschließend wurde mit den lang gelassenen Fadenenden der beiden U- Nähte von hinten nach vorne und die gegenüberliegende Seite von vorne nach hinten fortlaufend genäht. Als Nahtmaterial diente feinste, mit steriler Vaseline eingefettete Gefäßseide.

Jegliche Verletzung der Intima des Gefäßes, jede Quetschung desselben musste möglichst verhütet werden, um das Gelingen der Naht sicherzustellen.

Nach Vollendung der Arteriennaht fettete man die Nahtstelle wieder mit Vaseline ein und schlug daraufhin, wenn sich die Gelegenheit bot, einen gestielten Muskellappen manschettenförmig um dieselbe. Dadurch konnten kleine Blutungen aus den Stichkanälen beseitigt und die Nahtstelle geschützt werden.

Während von Haberer ein Kritiker der Operationen in Blutleere war, führten andere Chirurgen diese aus, da sie die Operation erleichterte und damit verkürzte. Der Schlauch wurde jedoch sofort entfernt, wenn die Gefäße dargestellt und die Höpfnerklemmen angelegt worden waren.

Im Verlauf des Krieges sammelte man immer häufiger die Erfahrung, dass Gefäßnähte durchaus auch im infizierten Wundgebiet erfolgreich verlaufen konnten, und versuchte sie auch in noch nicht geschlossenen, frischen Wunden.[236] Postoperativ wurde die Weichteilwunde nicht vollständig geschlossen, sondern mehrere

---

234 von Haberer, H.: Kriegsaneurysmen, in: Münchener Medizinische Wochenschrift 63,29 (1916), S. 1051.
235 Ebd.
236 Ebd.

Tage lang drainiert. Nach Ansicht einzelner Chirurgen erweiterte sich damit die Indikationsstellung der Naht wesentlich.

Als Kontraindikationen galten lediglich auch weiter schwere Phlegmonen, septischer Allgemeinzustand und stark ausgeblutete Patienten – vor allem aufgrund Verwundungen der unteren Extremität -, da sich die Operationsdauer bei ihnen so kurz wie möglich gestalten musste.[237]

Wo die Arterie nur sehr oberflächlich von Muskeln unbedeckt lag, wie z.B. in der Kniekehle, konnten einige Situationsnähte die Hautwunde verkleinern.

Zur Drainage primär infizierter Wunden hatte es sich bewährt, mehrere Fäden (zum Beispiel die lang gelassenen Jod-Katgut-Umstechungsfäden) zu einem Docht zusammenzulegen oder zu drehen und diese in den Hautecken oder zwischen zwei Hautfäden auszuleiten.

Bei Aneurysmaoperationen nicht aseptischer Natur zogen viele Chirurgen auch die offene Wundversorgung vor.[238] Das freie Offenlassen der Wunde beugte auch der Gefahr der Gasphlegmone im aneurysmatisch zertrümmerten und blutig durchtränkten Gewebe vor.

Bei arterio- venösen Aneurysmen war darauf zu achten, ob der Durchschuss der Arterie begleitende Venen mitverletzt hatte, damit Rezidivoperationen verhindert werden konnten. Um neue Stichkanäle in der Arterie zu vermeiden, war es oft praktisch, die Fäden der U- Nähte zunächst lang zu lassen. Wenn dann bei der Probe sich eine Undichtigkeit herausstellte, so konnten zwei benachbarte Einzelfäden untereinander verbunden und so ohne neue Nadelstiche und ohne neue Fäden kleine Schlitze geschlossen werden. Wenn die U- Nähte in der Längsachse des Gefäßes untereinander geknotet wurden, konnten sie sogar die Gefäßlichtung wieder etwas erweitern.

Das Prinzip einer guten Gefäßnaht sah von Haberer in der Adaptierung von Intima auf Intima. Mit feinsten Nadeln und feinster Seide näherte er sich dem Prinzip von Carrel in der Weise, dass die Gefäßstümpfe zunächst durch einige Haltefäden (Carrel verwendete drei) einander genähert wurden. Zwischen diesen Haltefäden wurde dann mit Knopfnähten oder fortlaufend weitergenäht. Von Haberer und manche andere Chirurgen legten auch nur an zwei gegenüberliegenden Punkten der Arterienenden zunächst lediglich zwei Knopfnähte an (Abb. 24); von

---

237 Pribram, E.: Zur Therapie der Gefäßverletzungen im Kriege, in: Feldärztliche Beilage zur Münchener Medizinischen Wochenschrift 63,36 (1916), S. 1306–1308.
238 von Haberer, H.: Diagnose und Behandlung der Gefäßverletzungen, in: Münchener Medizinische Wochenschrift 65,14 (1918), S. 363–367.

Haberer nähte prinzipiell dann sowohl die vordere wie die hintere Halbperipherie mit Einzelknopfnähten weiter (Abb. 24).

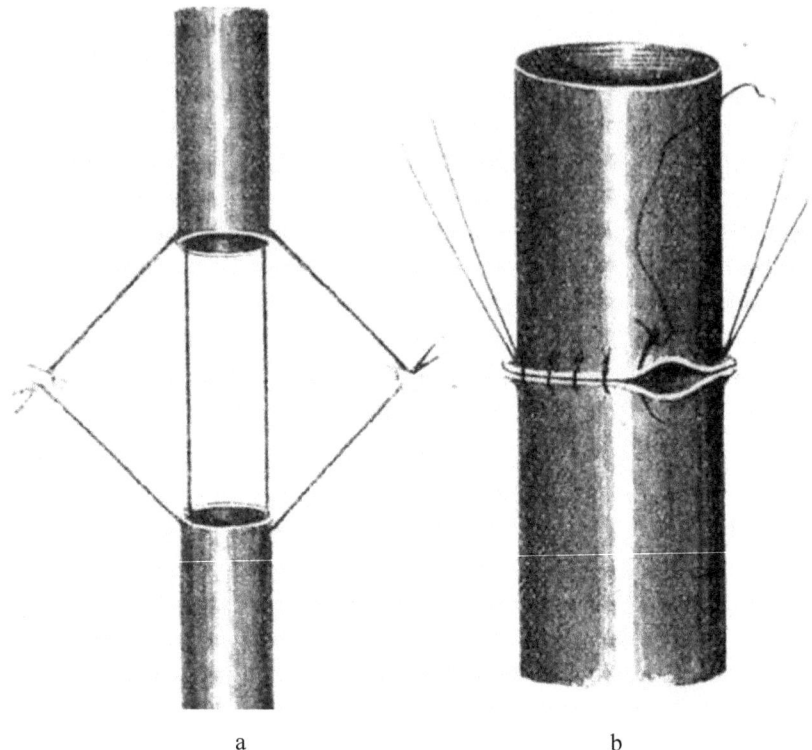

a　　　　　　　　　　　b

Abb. 24:　Modifikation der Gefäßnaht nach Carrel durch von Haberer[239] a) Zirkuläre Gefäßnaht b) Die zwei ersten Haltefäden angelegt

Von Haberer plädierte außerdem dafür, die zirkuläre Gefäßnaht auch an Stellen auszuführen, an denen Defekte von 5–6 cm Länge vorlagen. Solche Distanzen waren durchaus auszugleichen und stellten nach von Haberer keine Kontraindikation für eine Gefäßnaht dar. Durch zweckmäßige Präparation konnte man die Gefäßenden weitgehend mobilisieren und dann noch bestehende Spannungen durch Beugung in den Gelenken verringern.

Von Haberer leitete in drei Fällen unmittelbar nach der zirkulären Gefäßnaht wegen gleichzeitig bestehender Frakturen sofort die Extensionsbehandlung ein.

239　Ebd

War der Defekt so groß, dass eine entsprechende Annäherung der Gefäßlumina nicht erfolgen konnte, führte man die Venentransplantation aus (Abb. 25). Außerdem transplantierte von Haberer ein 10 cm langes Arterienstück mit Erfolg. An Stelle der Transplantation konnte auch die plastische Deckung eines Gefäßloches aus der Wand des Aneurysmasackes vorgenommen werden, wenn dieser breit genug ausgebildet war (Abb. 25).

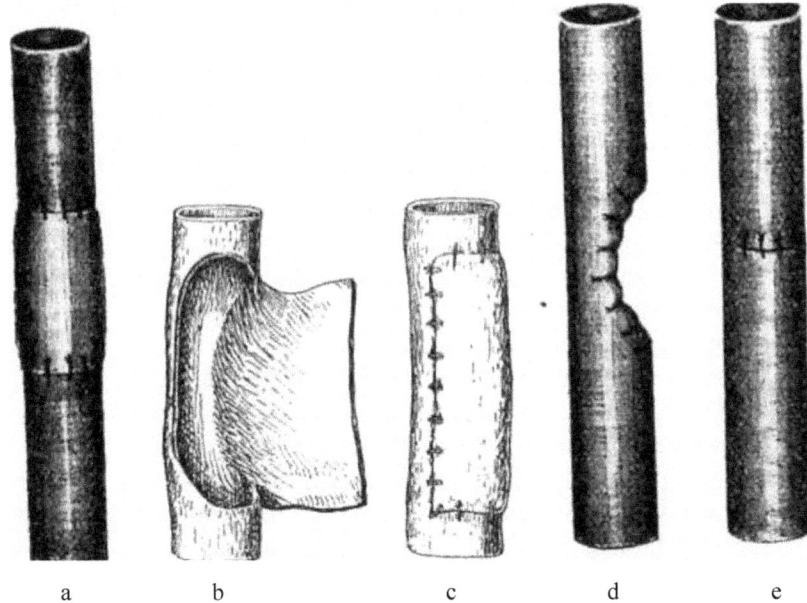

Abb. 25: weitere Optionen zur Behandlung von Gefäßwanddefekten[240]
a) Venentransplantation, b/c) Küttnersche Plastik aus dem Aneurysmasack, d) Seitliche Arteriennaht, e) Seitliche Arteriennaht im Sinne der zirkulären Naht.

Leichter als die zirkuläre Gefäßnaht ließ sich die laterale Naht bei seitlichen Wanddefekten ausführen, wenn man dabei die Nähte senkrecht auf die Achse des Arterienloches legte (Abb. 25). Diese Methode bewirkte jedoch eine regelmäßige Verengerung des Gefäßlumens an der Nahtstelle, wodurch die Zirkulation geschädigt und die Gefahr der Thrombosierung im Bereich der Nahtstelle erhöht wurde. Dementsprechend empfahl man, ein laterales Loch im Sinne der zirkulären Naht, also durch Nähte, die parallel der Arterienachse liefen, zu schließen (Abb. 25). Dadurch verhinderte man eine Einengung an der Stelle der Gefäßnaht. Von Haberer hatte die

---

240 Ebd.

Erfahrung gemacht, dass bei arteriovenösen Aneurysmen die Unterbindung der Vene fast nie zu postoperativen Komplikationen führte. In Ausnahmefällen von arteriovenösen Aneurysmen, wie zum Beispiel bei denen der Arteria iliaca communis knapp unterhalb der Teilungsstelle der Aorta, musste auch die Vene genäht werden, weil die arteriovenöse Kommunikation zwischen Arteria iliaca communis und Vena cava zustande gekommen war. Übergroße aneurysmatische Säcke ließen sich ohne unverhältnismäßig großen Eingriff nicht exstirpieren, deswegen wurde die Gefäßnaht bevorzugt, wenn es genügte, den aneurysmatischen Sack lediglich auszuräumen.

Wichtig für die Gefäßnaht war, dass glatte Wundränder aneinander gelagert wurden. Von Haberer plädierte jedoch nicht dafür, etwa den ganzen Bereich des Gefäßes, in dem sich die Adventitia kallös verändert hatte, zu resezieren. Derartige Veränderungen der äußeren Gefäßwandschichten hatten für die Haltbarkeit der Naht seiner Meinung nach keine Bedeutung.

Sowohl bei der Unterbindung von Gefäßen wegen Aneurysmabildung als auch bei der Naht wurden die Gefäße in ihrem normalen anatomischen Verlauf aufgesucht, wobei man sehr häufig geschwollene Drüsen fand, die für den weiteren Operationsvorgang hinderlich sein konnten.

Von Haberer warnte vor der Entfernung dieser Drüsen, da sie und ihre Lymphgefäße fast regelmäßig Keime enthielten und man auftretenden Infektionen vorbeugen konnte, indem man die Drüsenverletzung vermied.

Vor allem zum Ende des Ersten Weltkrieges hin wurde von Haberer ein immer überzeugterer Anhänger der Gefäßnaht und unterband nur noch in Ausnahmefällen.

Von Haberer führte die Gefäßnaht auch im infizierten Gebiet aus, umgab dabei jedoch die genähte Arterie allseits mit Weichteilen oder unter Umständen mit einem gestielten Muskellappen.[241]

Er war der Meinung, wenn man leicht infizierte Fälle von der Gefäßnaht ausschließen wolle, könne man so gut wie niemals nähen, da in der Zeit, in der man Aneurysmen nach einer Verletzung behandeln musste, nahezu alle leicht infiziert waren. Man konnte diese Infektion lediglich vor der Operation noch nicht sicher nachweisen. Dementsprechend sprach sich von Haberer für die Naht aus unter der Voraussetzung, dass man die bei der Operation gesetzte Wunde nicht vollständig verschloss, sondern entsprechend drainierte.

In der von von Haberer erstellten Tabelle wurden alle Fälle, einschließlich aller Fälle mit schweren Nebenverletzungen wie Gelenks-, Knochenverletzungen, Verletzungen der Lunge, des Abdomens, des Ösophagus usw., alle Fälle von Nachblutung und schwerer Allgemeininfektion aufgenommen. Leider ist nicht nachvollziehbar, unter welchen

---

241 Ebd.

Sitz des Aneurysmas	Zahl	Behandlungsart: Zirkuläre Naht	Behandlungsart: Laterale Naht	Behandlungsart: Unterbindung	Gestorben	Geheilt	Anmerkung
Carotis communis	12	4	8		1	11	Unter den Todesfällen
Carotis interna	1	.	.	1	.	1	finden sich:
Carotis externa	1		.	1	.	1	Zirkuläre Nähte 2
Subklavia	24	8	10	6	3	21	Laterale Nähte 2
Axillaris	24	15	6	3		24	Unterbindungen 8
Brachialis	14	5	3	6	1	13	
Kubitalis	1	.	1		.	1	
Radialis	1	.	.	1	.	1	Todesursache:
Iliaca communis	1		1	.		1	
Iliaca externa	8	6	2	.		8	Sepsis 8 Fäll
Femoralis ober Profunda	13	9	3	1	1	12	Schock 1 Fall
Femoralis unter Profunda	29	16	10	3	3	26	Blutung 1 Fall
Profunda femoris	14		1	13	3	11	Status thymicus 2 Fäll
Femoralis im Adduktorenschlitz	12	8	3	1	.	12	
Poplitea	22	14	6	2	.	22	Sekundäre Amputation
Glutea	4	.		4	.	4	3 Fälle.
Tibialis autica	5	.	.	5	.	5	
Tibialis postica	6		.	6		6	
Tibialis autica und postica	2	.	1	1	.	2	Aneurysmarezidiv:
Maxillaris interna	1		.	1	.	1	1 Fall.
Temporalis	1			1		1	
	196	85	55	56	12	184	

Abb. 26: Auftreten von Aneurysmen und ihre Behandlung[242]

242 Ebd.

Voraussetzungen von Haberer die in der Tabelle dargestellten Gefäßverletzungen operierte. Es handelt sich jedoch um seine eigenen Kasuistiken, die er zum Ende des Ersten Weltkrieges 1918 veröffentlichte. Dementsprechend darf davon ausgegangen werden, dass, wenn es sich nicht ausschließlich um Kriegsoperationen handelte, doch der Großteil der Fälle von von Haberer frontnah operiert wurde. Seiner Meinung nach waren Gefäßverletzungen jedesmal eine Teilerscheinung der Verletzung und daher behandlungsbedürftig – gleichgültig, ob sie sich an einer Extremität mit gleichzeitiger Fraktur oder am Halse bei gleichzeitiger Verletzung des Ösophagus befanden.

Anhand der Tabelle sieht man, dass von Haberer Aneurysmen der meisten Arterien operierte. Es handelte sich um 196 Fälle, bei welchen 140 Mal die Gefäßnaht (85 Mal die zirkuläre Naht, 55 Mal die laterale Naht) und nur in 56 Fällen die Unterbindung ausgeführt wurde.

Insgesamt starben 12 Patienten, 184 wurden geheilt. Drei Operierte mussten sekundär amputiert werden. Zwei Patienten, bei denen eine zirkuläre Naht ausgeführt worden war, sowie zwei Patienten, bei denen eine laterale Naht durchgeführt worden war, starben. Hingegen starben acht Patienten nach der Unterbindung. Als Todesursache fand man bei acht Operierten Sepsis, die durchaus schon vor der Operation bestanden hatte, darunter befand sich z.B. ein Fall mit schwerer Ösophagusverletzung und eitriger Mediastinitis. In einem Fall handelte es sich um Gasgangrän. Nur in je einem Fall verlor von Haberer den Patienten durch Schock bzw. Blutverlust bei der Operation. Zwei Patienten starben direkt nach der Operation ganz plötzlich. Der Obduzent konnte als Todesursache nur einen schweren Status thymo-lymphaticus feststellen. Obligatorisch war dabei eine Obduktion zur Zeit des Ersten Weltkrieges nicht, und vor allem frontnah darf nicht davon ausgegangen werden, dass Zeit und Personal zur Verfügung stand, um sich derartigen „Feinheiten" der Medizin zu widmen. Viele Todesursachen blieben deshalb ungeklärt und konnten nicht in ihrem vollkommenen Ausmaß verstanden werden.

In allen 12 Fällen verletzter Carotis communis wurde sie genäht. Davon konnten 11 Verwundete ohne jede Funktionsstörung geheilt werden; ein Patient, bei dem gleichzeitig eine schwere Ösophagusverletzung vorlag, starb. Lediglich in einem Fall von Verletzung der Carotis interna unterband von Haberer, weil der Fall ohnehin länger zurücklag und zur Zeit der Operation bereits Gehirnschäden bestanden. Von den übrigen Aneurysmen der oberen Körperhälfte imponierten zahlenmäßig die der Subclavia und die der Axillaris.

Von 24 Subklaviaaneurysmen nähte von Haberer 18, nur sechs unterband er. Die drei Todesfälle betrafen ausschließlich die Fälle der Unterbindungen. In dieser Hinsicht muss jedoch bemerkt werden, dass von Haberer die Operation der Subklaviaaneurysmen als eine der anspruchsvollsten bezeichnete, die seiner Ansicht nach ohne Aufklappung der Klavikula nicht durchführbar war. Auch die Arteria axillaris war nicht leicht zu operieren. Von Haberer operierte 24 Axillarisaneurysmen, davon nähte er 21 und unterband nur drei.

Besonders wies er noch auf den Fall von arteriovenösem Aneurysma der Arteria iliaca communis hin, weil die technischen Schwierigkeiten dieser Operation, die man der bestehenden Verwachsungen wegen transperitoneal ausführte, ganz besondere waren. Die Höpfnerklemme musste direkt an die Aorta angelegt werden. Anschließend war die Naht von Arterie und Vene absolut indiziert, erstere wegen der zu fürchtenden Ernährungsstörungen, letztere deshalb, weil, wie schon weiter oben gesagt, die Vena cava verletzt war, deren Unterbindung man nicht ohne weiteres ausführte.

Während manche Operateure die Indikation für die Operation rein arteriovenöser Fisteln von den subjektiven Beschwerden eines Verletzten abhängig machten oder gänzlich von diesem Eingriff abrieten, hielt von Haberer den Eingriff für streng indiziert, da durch das lange Vorhandensein arteriovenöser Fisteln oft schwere, venöse Zirkulations-, Funktions- und trophische Störungen eintreten konnten.

Die Abbildung 27 zeigt einen Fall, bei dem die Veränderungen sehr auffallend waren. Das Aneurysma arteriovenosum der vorderen Tibialgefäße am Unterschenkel war zur Zeit der Operation drei Jahre alt. Der Patient hatte ausgedehnte pulsierende Varizen des Unterschenkels und dabei ein größeres Unterschenkelgeschwür, das nicht heilen wollte.

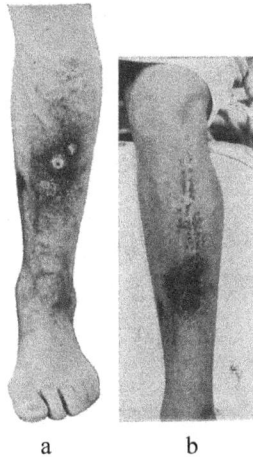

a   b

Abb. 27:   Aneurysma arteriovenosum der vorderen Tibialgefäße[243] *a) Vor der Operation, b) Nach der Operation*

---

243 von Haberer, H.: Diagnose und Behandlung der Gefäßverletzung, in: Münchener Medizinische Wochenschrift 65,15 (1918), S. 405–409.

Betrachtet man das nachfolgende Bild, so sieht man, dass in diesem Fall von Karotisaneurysma ein eigentümliches Verhalten der Karotis und ihrer Verästelung vorlag. Die angeborene Astfolge der Karotis war ungewöhnlich (Abb. 28) – entweder aufgrund des Aneurysmas selbst oder aber connatal. Dieser Fall betraf einen Soldaten (Abb. 29), bei welchem das Aneurysma an sich gar nicht groß war (siehe die Photographien des Patienten vor und nach der Operation), beim Tragen starker Lasten aber unheimlich anschwoll und beim Patienten durch sein starkes Sausen Schwindelgefühl hervorrief. Ob es sich bei den genannten Aneurysmen um kriegsbedingte Verletzungen handelte, ist nicht eindeutig. Die Beispiele sollen jedoch dienlich sein, die damaligen unterschiedlichen Behandlungsmöglichkeiten von Aneurysmen, welche verletzungsbedingt auch an der Front auftreten konnten, nachzuvollziehen.

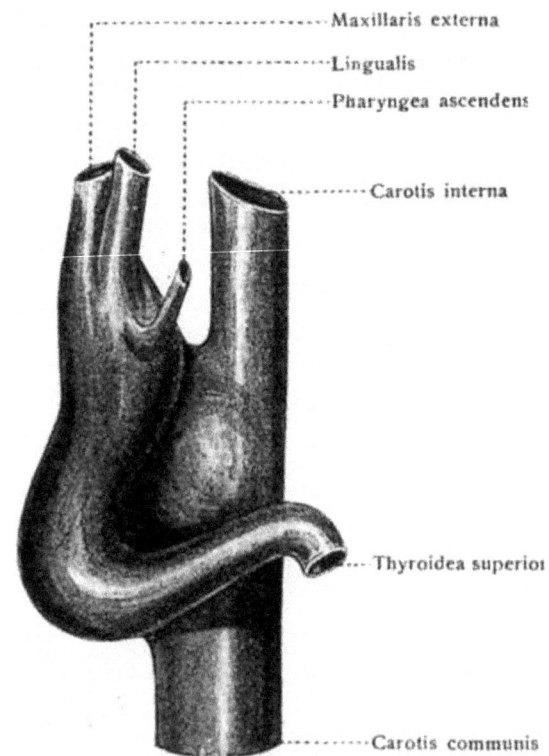

Abb. 28:   *abnorme Astfolge der Arteria carotis communis*[244]

---

244 Ebd.

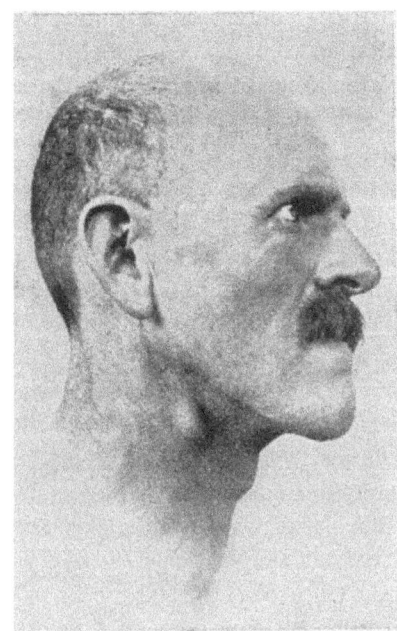 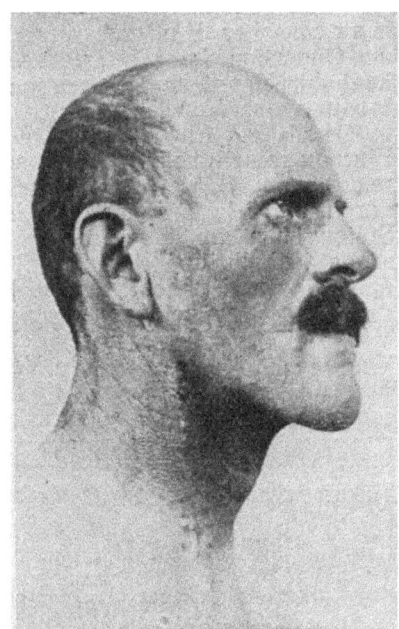

Abb. 29: Aneurysma der Arteria carotis communis[245]

Die anatomische Untersuchung dieser Aneurysmen nach der Exstirpation ergab in zwei Fällen ausgesprochene sklerotische Veränderungen der Gefäßwand. In einem Falle fehlten derartige Veränderungen, in allen Fällen aber handelte es sich um einen eigentümlichen Bau der Gefäßwand im Bereiche der klinisch als Aneurysma verum angesprochenen Veränderung, der sich im wesentlichen daraus bestand, dass die Elemente der Media außerordentlich kümmerlich entwickelt waren. In allen drei Fällen wurde nach der pathologischen Untersuchung die Diagnose Aneurysma abgelehnt und die Veränderung als Arteriektasie hohen Grades bezeichnet, weil nirgends eine Unterbrechung der Gefäßwandschichten, vor allem nirgends eine solche der Elastika, gefunden werden konnte.[246] Hinsichtlich der anatomischen Untersuchung der Aneurysmen kann davon ausgegangen werden, dass diese nicht frontnah, sondern in der Heimat erfolgte.

Angesichts der schwierigen Situation an der Front überrascht es nicht, dass trotz der gravierenden Verletzungsbilder zum Nachteil des wissenschaftlichen

---

245 Ebd.
246 Ebd.

Fortschrittes nur vereinzelt postmortale Obduktionen durchgeführt wurden. Dies ist ein weiterer Hinweis darauf, dass man sich primär mit der akuten Behandlung der zahlreichen schwerverletzten Soldaten auseinander zu setzen hatte, als dass Zeit und Kapazitäten dafür bestanden hätten, sich mit der genauen Pathologie einer Erkrankung zu beschäftigen.

Im Zusammenhang mit der Anwendung von Gefäßnähten müssen auch die Gefäßplastiken und -transplantationen besprochen werden. Wenn weder leichter Zug, noch die Beugung der benachbarten Gelenke für die Annäherung der Gefäßenden und Ausführung der Gefäßnaht ausreichten und der Fall für die Unterbindung ungeeignet war, schritt man zur Gefäßtransplantation oder -plastik. Darüber hinaus barg die Beugung auch den Nachteil, dass die Naht unter sehr starker Spannung stand, sobald die Extremität wieder gestreckt wurde. Gegebenenfalls konnte dadurch die Durchblutung der Gliedmaße leiden, vor allem jedoch beobachtete man des Öfteren eine nachfolgende Kontraktur der Gelenke. Es konnte durchaus vorkommen, dass deswegen Patienten etwa mit der Ligatur der Arteria femoralis schneller die normale Funktion wiedererlangten als solche, denen die gleiche Arterie unter starker Beugung im Knie- und Hüftgelenk zirkulär genäht worden war.

Im Fall langstreckiger Gefäßdefekte wurde meist ohne besonderen Schaden unterbunden, denn gerade hier war der Kollateralkreislauf ausreichend entwickelt, sonst wäre die Extremität schon in der ersten Zeit nach der Verletzung gangränös geworden.

Bei Gefäßstrecken, die man wegen der Häufigkeit postoperativer Gangrän jedoch nicht unterbinden sollte (die Arteria iliaca externa, das obere Drittel der Arteria femoralis bis zum Abgang der Arteria femoralis profunda, sowie die Arteria poplitea), blieb bei großem Defekt die freie Transplantation eines Venenstückes die erfolgversprechendste Operation. Dafür musste das Gefäßmaterial meist von entfernter Stelle mittels einer besonderen Operation entnommen werden. Man hatte zur Implantation in die Arterie stets nur Venenwand zur Verfügung, die sich allerdings – wie es Tierexperimente gezeigt hatten – arteriell umformte.

Die Technik der Operation war nicht einfach und die angewandte doppelte zirkuläre Naht zeitraubend.

Dementsprechend war das zu transplantierende Gefäßstück trotz vorsichtigster Behandlung mannigfachen Schädigungen bei Entnahme und Verpflanzung ausgesetzt und dadurch zur Thrombose disponiert, weil es sich um Venen, nicht um Arterienwand handelte. Obwohl ihre Lage der Richtung des Blutstromes angepasst wurde, wirkten die Venenklappen in dieser Hinsicht nicht günstig, da sie die Zirkulation immerhin ein wenig aufhielten und dementsprechend Thrombosen begünstigen konnten.

Das Lumen des implantierten Venenstückes war an den großen Arterien, für welche die Transplantation am häufigsten in Frage kam, dem Arterienlumen meist inkongruent.

Außerdem stellte sich heraus, dass die Wundumgebung des Kriegsaneurysmas nicht sehr günstig für die Einheilung des Transplantates war.

Dementsprechend konnte man die Gefäßtransplantation nicht ohne weiteres empfehlen.

Folgend nun Beispiele für den plastischen Ersatz von Arterien. Leider geht der Autor dieses Beitrages nicht näher auf die Hintergründe der Operationen ein, sodass nicht gesagt werden kann, zu welchem Zeitpunkt nach der Verletzung die Operation erfolgte, wie lange sich die Heilungsdauer erstreckte oder wo operiert wurde.

Plastischer Ersatz der Arteria femoralis am Leistenband

„Arteriovenöses Aneurysma mit Bildung einer lateralen Aussackung an der Arterie. In der Vene ein Schlitz, der durch Längsnaht geschlossen wurde. In der Arterie blieb nach Trennung von Arterie und Vene ein länglicher Ein- und Ausschuss, zwischen beiden eine ziemlich breite Brücke. Ligatur kam wegen des hohen Sitzes der Verletzung oberhalb des Abganges der Profunda nicht in Frage. Um nun die Resektion des ganzen verletzten Arterienstückes zu vermeiden, wonach die zirkuläre Naht nur unter starker Spannung bei hochgradig flektiertem Hüftgelenk möglich gewesen wäre, wurde folgende Plastik ausgeführt: Die Öffnung medial der Brücke wurde durch Längsnaht geschlossen (Abb. 30). Aus dem Hals der arteriellen Aussackung wurde ein kleines, türflügelförmiges Läppchen gebildet, welches über die laterale Öffnung hinübergeschlagen und mit ihren vorsichtigst angefrischten Rändern vernäht wurde (Abb. 30).

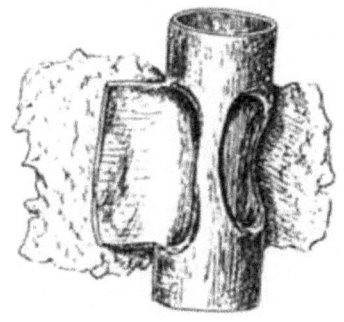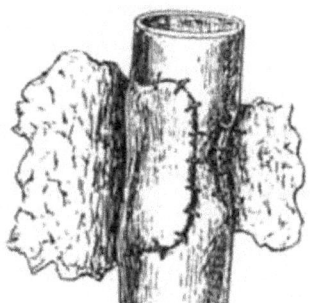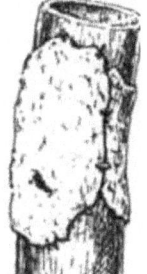

Abb. 30: plastischer Ersatz der Arteria femoralis am Leistenband[247]

---

247 Küttner, H.: Gefäßplastiken, in: Feldärztliche Beilage zur Münchener Medizinischen Wochenschrift 63,20 (1916), S. 721–723.

Das Gefäßrohr war nur wenig verengt. Zur Sicherung der Naht wurden zwei auf beiden Seiten des Gefäßes aus dem Bindegewebe der Nachbarschaft gebildete gestielte Läppchen um das Gefäßrohr herumgeschlagen und durch feine Nähte vereinigt (Abb. 30). Glatte Heilung mit erhaltenem peripherem Puls."[248]

Plastischer Ersatz der Arteria poplitea

„Arteriovenöses Aneurysma der Poplitea, Kombination von Sackform und Varix aneurysmaticus. Nach Abtragung des Aneurysmasackes blieb ein schlitzförmiger Defekt in der Vene, der durch Längsnaht geschlossen werden konnte. An der Arterie länglicher Ein- und Ausschuss mit Erhaltung einer schmalen Brücke.

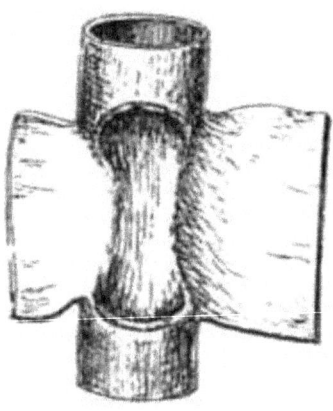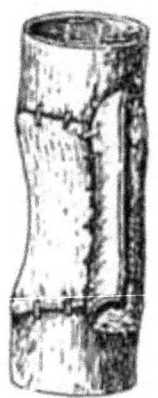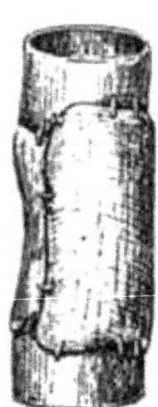

Abb. 31:   *plastischer Ersatz der Arteria poplitea I*[249]

Die Brücke wurde abgetragen und auf beiden Seiten des Arterienrohres aus der unmittelbaren Nachbarschaft des Gefäßrohres je ein kleines Läppchen von Türflügelform gebildet. Der Lappen wurde auf der einen Seite etwas breiter gebildet als auf er anderen; es ergab sich dies aus der Form der beiderseits der Arterie erübrigten Sackreste (Abb. 31). Anschließend wurde das schmalere Läppchen mit feinen Einzelnähten an die Innenfläche des breiteren Lappens angenäht (Abb. 31), der überstehende Rest des breiteren Lappens über diese Naht hinübergeschlagen und mit einigen Knopfnähten am Arterienrohr befestigt. Das Gefäß erschien nach Vollendung der Plastik etwas dicker als normal, das Blut trat frei wieder in den peripheren Teil über. Auf eine weitere Sicherung der Naht wurde verzichtet. Glatte Heilung mit erhaltenem Puls an der Tibialis posterior.

---

248 Ebd.
249 Ebd.

In letzterem Falle war das Gelingen der Plastik besonders beweisend, da der Pat. vorher eine langwierige Thrombose durchgemacht hatte und vor der Operation sehr unter der schlechten Zirkulation in Unterschenkel und Fuß, die kalt, blass, schmerzhaft und zyanotisch waren, litt. Hätte man in diesem Falle das verletzte Gefäßstück reseziert und unter starker Flexion zirkulär genäht, so wäre das Resultat wahrscheinlich nicht so günstig geworden wie nach der Plastik. Gerade die Nachbehandlung in der ungezwungenen geraden Stellung des Beines war an der Poplitea von großem Vorteil gegenüber der Fixierung in starker Flexion, die stets den venösen Abfluss behinderte."[250]

Plastischer Ersatz der Arteria poplitea

„Arteriovenöses Aneurysma (Aneurysma varicosum mit intermediärem Sack). Die Vene zeigte nach Präparation des Aneurysmas einen großen Defekt; da reichlich venöse Kollateralen vorhanden waren, wurde sie doppelt unterbunden und reseziert. An der Arterie großer Ein- und Ausschuss mit schmaler Brücke zwischen beiden (Abb. 32). Die Brücke wurde abgetragen. Aus der unmittelbaren Nachbarschaft wurde zu beiden Seiten je ein schmales türflügelförmiges Läppchen gebildet (Abb. 32) und mit feinsten Einzelnähten vereinigt (Abb. 32).

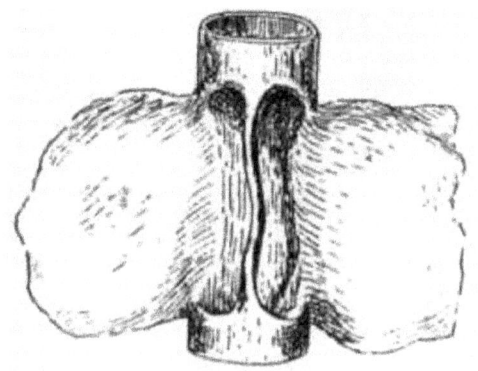 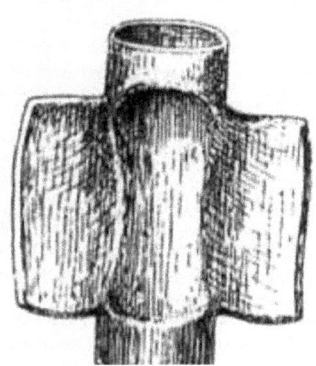

Abb. 32:   *plastischer Ersatz der Arteria poplitea II*[251]

Zur Sicherung der Naht wurde ein frei transplantierter Faszienlappen um das Gefäßrohr herumgelegt.
Glatte Heilung mit erhaltenem peripherem Puls. Auch keine venösen Stauungserscheinungen."[252]

---

250 Ebd.
251 Ebd.
252 Ebd.

Dieser Beitrag über Gefäßplastiken war ein Beweis dafür, dass die Gefäßnaht längst nicht so schwierig war, wie vielfach angenommen wurde, und dass sich die Möglichkeit bot, an Blutgefäßen nicht nur die gewöhnliche Naht, sondern auch zahlreiche andere komplizierte Operationen auszuführen.[253]

Manche Chirurgen waren der Meinung, dass Venenautotransplantationen nur in Ausnahmefällen zur Anwendung kommen sollten, da sie meist entbehrlich und nutzlos wären, darüber hinaus noch gefährliche Operationen darstellten und selbst größere Defekte durch Naht zu verschließen waren. In den Augen anderer Mediziner traf dies zwar für die Arteriendefekte in der Nähe von Gelenkbeugen zu, da hier die Lumina durch bestimmte Lagerung einander angenähert werden konnten, nicht jedoch für weiter vom Gelenk entfernt liegende Defekte (wie zum Beispiel am Oberarm und Oberschenkel oder an den Schlüsselbein- und Halsgefäßen).[254] Hier musste die Arterie gegebenenfalls weitläufig mobilisiert werden, was ohne Schädigung der Nebenäste meist nicht möglich war. Diese jedoch konnten im Falle des Misslingens der Naht zur Ernährung der Extremität notwendig sein.

Außerdem befürchteten die Gegner der Venenautotransplantation, dass die freitransplantierten Venenstücke thrombosierten und undurchgängig wurden und dass die transplantierte Vene sich unter dem starken arteriellen Druck allmählich erweiterte und ihrerseits zu einem Aneurysma führte. Beide Annahmen erwiesen sich jedoch als falsch. Man gelangte zu der Erkenntnis, dass eine Autotransplantation umso besser gelang, je näher das verwendete Transplantat der Verletzungsstelle entnommen wurde.[255]

Demgegenüber transplantierte von Haberer in einem Ausnahmefall ein 10 cm langes Arterienstück mit Erfolg. An Stelle der Transplantation konnte gewiss in einigen Fällen von großen seitlichen Wanddefekten der Arterie die plastische Deckung eines Gefäßloches aus der Wand des Aneurysmasackes vorgenommen werden. Diese Methode setzte jedoch einen bereits ausgebildeten Aneurysmasack voraus.[256]

Nach einer gelungenen Gefäßnaht sah man im Gegensatz zu Unterbindungen nie Zirkulationsstörungen, es sei denn, sie wurden durch gleichzeitige schwere Nervenverletzungen erzeugt. Meist konnte der Patient nach 14 Tagen, selbst wenn man die Extremität in einer starken Beugestellung zur Adaption der Gefäßenden fixiert hatte,

---

253 Ebd.
254 Sehrt, E.: Vollkommener Dauererfolg von Venenautotransplantation eines Defektes der Arteria femoralis nach 1 ½ Jahren, in: Münchener Medizinische Wochenschrift 65,12 (1918), S. 326–327.
255 Ebd.
256 von Haberer, H.: Diagnose und Behandlung der Gefäßverletzungen, in: Münchener Medizinische Wochenschrift 65,14 (1918), S. 363–367.

seine Extremität wieder normal gebrauchen. Die Beugestellung wurde meist sieben bis zehn Tage nach der Operation aufgehoben. Viele Verwundete waren nach der Durchführung einer Gefäßnaht zur Behebung einer vaskulären Verletzung schneller wieder felddiensttauglich ohne eine Herabsetzung der Kraft auf der ehemals kranken Seite, als wenn man eine Ligatur vornahm. Nach der Anlegung von Gefäßnähten trat manchmal ein Gefäßgeräusch an besagter Stelle auf, das an das Vorhandensein eines Aneurysma denken ließ. Es lag jedoch kein Rezidiv vor, sondern man vermutete, dass es sich entweder um eine eventuelle Verengung der Nahtstelle, also eine Art Stenose, eine eventuelle Erweiterung des Gefäßes an der Nahtstelle infolge der hier geänderten Wandbeschaffenheit des Gefäßes oder aber um Narbenbildung um das Gefäß herum handelte. Die Kenntnis der möglichen Ursachen für das Gefäßschwirren war für jeden Chirurgen wichtig zu wissen, weil nur durch sie eine voreilige, neuerliche operative Freilegung des Gefäßes verhindert werden konnte.[257]

Wichtig ist zu sagen, dass viele postoperative Komplikationen nicht aus der Gefäßnaht selbst resultierten, sondern aus dem aufgrund des Nahrungsmangels und der anstrengenden Kriegstätigkeit kräftemäßig ausgezehrten Patienten, der schon präoperativ kreislaufinstabil war.[258]

Des Öfteren wurde postoperative Thrombosenbildung beobachtet. Nicht immer führte diese Thrombose zur Störung der Ernährung der betroffenen Extremität, dagegen bestanden über einige Tage als Folge der mangelhaften Zirkulation Ödem an Unterschenkel und Fuß. An der Ferse konnten sich kleine Dekubitalgeschwüre entwickeln, wie man sie auch nach Gefäßligaturen des Öfteren gesehen hatte. Bei den ersten Gehversuchen zeigten die Patienten die gleiche Klinik wie nach Ligaturen und klagten über heftige Schmerzen in der Wade und den Gelenken. Unter orthopädischer Nachbehandlung trat jedoch im Verlaufe von mehreren Wochen eine wesentliche Besserung des Gehvermögens ein.

Außerdem hatte man die Erfahrung gemacht, dass sich kleine, nach einer zirkulären Gefäßnaht entstehende Thromben auch von selbst wieder auflösen konnten, wodurch das Gefäß wieder durchgängig wurde. So fühlte sich der Fuß eines Patienten am Abend nach der Operation kalt an und war blass, der periphere Puls war nicht zu tasten und der Patient verspürte „Ameisenkribbeln" im Fuß und ein Stechen und Klopfen an der Nahtstelle.

---

257 von Haberer, H.: Diagnose und Behandlung der Gefäßverletzung, in: Münchener Medizinische Wochenschrift 65,15 (1918), S. 405–409.
258 Hauber, [ ]: Durch Schussverletzung entstandenes Aneurysma und seine Behandlung, in: Feldärztliche Beilage der Münchener Medizinischen Wochenschrift 68,13 (1916), S. 473–474.

Als schon eine erneute Operation durchgeführt werden sollte, wurde der Fuß wieder warm und die Zirkulation blieb dauerhaft erhalten.[259] Im Großen und Ganzen muss jedoch resümiert werden, dass man die postoperative Emboliegefahr nicht zu beherrschen wusste. Zum einen war man sich ihrer genauen Ursachen nicht bewusst, zum anderen gab es kein verfügbares Antikoagulanz in ausreichenden Mengen, das man den Operierten hätte verabreichen können. Dementsprechend stellte die Thrombusbildung und Emboliegefahr Hauptkomplikationen der damaligen Gefäßchirurgie dar.

Auch wenn die Venenautotransplantation ein sehr brauchbares Verfahren darstellte, um die Ernährung einer Extremität sicher zu stellen, so misslang sie dennoch oft aufgrund von Infektionen, postoperativer Eiterung mit Thrombose und Nekrosen.[260]

Fallbericht über eine Naht der Arteria carotis communis:

„G.L., 20 Jahre alt, wurde am 4. VI. 15 durch einen Gewehrschuss am Halse verwundet. Die Kugel ging von rechts nach links quer durch den Hals. Sie drang am rechten M. sternocleidomastoideus etwa 4 cm über der Klavikula ein und blieb in der linken Infraklavikulargrube stecken. Bei der Verwundung verlor der Patient sehr viel Blut und wurde bald bewusstlos. Der nebenstehende Kamerad komprimierte die Arterie und verband ihn mit Verbandpäckchen. Der Bataillonsarzt band eine Stunde später noch Watte herum. Nach 2 ½ Stunden bei der Ankunft im Feldlazarett wurde Patient wach, aber ganz klar wurde er erst am nächsten Tage. Die nächsten Tage nach der Verwundung konnte Patient nicht schlucken. Der rechte Arm war gelähmt und Patient hatte Kopfschmerzen in der rechten Schläfengegend. Der auf dem Schlachtfelde angelegte Verband wurde am vierten Tage im Kriegslazarett zum ersten Mal gewechselt. Dabei wurde auch zum ersten Male das Summen an der rechten Halsseite festgestellt.

Am 12. VI. 15 traf Patient in Kolberg ein. An der Einschussstelle wie darüber war ein deutliches Aneurysmaschwirren hör- und fühlbar. Der Hals an der rechten Seite war angeschwollen, Patient klagte über Schmerzen in der rechten Schläfe und den rechten Arm konnte er nicht heben.

Am 28.VI.15 entschloss sich Parczewski zur Operation.

Verlauf der Operation: Entlang dem rechten M. sternocleidomastoideus ein 9 cm langer Schrägschnitt nach unten median bis zum Sternoklavikulargelenk. Freilegung des M. sternocleidomastoideus, Zurückschieben desselben, Freilegung der Gefäße. An der Vena jugularis interna sah man eine vernarbte Einschussöffnung, die Vene war erweitert und mit der darunter liegenden Carotis communis resp. dem Aneurysma derselben fest verwachsen. Beim Abpräparieren der dünnwandigen Vene riss dieselbe

---

259 Pribram, E.: Zur Therapie der Gefäßverletzungen im Kriege, in: Feldärztliche Beilage zur Münchener Medizinischen Wochenschrift 63,36 (1916), S. 1306–1308.
260 Sehrt, E.: Vollkommener Dauererfolg von Venenautotransplantation eines Defektes der Arteria femoralis nach 1 ½ Jahren, in: Münchener Medizinische Wochenschrift 65,12 (1918), S. 326–327.

an zwei Stellen ein und musste deshalb unterbunden werden. Das pflaumengroße Aneurysma der Karotis kam nun deutlich zum Vorschein und wurde vorsichtig aus den Verwachsungen herausgelöst. Die Karotis wurde oberhalb und unterhalb des Aneurysmas freipräpariert und durch Höpfnersche Klemmen möglichst weit proximal und distal vom Aneurysma abgeklemmt. Es erfolgte die Resektion des Aneurysmas samt des dazugehörigen Karotisstücks von über 2 ½ cm Länge. Nach der Resektion zogen sich die Gefäßstümpfe stark zurück, so dass die Distanz etwa 6 cm betrug. Die Gefäßnaht End-zu- End gestaltete sich dadurch besonders schwierig. Die Adventitia, welche über die Gefäßlumina hinausragte, wurde mit der Schere abgetragen. In die Lumina wurde etwas sterile Vaseline eingespritzt und die typischen Situationsnähte wurden angelegt. Bei der großen Distanz war das Zusammenknüpfen der Situationsnähte sehr mühsam. Es gelang nur in der Weise, dass man den Kopf des Patienten nach der Operationsseite so weit als möglich hinüberbeugte, wodurch allerdings der Zutritt zum Operationsfeld wiederum erschwert wurde, und dann vorsichtig die Situationsnähte einzeln nacheinander so lange anzog, bis schließlich die beiden Gefäßenden an drei Stellen sich berührten. Nachdem das Zusammenknoten der Nähte gelungen war, wurde die Zirkulärnaht gelegt mit feinster Gefäßseide und geraden Nadeln. Während der Zirkulärnaht wurden je 2 Situationsnähte nach oben angezogen, so dass die Gefäßwände dachförmig zueinander lagen. Es wurde 1 mm vom Rande eingestochen, der Endfaden der Zirkulärnaht wurde mit dem darauf folgenden Situationsfaden zusammengeknotet. Nach vollendeter Naht wurde unter das zusammengenähte Gefäß ein Tupfer gelegt und mit einem zweiten Tupfer die Nahtstelle von oben leicht komprimiert. Hierauf wurde die distal angelegte Klemme abgenommen, nach einer weiteren Minute auch die proximale. Die Durchgängigkeit des Gefäßes war vollständig. An den Einstichstellen ganz minimale Blutung, die sofort stand.

Das Gefäß wurde nunmehr in die Tiefe gelegt, der Sternokleido mit den Kehlkopfmuskeln durch 2 Nähte fixiert. Faszinnaht, Hautnaht, Stärkeverband in stark nach rechts geneigter Kopfhaltung.

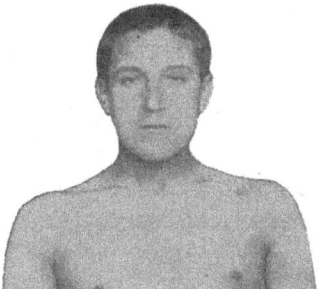 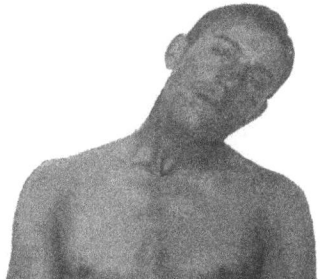

Abb. 33: Verletzung der Arteria carotis communis[261]

---

261 Parczewski, [ ]: Über die Naht der A. carotis communis, in: Feldärztliche Beilage zur Münchener Medizinischen Wochenschrift 63,46 (1916), S. 1646–1647.

5.VII.15 Erster Verbandwechsel. Wunde per primam geheilt. Entfernung der Nähte. Kopfhaltung stark nach rechts gebeugt. In den ersten 2 Tagen nach der Operation war die Abendtemperatur 37,6 bzw. 37,5 ° C sonst normal.

14.VII.15 Patient gab an, dass er Schmerzen im rechten Arm hatte, wenn er den Kopf gerade strecken wollte. Pulsation der Karotis gut.

2.VIII.15 Die Schmerzen im rechten Oberarm traten nur noch bei brüsken Bewegungen des Kopfes auf. Die Kopfhaltung des Patienten besserte sich.

6.IX.15 Patient fühlte sich die ganze Zeit wohl, klagte über keine Kopfschmerzen. Die Armschmerzen wurden geringer.

27.IX.15 Die Kopfhaltung war fast gerade. Patient klagte nicht mehr über die ziehenden Schmerzen im Arm.

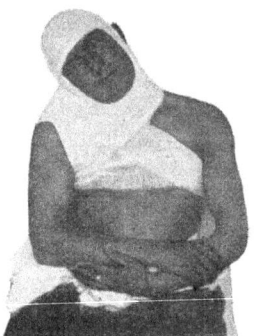 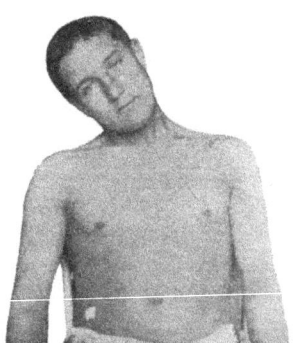

Abb. 34:   *Verletzung der Arteria carotis communis postoperativ*[262]

30.X.15 Die Pulsation in der operierten Karotis dauernd gut. Die Pulswelle in beiden Karotiden gleich stark. Kopfhaltung normal. Patient konnte sogar nach der linken Seite den Kopf etwas hinüberbeugen.

Beachtenswert bei dem vorliegenden Falle war die restitutio ad integrum. Die Funktion des Gefäßes war vollkommen, die Verkürzung der Carotis communis, die inklusive der Naht fast 3 cm betrug, machte sich nach einigen Monaten in keiner Weise mehr bemerkbar. Patient konnte nach einem Jahr den Kopf nach der entgegengesetzten Seite überbeugen, ohne irgendwelche Beschwerden."[263]

Dieser Fall ist vor allem in der Hinsicht interessant, als dass er eine der wenigen erfolgreich verlaufenden Operationen der Arteria carotis darstellt und zeigt, dass auch große Stücke eines Gefäßes ohne spätere Komplikationen reseziert werden konnten. Es wird deutlich, dass statt der seitlichen Naht, die das Gefäßlumen stark einengen konnte, auch die End-zu-End-Vereinigung durchgeführt werden

---

262   Ebd.
263   Ebd.

konnte und beste Erfolge zeigte. Bei ihrer Anwendung war jedoch die Exaktheit der Naht von größter Bedeutung. Interessant ist jedoch auch, dass erst vier Tage nach der Verletzung auf dem Schlachtfeld zum ersten Mal ein Verbandswechsel stattfand. Diese Tatsache impliziert, wie lückenhaft und schwierig die suffiziente Versorgung der Soldaten an der Front gewesen sein muss. Erst drei Wochen später konnte der Soldat in Kolberg, einer polnischen Stadt, operiert werden. Ob hier damals ein Feld- oder Kriegslazarett errichtet war, ist unklar.[264]

Fallberichte über Brand der Extremitäten nach Gefäßverletzung:

(Leider ist auch hier nicht genau nachvollziehbar, an welcher Front sich die Soldaten verletzten und in welche rückwärtigen Versorgungseinheiten sie zur Weiterbehandlung gebracht wurden. Dennoch stellen die Kasuistiken interessante gefäßchirurgische Eingriffe dar, die während des Ersten Weltkrieges durchgeführt wurden, und sollen deshalb nicht unerwähnt bleiben.)

„1.) J.N., Unteroffizier, 21 Jahre alt.

Bisher vollkommen gesund, aktiv gedient, wurde am 1.VIII.15 durch Schrapnellkugel am linken Arm und linken Unterschenkel verletzt; beiderseits Weichteilschuss. Links Durchschuss durch die untere Hälfte der Kniekehle, Notverband. Verband auf dem Truppenverbandsplatz, dann ins Feldlazarett abtransportiert. Hier bekam N. in der Nacht vom 4. zum 5. VIII. plötzlich heftigste Schmerzen im linken Unterschenkel. Er hatte das Gefühl, als ob das ganze Bein kalt würde. Die Schmerzen wurden so heftig, dass er sich den Verband abreißen musste. Abtransportiert mit Lazarettzug. Aufnahme am 8.VIII.15: Organ gesund, zierlich gebauter Mann. Urin frei von Eiweiss und Zucker.

Temperatur erhöht, 39,2°. Weichteilschuss Oberarmmuskulatur links ohne Besonderheiten.

Der Unterschenkel des verletzten linken Beines mitsamt dem Fusse war bis Handbreit unterhalb des Kniegelenks blaurot verfärbt. Dazwischen lagen markstückgroße, hellrote Hautpartien, so dass das Bein hier ein geflecktes Aussehen bot. Der Unterschenkel war vollkommen kalt und nicht durchblutet. Lebendes und totes Gewebe setzte sich scharf gegeneinander ab. Kein Fäulnisgeruch! Es handelte sich um einen typischen trockenen Brand.

In der Höhe des Kniegelenksspaltes fand sich an der Ansatzstelle der Wadenmuskulatur an der Außenseite eine kirschgroße, lochförmige Einschusswunde, der auf der Innenseite in gleicher Höhe eine ebenso große Ausschussöffnung entsprach. Ein- und Ausschuss waren verklebt; es fehlten jegliche Entzündungserscheinungen. Die Gefäße in der Kniekehle waren auf Druck etwas schmerzhaft.

In der Annahme, es handele sich um eine Zerreissung der Kniekehlenschlagader, wurde die sofortige Operation vorgenommen. Es handelte sich dabei um den Versuch, noch möglichst viel von dem Gliede zu retten.

---

264 Ebd.

Operateur Prof. Franke, Äthernarkose, Blutleere.

Längsschnitt im Verlaufe der Gefäße der Kniekehle. Der Schusskanal wurde freigelegt. Das Gewebe zeigt keinerlei Entzündungserscheinungen. Es war nur etwas sulzig ödematös gequollen und an einigen Stellen braunrot, blutig durchtränkt. Der Gefäßstrang der Kniekehle in der Tiefe lang etwa 1 ½ Querfinger unterhalb des Schusskanals. Der Gefäßstrang war nicht verletzt; nur in der Gefäßscheide fanden sich einzelne Blutaustritte. Die Gefäße fühlten sich weich an, sie pulsierten nicht. Die Venen waren schlaff und blutleer. Beim vorsichtigen Aufschneiden der Kniekehlenarterie in der Längsrichtung zeigte sich das Gefäß durch einen langen Thrombus verschlossen. In der Höhe des Schusskanals war der Thrombus mit der Gefäßwandung fest verwachsen und riss hier beim Herausziehen mehrfach ein. Der Thrombus reichte nach oben zu bis 3 Querfinger breit oberhalb des Schusskanals und setzte sich nach unten bis in die Gefäße des Unterschenkels fort. Er wurde bis zur Mitte des Unterschenkels herausgeholt. Die Arterie wurde jedesmal durch seitliche Gefäßnaht verschlossen. Nach Abnehmen der Blutleerbinde war jetzt die Arterie vollkommen durchgängig und pulsierte gut.

Auf den Verlauf der Gangrän hatte die Operation keinen Einfluss. Das Bild des Brandes trat immer mehr hervor. Entzündungserscheinungen fehlten vollkommen. Die anfänglich bestehende Temperatursteigerung ging zurück. Am 27.VIII. war die Abgrenzung zwischen lebendem und totem Gewebe weit genug vorgeschritten. Der linke Unterschenkel wurde deshalb nach der Grittischen Methode abgesetzt. Der Verlauf war durch das Auftreten einer Wundinfektion gestört, so dass späterhin noch zu einer Nachamputation geschritten werden musste. Dann am 31. X. konnte N. als in Heilung begriffen ins Heimatlazarett verlegt werden.

Die histologische Untersuchung zeigte einen typischen gemischten Thrombus. Die Schichtung war sehr schön ausgeprägt. Der Thrombus setzte sich aus Blutplättchen, Fibrin, roten und weißen Blutkörperchen zusammen. An vereinzelten Stellen, die der Höhe des Schusskanals entsprachen, waren deutliche Zapfen der Intima sichtbar, die in den Thrombus hineingewuchert waren. Hier war das Blutgerinnsel relativ organisiert, durch den Rand zogen schon ziemlich derbe Fibrinfäden. Eben gebildete zellige Elemente folgten ihnen und hatten die roten Blutkörperchen schon teilweise aufgesogen.

2.Fall Sch., 13 Jahre alt.

Sch. wurde am 17.XII.16 bei der Explosion eines eisernen Benzinfasses verletzt. Der abgesprengte Deckel des Fasses schlug mit aller Wucht gegen die rechte Hand. Nach Notverband wurde Sch. eingeliefert.

Aufnahmebefund: Organgesunder, kräftig gebauter Junge. Der rechte Unterarm war handbreit oberhalb des Handgelenks nach unten und speichenwärts abgeknickt, an dieser Stelle heftiger Druckschmerz. Abnorme Beweglichkeit.

Der Handrücken und die untere Hälfte des Unterarms waren stark geschwollen. Die Haut war dunkel-blaurot verfärbt, wie wenn sie gestaut wäre. Ödem des Handrückens. Die rechte Hand fühlte sich etwas kälter an als die linke. Von dem rechten Daumen fehlte das Endglied; glatte, frische, nicht blutende Wundfläche. Weichteilwunden am rechten Daumenballen und in der Hohlhand; beide breit klaffend, aber nicht tiefer gehend. Der 1. und 2. Finger konnten überhaupt nicht bewegt werden. Die Beweglichkeit der übrigen Finger war nur in ganz geringem Grade erhalten. Gefühlsempfindung normal.

Das Röntgenbild zeigte einen Querbruch beider Vorderarmknochen im unteren Drittel, einen Bruch des Daumen- Grundgliedknochens, einen Bruch des zweiten und dritten Mittelhandknochens, einen Bruch des End-, Mittel- und Grundgliedknochens des Zeigefingers, sowie einen Bruch des Grundgliedknochens des Mittelfingers.

Die Behandlung bestand in Revision der Weichteilwunden, Richtigstellung der Bruchstücke und exakteste Lagerung der Hand auf Cramerscher Drahtschiene. Temperatursteigerung fehlte.

Am 20.XII. wurde der Verband gewechselt. Die Finger wie die ganze Hand waren kalt, livide! Die Empfindung und die Beweglichkeit war aufgehoben, alles Anzeichen des beginnenden Brandes!

Es wurden deshalb in der Annahme eines komprimierenden Hämatoms auf dem Handrücken, dem Vorderarm und an der Handinnenfläche breite Entspannungsschnitte angelegt. Sie bluteten nicht. Es war blutige Imbibition des Gewebes, aber kein größeres Hämatom vorhanden.

22.XII. nur geringer Temperaturanstieg. Die Zeichen der Nekrose der Hand und der unteren Hälfte des Vorderarmes wurden immer deutlicher; deshalb erneute Wundrevision, ohne Blutleere.

Überall am Vorderarm war die Muskulatur schwarz- dunkel, brandig verfärbt. Die operativ freigelegten Gefäße (A.radialis und ulnaris) waren ganz eng kontrahiert, aber nirgends durchtrennt oder beschädigt. Beim Aufschneiden erwiesen sie sich als vollkommen blutleer. Es wurde zuerst die A. radialis angeschnitten, dann durchschnitten; es entleerte sich kein Tropfen Blut. Thromben waren in den Gefäßen nicht vorhanden. Sie wurden nach oben hin bis zur Grenze des absterbenden Gewebes verfolgt. Absetzen des rechten Unterarms im Gesunden, an der Grenze vom oberen und mittleren Drittel. Auch hier an der Amputationsstelle waren die Gefäße außerordentlich eng, auf ein Drittel ihrer normalen Lichtung zusammengezogen. Erst nach geraumer Zeit fingen sie geringgradig an zu bluten und zu pulsieren. Die Wunde blieb breit offen. Verlauf durch Absterben der Haut verlängert, fieberfrei. Später Nachamputation.

Obduktion der Hand: Die Art.radialis wurde in ihrem ganzen Verlauf bis zur Durchtrittsstelle durch die anatomische Tabaksdose[265] freigelegt. In diesem Verlauf fanden sich keine größeren Blutergüsse. Die Arterie war an den verschiedenen Stellen eng und blutleer. Durchmesser ¾ mm. Kurz vor dem Eintritt in die anatomische Tabaksdose teilte sich die Arterie in den oberflächlichen und den tiefen Ast. Der oberflächliche Ast, zum oberflächlichen Hohlhandbogen gehend, war dünn und fein

---

265 Als „anatomische Tabaksdose" bezeichnet man die Vertiefung zwischen dem langen (M.extensor pollicis longus) und kurzen Daumenstrecker (M.extensor pollicis brevis) auf Höhe des Daumengrundgelenks. Sie wird von Schnupftabakverbrauchern gerne zum Einstreuen des Schnupftabaks zum Schnupfen verwendet.

und sehr stark kontrahiert. Der tiefe Ast zog unter den langen Daumenstrecksehnen durch die Mitte der Zwischenhandmuskulatur zwischen 1. und 2. Mittelhandknochen. Der 1. Mittelhandknochen war zertrümmert. In dem diese Stelle umgebenen Bluterguss lag auch die Arterie. Um die Arterie herum zahlreiche Blutaustritte. Die Arterie selbst war vollkommen unverletzt. Der tiefe Hohlhandbogen war sehr schön ausgeprägt. Die Gefäße waren fadenförmig eng kontrahiert, Dicke etwa 2/10 mm. Hielt man die ganze Arterie gegen das Licht, so waren auch hier keine Thromben zu sehen.

Die Arteria ulnaris war gleichfalls von der Amputationsstelle bis zu ihren feinsten Ästen hin vollkommen intakt. Sie wurde vorsichtig isoliert. In der Höhe der Bruchstelle der Vorderarmknochen fand sich um sie herum im Bindegewebe ein größerer Blutaustritt. Der oberflächliche Hohlhandbogen war gleichfalls gut ausgeprägt. Die kleinen Äste, die zu den Fingern führten, waren eng kontrahiert. Um die beiden letzten fand sich an umschriebener Stelle, auf etwa 2 cm Länge ein größerer Blutaustritt, der aber nur dem umliegenden Bindegewebe angehörte. Das Gefäß selber ließ sich gut isolieren. Auch hier wurde das Gefäß vollständig herausgenommen und fixiert. Gegen das Licht gehalten sah man im unteren Drittel der Arteria ulnaris einige Gerinnsel. Eine Kontinuitätsunterbrechung lag nirgends vor.

Gefäße im Ganzen herausgenommen und in Serienschnitten mikroskopisch untersucht. Die Arteria radialis war vollkommen blutleer, nur an den Gefäßwandungen fanden sich vereinzelte rote und weiße Blutkörperchen, ebenso waren die feinen Äste des oberflächlichen und tiefen Hohlhandbogens vollkommen blutleer, doch nirgends Thrombenbildung. Die Intima der Gefäße war überall glatt, nirgends Einrisse. Die Muskularis war ebenmäßig geschichtet, dagegen fanden sich in dem lockeren Gewebe der Adventitia an zahlreichen Stellen Blutaustritte."[266]

Äußerlich gesehen handelte es sich hier um zwei ganz ähnliche Verletzungen. Beide Kranke waren vollkommen organgesund und durch Schockwirkung nicht geschwächt. Bei beiden Verletzten lagen die Weichteilwunden außerhalb der Gefäße, die nirgends durchtrennt waren. Die Zeichen einer Schädigung des Gewebes durch eine schwerere Infektion fehlten. Auch hatte keinerlei Abschnürung durch einen zu stark drückenden Verband oder eine zu lange liegengebliebene Blutleere stattgefunden.

Klinisch wie pathologisch-anatomisch waren die Krankheitsbilder aber durchaus verschieden. Im Fall des Streifschusses in der Höhe der Kniekehlenarterie traten nach anfangs glattem Verlauf im verletzten Unterschenkel plötzlich heftigste Schmerzen, Kältegefühl und andere Störungen der Gefühlsempfindung auf, bis schließlich das Bild des trockenen Brandes immer deutlicher wurde. Die Operation

---

266 Boyksen, [ ]: Über den Brand der Extremitäten nach Verletzung der Gefäße durch fernwirkende mechanische Gewalt, in: Feldärztliche Beilage zur Münchener Medizinischen Wochenschrift 64,19 (1917), S. 628–629.

zeigte die Arterie bis 6 cm oberhalb des Schusskanals durch einen das ganze Gefäß ausfüllenden Thrombus verschlossen. In der Höhe des Schusskanals war der Thrombus fest mit der Intima des Gefäßes verwachsen.

Durch die mechanische Erschütterung war es in der Höhe des Schusskanals zu einer Zerreißung der Intima gekommen. An den aufgerollten Blättern der Intima verlangsamte sich der Blutkreislauf, es setzten sich vereinzelte Blutniederschläge ab, bis das ganze Gefäß verschlossen war und das typische Bild der Thrombose daraus resultierte.

Man schlussfolgerte aus diesem Befund, dass auch bei den nicht direkt getroffenen Blutgefäßen die Seiten- und Fernwirkungen der modernen Rasanzgeschosse im Wundkanal Überdehnungen erzeugen konnten, die zu queren Einrissen der Intima und Media und damit gegebenenfalls konsekutiv zur Ausbildung eines Aneurysmas führen konnten.

Die bei all diesen Verletzungen eintretende Erschütterung führte zu feinen und feinsten Zerreißungen der Gefäßwand, die zur Ausbildung eines Aneurysmas oder der Thrombose führen konnten.

Bei dem zweiten Fall handelte es sich in Form der Explosionsverletzung mit starker Erschütterung, mehrfachen Knochenbrüchen, Weichteilwunden und zahlreichen Blutaustritten um die schwerere der beiden Verletzungen. Am Aufnahmetag war die verletzte Hand bereits livide verfärbt und die Fingerbeweglichkeit herabgesetzt bzw. aufgehoben.

Trotz der sofort einsetzenden exakten Behandlung war am dritten Tage nach der Verletzung bei glattem Wundverlauf das verletzte Glied kalt. Die geringste, im Anfang vorhandene Beweglichkeit hatte völlig aufgehört. Dabei äußerte der Kranke keinerlei Schmerzen. Die in der Annahme eines komprimierenden Hämatoms angelegten Entspannungsschnitte vermochten das Fortschreiten des trockenen Brandes nicht aufzuhalten.

Auch hier gab die Autopsie in vivo Aufschluss. Sämtliche Gefäße waren selbst an der Stelle der stärksten Gewebszerstörung in ihrer Kontinuität erhalten; aber sie waren eng auf ein Drittel ihres normalen Umfanges zusammengeschrumpft und dabei vollkommen blutleer. Nirgends fanden sich Thromben, von den größeren Stämmen bis zu den feinsten Ausläufern. Dieser abnorme Kontraktionszustand reichte sogar weiter hinauf bis hinter die Amputationsstelle, auf Teile des Gliedes, die bei der eigentlichen Verletzung überhaupt nicht betroffen waren.

Fasst man dies alles zusammen, so wurde ein abnormer Gefäßkrampf als Ursache für das Absterben des Gliedes angesehen. Wahrscheinlich war die Erschütterung bei der Explosionsverletzung die Ursache dieser angiospastischen Störungen. Offenbar hatten die Folgen des abnormen Kontraktionszustandes der Gefäße erst langsam eingesetzt. Der zeitweise Durchtritt einzelner Schübe geringer Blutmengen durch die verengten Gefäße genügte anfänglich zur Ernährung des verletzten Gliedes. Schließlich hörte aber der Blutstrom vollkommen auf und damit auch die Ernährung der Extremität.

Von einem chirurgischen Eingriff konnte bei einer Thrombose, wie sie im ersten Fall bestand, nur ganz am Anfang ein Heilerfolg erwartet werden. In Betracht kam außer Entfernung des Thrombus noch ein Vorgehen im Sinne der Wietingschen Operation, einer Anastomose zwischen Vene und Arterie.

In fortgeschrittenen Fällen, wie bei dem hier beschriebenen, blieb die Absetzung des Gliedes jedoch als einziger Ausweg. Die Freilegung und Ausräumung der Arterie war bei der schon ausgebildeten Gangrän nichts als ein letzter Versuch mit wenig Aussicht auf Erfolg. Interessant ist außerdem, dass im zweiten Fall scheinbar ein Röntgengerät zur präoperativen Diagnostik zur Verfügung stand und außerdem das exzidierte Gewebe mikroskopisch untersucht wurde.[267]

Fallbericht eines Aneurysma arteriovenosum duplex:

„21 Jahre alter Soldat, der am 4.V.15 von der Flanke durch Infanterieschuss am rechten Oberschenkel verwundet wurde. Es handelte sich um einen glatten Durchschuss der Weichteile, der schon am 22.VI.15 zur Entlassung kam, ohne dass eine Gefäßverletzung nachgewiesen worden war. Seit September 15 zum zweiten Male ununterbrochen im Felde, erlitt Pat. am 14.IX.16 einen Granatstreckschuss des gleichen Oberschenkels. Da derselbe ohne Bedeutung für die Folgen der ersten Verletzung war, konnte sein weiterer Verlauf hier übergangen werden. Kurz vor der zweiten Verwundung im August wurde zum ersten Male Pulsieren an der Innenseite des rechten Oberschenkels bemerkt, was sich namentlich beim Stillestehen und Marschieren als unangenehme, lästige Empfindung dokumentierte. Pat. legte der Erscheinung weiter keinen Wert bei, meldete sich auch nicht zum Arzt. Schwellung des Fußes trat seines Erinnerns nie auf, nur eine leichtere Ermüdbarkeit des rechten Beines bei längerem Gehen war ihm auffällig.

Bei der Aufnahme in das Lazarett am 28.IX.16 fand sich handbreit oberhalb des inneren Kniegelenksspalts unter einer erbsengroßen Schussnarbe eine taubeneigroße pulsierende, unter dem Finger schwirrende, komprimierbare Geschwulst. Seit Dezember nahm ihr Wachstum beträchtlich zu und stellte sich starkes Schwirren in der Kniekehle und nach dem Oberschenkel zu ein. Puls der Tibialis ant. und post. war deutlich verpätet, Stauung nicht vorhanden. Nach Heilung der zweiten Schussverletzung, als die Geschwulst bereits Hühnereigröße erreicht hatte und Perforation drohte, konnte endlich am 23. II. 17 die Operation vorgenommen werden.

Im Hunterschen Kanal wurde ein mächtiges arteriovenöses Aneurysma freigelegt. Der walnussgroße venöse aneurysmatische Sack war durch den erweiterten

---

267 Ebd.

Hiatus adductorius nach innen bis unmittelbar unter die Haut getreten. Schräg über den Sackhals zog, dort eine deutliche Schnürung bedingend, der Sehnenstrang des Adduktor magnus. Nach Durchtrennung der Fascia vasto-adductoria stellte sich bei Lösung der Gefäße aus ihrer Scheide zur Überraschung heraus, dass nach außen von der Schlagader eine zweite Einmündungs- und Austrittsstelle eine Vorbuchtung der Wand – die Andeutung eines zweiten Sacks – erkennen ließ. Die zweite Vene wurde unterbunden, das Aneurysma nach Anlegung von Stöberschen Gefäßklemmen reseziert und unter leichter Beugung im Knie- und Hüftgelenk, nachdem der Kollateralkreislauf nicht garantiert erschien, die Naht der Arterie und dann der Vene ausgeführt. Zur Sicherung wurde die Arteriennahtstelle mit einer Kalbsarterie umscheidet. Die Nähte hielten trotz des anfänglich 4 cm langen Defektes dicht, das Arterienrohr pulsierte.

Nach Schluss der Wunde Anlegung eines dorsalen Schienenverbandes mit Brücke an der Außenseite, Heilverlauf blieb ungestört. Nach 3 Wochen wurde langsam zu Streckung übergegangen. Am 28. V. 17 wurde Pat. geheilt entlassen. Puls der Femoralis an der Nahtstelle war gut zu fühlen, das Arterienrohr also durchgängig, ein Rezidiv nicht nachweisbar. Ausser Gefühl von Pelzigsein auf Knie und Schienbein und leichter Herzerregbarkeit bei Anstrengung bestanden keine Beschwerden."[268]

Interessant war bei der Präparation die Lage der Gefäße zueinander. Die Arterie lag zwischen den beiden Venen, vorne fast völlig von der Vena femoralis gedeckt. Die anormale Lage der großen Vene zur Arterie erklärte man sich so, dass der an der Stelle des geringsten Widerstandes durch den Hiatus adductorius zur Entwicklung gekommene Aneurysmasack eine Drehung der Vene nach vorne bedingte. Beide Venen waren stark erweitert, die Vena femoralis gut daumendick. Ob der vorliegende Venenbefund als eine paarige Anlage der Oberschenkelvenen neben der Arterie zu deuten oder die sicher sekundär gedehnte zweite Vene lediglich als ein hin und wieder vorkommender Verbindungsast zwischen Vena saphena parva und profunda femoris anzusehen war, ließ sich nicht sicher feststellen. Hinsichtlich der Entstehung der arterio-venösen Doppelverbindung bestanden zwei Möglichkeiten: Entweder wurden Arterie und Vene gleichzeitig verletzt oder es hatte erst nachträglich der Einbruch des nach Durchschuss der Arterie entstandenen Aneurysmas in die Vene stattgefunden; für letztere Annahme sprach der Umstand, dass das Aneurysma erst spät in Erscheinung getreten war.

Die beistehende Zeichnung des gehärteten, stark geschrumpften Präparates sollte ein ansatzweises Bild von der früheren Form geben.

---

268 Porzelt, W.: Ein Aneurysma arteriovenosum duplex, in: Feldärztliche Beilage zur Münchener Medizinischen Wochenschrift 64,45 (1917), S. 1476.

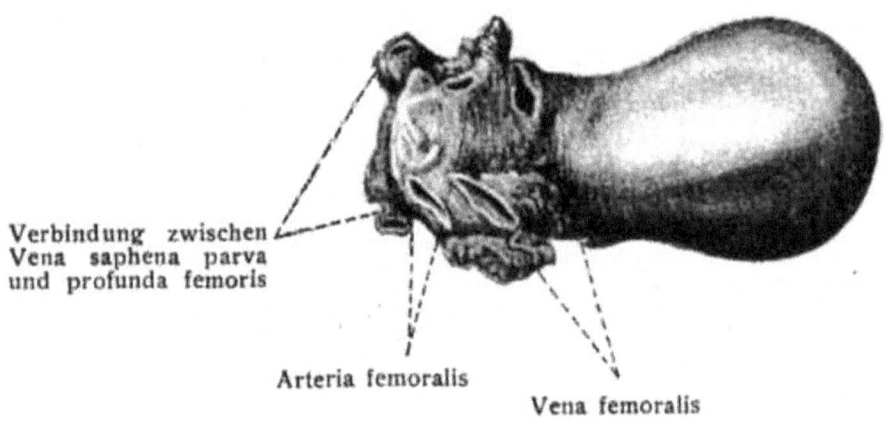

Abb. 35:   Aneurysma arteriovenosum duplex[269]

Das Aneurysma hatte sich, wie ein Rückblick zeigte, innerhalb 1 ¾ Jahren zur beschriebenen Größe entwickelt. Stauungserscheinungen am Bein hatten sich aufgrund des langen Verlaufes nicht eingestellt.[270]

5.9 Exkurs zu Jegers Veröffentlichungen über sein Wirken an der Front

Jeger, dessen Werk „Die Chirurgie der Blutgefäße und des Herzens" maßgebliche Grundlage des vorangehenden Kapitels über die Entwicklung der Gefäßchirurgie im Vorfeld des Ersten Weltkrieges ist, war wie viele andere Chirurgen auch selbst an der Front tätig. 1914 berichtete er in der Berliner klinischen Wochenschrift über seine „Kriegschirurgischen Erfahrungen über Blutgefäßnaht", die er während seiner Tätigkeit in der Festung Przemysl[271] an Verwundeten sammelte. Er plädierte dafür, der Gefäßnaht bei der Behandlung von Blutgefäßverletzungen ein breiteres Feld einzuräumen als dies bis zu diesem Zeitpunkt der Fall war, da sie auch

---

269 Ebd.
270 Ebd.
271 In Przemysl (Polen) fand die größte Belagerung des Ersten Weltkrieges statt. Die österreichische Garnison kapitulierte dort am 22.03.1915 und ging in russische Gefangenschaft.

durchaus im infizierten Wundareal auszuführen war, wenn dadurch der Patient vor dem Verblutungstod gerettet werden konnte und das Überleben der Extremität eher gewährleistet war als durch die Unterbindung.

Nichts desto trotz lässt Jeger nicht unerwähnt, dass die Gefäßnaht primär auf den Verbandplätzen wegen ihrer technischen Schwierigkeiten nicht ausführbar war und bei infizierten Wunden häufiger Thrombosen entstanden.

Von den ausgeführten Nähten bezog sich eine auf die Arteria und Vena poplitea, eine auf die Arteria poplitea allein, zwei auf die Arteria femoralis, eine auf die Vena femoralis, eine auf die Arteria axillaris, eine auf die Arteria brachialis und eine auf die Arteria und Vena brachialis. Sechsmal handelte es sich um End-zu-End, zweimal um seitliche Nähte. Sechsmal war die Verletzung durch Gewehrschüsse, einmal durch Schrapnell, einmal durch Stich herbeigeführt. In fünf Fällen konnte ein befriedigendes Resultat erzielt werden, in drei Fällen kam es zu Misserfolgen. Unter letzteren kam ein Patient zu spät zur Operation, so dass die Gangrän nicht mehr zu vermeiden war, bei einem zweiten Verwundeten nötigten die weiteren Verletzungen zur sekundären Amputation und ein dritter Soldat erlag den Folgen einer vermeidbaren Unvorsichtigkeit.

Bei allen Operationen verwendete Jeger – wie in seinem Buch beschrieben – „die feinsten englischen Nadeln, teils eine etwas stärkere, von Georg Haertel in Breslau hergestellte Sorte, ferner als Nahtmaterial bei kleineren Gefäßen die „Lépina plaquette soie Carrel", zur Anlegung der Knopfnähte bei größeren die „Pearsall Chinese Silk" Nr.000000."[272] Außerdem wurde genau auf die Einhaltung der Asepsis, Abdeckung gegen die Umgebung und Verwendung steriler Vaseline geachtet.

Exemplarisch hier nun zwei von Jeger geschilderte Fallbeispiele:

1. Fall:

„A.K., russischer Infanterist, 29 Jahre alt, wird am 14.IX. mit folgendem Befund eingeliefert: Einschuss (Gewehr) an der Außenseite des rechten Oberschenkels etwa handbreit unterhalb der Spina anterior superior. Glatter Ausschuss an der Innenseite des Oberschenkels. An der Vorderfläche nahe dem Ligamentum inguinale eine bei der Einlieferung etwa eigroße pulsierende Geschwulst. Schwirren besteht über der Geschwulst nicht, auch keine Veränderung im Puls der Arteria dorsalis pedis gegenüber derjenigen der anderen Seite. Am 15.IX. hat die Geschwulst an Größe bedeutend zugenommen und ist sehr schmerzhaft. Am 16.IX. weitere Vergrößerung der Geschwulst, sie hat etwa Kindskopfgröße erreicht, pulsiert stark, bereitet dem Kranken unerträgliche Schmerzen,

---

272 Jeger, E.: Kriegschirurgische Erfahrungen über Blutgefäßnaht, in: Berliner klinische Wochenschrift 50 (1914), S. 1908–1909.

die Haut über der Geschwulst ist prall gespannt und gerötet, so dass eine spontane Perforation zu fürchten ist. Daher am 16.IX. mittags Operation: Die Lage der Geschwulst nahe dem Ligamentum inguinale verbietet die Anlegung einer Esmarchbinde. Daher wird zunächst hart am Ligamentum inguinale inzidiert, die Arteria und Vena femoralis freigelegt und je eine Höpfnerklemme befestigt. Hierauf Inzision des Aneurysmasakkes. Es entleert sich eine große Menge Koagulum, das von einer abundanten venösen Blutung gefolgt wird. Es gelingt nur mit großer Mühe, die Blutung durch Einführung zahlreicher Gazestücke und starke Kompression zu vermindern. Die Vena femoralis wird peripher von der blutenden Stelle freigelegt und durch eine Klemme verschlossen; keine Einschränkung der Blutung. Da letztere somit nur durch tiefer liegende Venen bedingt sein kann, Anlegung eines Esmarchschlauches unmittelbar oberhalb des Knies. Da die Blutung auch hierdurch nicht wesentlich verringert wird und der Patient bereits in schwerer Lebensgefahr schwebt, Durchtrennung der Bauchmuskulatur durch einen Schrägschnitt parallel zum Ligamentum inguinale 4 Querfinger breit oberhalb desselben, Abschieben des Peritoneums von der Beckenschaufel, Isolierung der Vena iliaca communis und Anlegen einer Höpfnerklemme daselbst. Erst jetzt steht die Blutung aus der Oberschenkelwunde so weit, dass ihre Ursache eruiert werden kann. Es zeigt sich, dass die Vena femoralis superficialis gerade an der Einmündungsstelle der Vena femoralis profunda quer durchschossen ist, so dass ihre Kontinuität beiderseits nur durch einen schmalen Streifen Venenwand erhalten ist. Es hatte somit aus der Vena femoralis superficialis, aus der Vena femoralis profunda und aus 6 stärkeren Muskelästen, die daselbst teils in die Vena femoralis superficialis, teils in die profunda mündeten, geblutet, wodurch auch die Unmöglichkeit, die Blutung durch centrale und periphere Abklemmung der Hauptvene zu stillen, erklärt war. Es wurden nun zunächst die kleineren Zweige ligiert (Abb. 36). Die Blutung aus den Hauptstämmen ebenfalls durch einfache Ligatur zu stillen, war natürlich ausgeschlossen, umso mehr, als das Bein die Erscheinungen schwerster venöser Stauung bot. Es musste vielmehr unbedingt versucht werden, die Vene durch Gefäßnaht wieder für den Blutstrom durchgängig zu machen. Eine einfache seitliche Naht der Gefäßwunde wäre unmöglich gewesen, da dies zu einer starken Verengerung des Lumens geführt haben würde, die sicher eine Thrombose veranlasst hätte. Es war vielmehr nötig, die verletzte Gefäßpartie (etwa 3 cm) ganz zu resezieren und die Continuität durch End-zu-Endnaht wieder herzustellen. Es wäre am richtigsten gewesen, an die Stelle des resezierten Gefäßstückes ein solches einer anderen Vene – etwa der Vena jugularis externa – zu implantieren. Die lange Dauer der Operation – etwa 2 Stunden – und das durch den großen Blutverlust bedingte schlechte Allgemeinbefinden des Patienten veranlasste mich jedoch – leider –, von einer solchen Transplantation abzusehen und die beiden Gefäßenden trotz der ziemlich starken Spannung direkt miteinander zu vereinigen. Um die Länge des zu resezierenden Stückes möglichst zu verringern, wurde die Vene entsprechend den punktierten Linien a und b auf Abbildung durchschnitten und so Lappen gebildet, die die Verkürzung teilweise kompensierten. Die beiden Enden wurden hierauf durch drei Knopfnähte, deren Lage Abb. 36 veranschaulicht (es wurden U- Nähte und nicht, wie die Abbildung der Einfachheit wegen zeigt, einfache Nähte verwendet) und hierauf durch eine fortlaufende Naht miteinander vereinigt. Die Nahtstelle ist gut durchgängig, nicht verengt, die Vene ist ziemlich stark gespannt, die während der Operation bestehende teilweise venöse Stauung verliert sich rasch. Einlegen von Gazestreifen in beide Wunden, fast komplette Naht der oberen, teilweise Naht der unteren. Anlegung eines fixierenden Verbandes bei ziemlich starker Hüft- und Kniegelenksflexion. Das Bein ist warm und normal gefärbt, der Puls in der Arteria dorsalis pedis ist deutlich fühlbar. 17.IX.: Temperatur um 37,5°C, mässige Schmerzen, guter Allgemeinzustand, ziemlich schwacher Puls. Kochsalzinfusion. 18.IX.: Pat.normal.19.IX.: Temperatur bis 38,6°C, ziemlich ausgedehnte eitrige Sekretion der Oberschenkelwunde, Bauchwunde normal. Entfernung aller Nähte am Oberschenkel, Wechseln der Streifen. Pat. ist weiterhin sehr unruhig. 20.IX.: Sekretion der Wunde mässig, Temperatur bis 37,6°C, Allgemeinbefinden besser. Bein warm, nicht gestaut. In der Nacht zwischen 20. und 21.IX. gelingt es dem Pat. infolge einer Unachtsamkeit des Wärters aufzustehen und im Zimmer herumzugehen. Dabei Auftreten einer kolossalen Blutung, der herbeigerufene Inspektionsarzt findet den Pat. collabiert auf dem Boden liegend. Momentane Stillung der Blutung durch starke Kompression von außen. Während des Transportes in den Operationssaal stirbt der Patient. Die Autopsie ergibt schwere Anämie, keine sonstigen bemerkenswerten Befunde. Die Gefäßnaht ist an einer etwa 6 mm langen Stelle aufgerissen, im Übrigen glatt und schon teilweise vernarbt. Keine Thromben."[273]

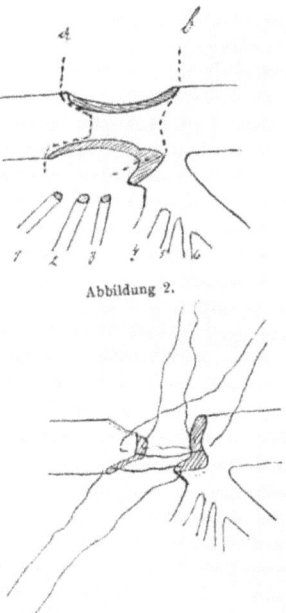

Abbildung 2.

Abb. 36:   Vereinigung zweier unter Spannung stehender Gefäßenden mittels Knopfnähte[274]

---

273 Ebd.
274 Ebd.

Als potentielle Gründe für die zu dem letalen Ausgang führende Nahtdehiszenz nannte Jeger zum einen die durch Wundinfektion bedingte verminderte Widerstandsfähigkeit der Naht, als wahrscheinlicher erachtete er jedoch die zweite Möglichkeit, nämlich die plötzliche Überdehnung des unter Spannung genähten Gefäßes. Hätte man an Stelle der einfachen End-zu-Endnaht die Transplantation eines anderen Venenstückes ausgeführt und so die starke Spannung vermieden, wäre die tödliche Nachblutung gegebenenfalls ausgeblieben. Anhand dieses Fallberichtes können unterschiedliche Probleme, die sich den Gefäßchirurgen an der Front stellten, eruiert werden. Jeger plädierte in geschildertem Fall für eine Gefäßtransplantation, die er jedoch wegen Zeitmangels nicht ausführen konnte. Des Weiteren wendete er zwar die von ihm schon vor dem Ersten Weltkrieg befürwortete Gefäßnaht an, doch war die postoperative Betreuung des Patienten mangelhaft, sodass der Patient trotz exakt ausgeführter Operation letztendlich doch verstarb. Darüber hinaus wird deutlich, wie schwierig Gefäßoperationen selbst für erfahrene Chirurgen auszuführen waren. Zur Vorbereitung der Operation reichte es in diesem Fall nicht aus, lediglich die verwundete Extremität abzubinden, sondern Jeger musste die Iliakalgefäße abklemmen, um einen Überblick über das Wundgebiet zu erlangen.

2. Fall:

„S.J., 32 Jahre alt, Infanterist, wurde am 2.IX bei der Gewehrvisitation von einem Kameraden durch Unvorsichtigkeit aus der nächsten Nähe angeschossen. Der Oberarm wurde an der Grenze des mittleren und oberen Drittels quer durchschossen. Der Knochen ist frakturiert, die Haut und die übrigen Weichteile an der Innenseite des Armes sind völlig durchtrennt, derart, dass der Arm nur mehr an einer ziemlich schmalen Hautmuskelbrücke, die sich an der Außenseite befindet, hängt. Der Arm ist kalt, anämisch, ohne Pulsation. Der Patient wird zwei Stunden nach der Verletzung mit einem stark comprimierenden Verband in der Axilla eingeliefert. Nach Abnahme desselben tritt eine heftige Blutung aus dem centralen Stumpf auf, während der abgetrennte Teil des Armes völlig anämisch bleibt. Während ein Assistent die Blutung durch starke Kompression in der Axilla möglichst verringert, Längsincision im Sulcus bicipitalis internus central und peripher zur Verletzungsstelle. Der Knochen ist wenig gesplittert, die Splitter groß und mit dem Periost im Zusammenhang. Die Vena basilica, die Arteria brachialis, die Arteria profunda brachii, die dazu gehörigen Venen, der Nervus medianus und ulnaris sind durchtrennt, ebenso der Musculus biceps, die mediale Hälfte des Musculus brachialis und des Triceps. Zunächst Streckung des Armes und möglichst vollständige Reposition des Knochens. Dann werden einige herabhängende Muskelfetzen entfernt, ebenso die am meisten lädierten Hauträndern. Es folgt gründliche Ausspülung der Wunde in allen ihren Teilen mit Sublimatlösung.

Weiterhin Freipräparierung der durchtrennten Gefäße und Nerven. An den centralen Stumpf der Arteria brachialis wird eine Höpfnerklemme gelegt, der centrale Stumpf der Arteria profunda brachiii wird ligiert. Hierauf wird die Kompression der Axillargefäße aufgehoben. Es tritt eine heftige Blutung aus verschiedenen kleinen centralen Arterienstümpfen auf, hingegen absolut keine aus den offenen peripheren Enden der Arteria brachialis und profunda brachii (Coenen'sches Symptom). Der Arm musste somit als rettungslos verloren betrachtet werden, wenn es nicht gelang, die Cirkulation durch Gefäßnaht wieder herzustellen. Zunächst wurden die Muskelstümpfe durch feine Seidennähte miteinander vereinigt. Dann wurden die Nervenenden einander genähert, mit Hilfe von Gefäßnadeln und Gefäßseide, die nur die oberflächlichsten Schichten fassten, miteinander vernäht. Die Enden der Vena brachialis, der Arteria und Vena profunda brachii, sowie verschiedener kleiner Zweige wurden ligiert und schließlich die Continuität der Arteria brachialis und Vena basilica durch End-zu-End-Naht wieder hergestellt. Die Naht gestaltete sich verhältnismäßig einfach. Die Nahtstellen zeigen sich nach Abnahme der Höpfnerklemmen gut durchgängig, in der Vene lässt sich nach wenigen Minuten das Wiederauftreten eines centripetalen Blutstromes nachweisen. Schließlich wird der Musculus biceps und triceps über den genähten Nerven und Gefäßen vereinigt, um sie so wenigstens teilweise zu decken.

Einlegen eines feinen Drains, Hautnaht. Rechtwinklige Beugung des Armes im Ellenbogen, mäßige Abduktion in der Schulter, leichte Extension des Oberarmes durch Schlingen und Anlegen einer Gipshanfschiene in dieser Stellung. Nach Schluss der Operation ist der Puls infolge des schweren allgemeinen Collapszustandes in beiden Arteriae radiales unfühlbar. Kochsalzinfusion mit Adrenalin, Coffein, Campher. Nach 3 Stunden ist der Puls an der gesunden Hand deutlich, an der kranken ganz schwach und unbestimmt fühlbar. Am 3. September: Temperatur bis 40°C, Allgemeinbefinden wenig befriedigend, Zeichen schwerer Anämie, Puls an der gesunden Radialis sehr schwach, an der kranken gar nicht fühlbar. Weitere Behandlung mit Kochsalz, Strophantus, Coffein. Die Hand scheint wärmer zu sein als vor der Operation, ist aber wesentlich kühler als die gesunde. 4. September: Besserung des Allgemeinzustandes, Temperatur bis 39,2°C, Puls in der gesunden Radialis deutlich, in der kranken ganz schwach und intermittierend, Hand noch immer kalt, keine Spur von Sensibilität, andererseits jedoch auch keine Zeichen einer beginnenden Nekrose. 5. September: Gleicher Allgemeinbefund. Temperatur bis 39°C. Die lokale Revision der Wunde ergibt eine ziemlich ausgedehnte phlegmonöse Infiltration der Haut, die durch zwei lange Inzisionen bekämpft wird. Im Laufe der folgenden 8 Tage bleibt der Zustand dauerhaft zweifelhaft, jeden Abend Temperatursteigerung, doch tritt eine allmähliche Erwärmung der Haut auf. Der Puls in der Radialis der verletzten Seite bleibt schwach und intermittierend. Das Infiltrat erfordert am 13. September eine nochmalige Inzision. Am 17.September ist der Kranke zum erstenmal fieberfrei, kleine Temperaturerhöhungen kommen auch weiterhin vor. Ab 7.September tägliche Behandlung mit Elektrizität. Anfangs Oktober Beginn der Konsolidierung.

Am 6.Oktober kann gelegentlich einer genauen Untersuchung das Wiederauftreten der Berührungsempfindlichkeit an der Hand konstatiert werden. Sie erscheint bei dieser Untersuchung immer noch wesentlich kühler als die der anderen Seite und ist blässer. Der Puls in der Radialis ist deutlich, aber ebenfalls geringer als an der gesunden Hand. Die Bewegungsfähigkeit im Ellenbogen und den Handgelenken ist noch minimal. Von dieser Zeit an tägliche Bewegungsübungen und weitere elektrische Behandlung. Am 25. Oktober wird die beigegebene, leider schlecht gelungene photographische Aufnahme (Abb. 37) gemacht. Die Beweglichkeit ist noch immer stark verringert, hat aber so gute Fortschritte gemacht, dass eine komplette Restitutio ad integrum binnen kurzer Zeit zu erwarten ist. Am 27. Oktober wird Patient auf höheren Befehl hin abgeschoben. Da dies ganz plötzlich zu geschehen hatte, war es mir leider nicht mehr möglich, eine bessere Photographie anfertigen zu lassen und die beabsichtigte genaue Untersuchung mit Unterstützung eines Neurologen durchzuführen."

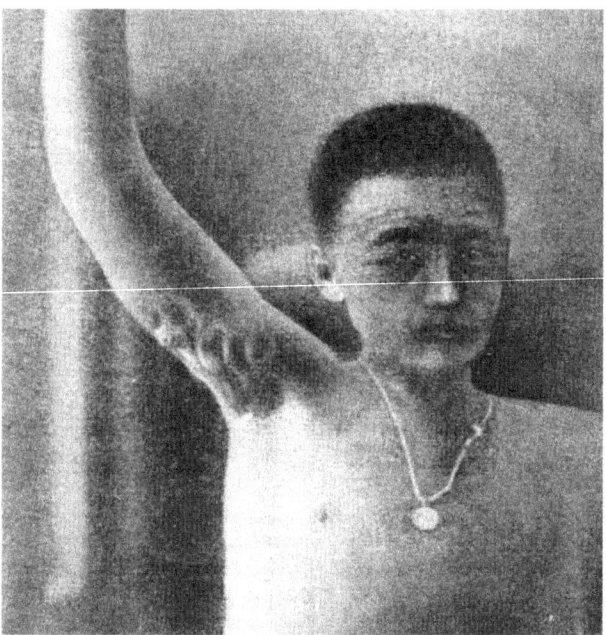

Abb. 37:   *Fall von reimplantierter Extremität unter Verwendung der Gefäßnaht*[275]

Mit diesem Fall stellte Jeger exemplarisch die enormen Möglichkeiten dar, die die Gefäßchirurgie den Medizinern an der Front bot. Mithilfe der Gefäßnaht konnte unter geeigneten Umständen eine fast völlig abgetrennte Extremität wieder erfolgreich reimplantiert werden. Doch zeigte dieser Fall auch, wie aufwändig

---

275 Ebd.

ein solcher Eingriff sowohl intra- als auch postoperativ war. Nach stundenlanger Operation musste man dem Verletzten eine lange Konsolidierungszeit zugestehen mit unsicherem Ausgang. Darüber hinaus kämpfte man trotz bestmöglicher Asepsis mit postoperativen Wundinfektionen und Phlegmone. Nichts desto trotz verwirklichte Jeger sein im Vorfeld des Ersten Weltkrieges zusammengetragenes Wissen in Bezug auf die Gefäßchirurgie auch nach bestem Gewissen an der Front. Als überzeugter Anhänger der Gefäßnaht scheute er keine Mühen, diese auch auszuführen und weiterzuentwickeln.

Zusammenfassend hob Jeger hervor, dass es unter seinen sechs Fällen viermal gelang, die Extremität zu erhalten und diese Tatsache Beweis genug dafür sein sollte, „dass die Gefäßnaht in der Kriegschirurgie bedeutenden Nutzen zu stiften [vermochte]."[276]

Selbstverständlich kann von dem Spezialisten Ernst Jeger nicht auf die Allgemeinheit der anderen Operateure an der Front geschlossen werden. Jeger hatte sich schon im Vorfeld des Weltkrieges mit Gefäßoperationen befasst, und wenn es auch in vielen Fällen lediglich an Tiermodellen war, so wusste er dennoch über die Theorie und Technik der Eingriffe Bescheid. Er kannte die Komplikationen und wusste, wie man Misserfolge vermeiden konnte. Dementsprechend war Jeger wahrscheinlich auch aus Eigeninteresse gewillt, seine Erkenntnisse in diesem Gebiet mithilfe der zahlreichen verwundeten Soldaten, die der Erste Weltkrieg den Medizinern bot, auszubauen und zu perfektionieren. Er ist ein Beispiel dafür, dass die Entwicklung der Gefäßchirurgie von 1914–1918 nicht vollkommen stagnierte, sondern vereinzelte Chirurgen, betont seien hier vor allem im deutschsprachigen Raum von Haberer und Jeger, ihr Wissen anwendeten, expandierten und veröffentlichten. Für einen Chirurgen wie Ernst Jeger konnte der Erste Weltkrieg demnach durchaus ein „Lehrmeister" sein, da er ein profundes Grundwissen und -können vorzuweisen hatte. Wie weiter oben bereits aufgeführt, verstarb Jeger jedoch leider viel zu früh und konnte dementsprechend keine weiteren Publikationen vorlegen.

Für den Großteil der an der Front tätigen Chirurgen jedoch, die sich nie zuvor mit komplizierten und langwierigen Gefäßoperationen befasst hatten, stellte die Gefäßnaht eine Herausforderung dar, deren Ausgang zu ungewiss und zu unbeständig war, als dass sie regulär angewendet werden konnte.

---

276 Ebd., S. 1909–1910.

6. Exkurs zum Selbstverständnis der Ärzte an den Fronten des Ersten Weltkrieges

Im Rahmen der vorliegenden Dissertation sind viele Chirurgen erwähnt worden, die an den Fronten des Ersten Weltkrieges dienten und ihre Erkenntnisse und Erfahrungen in der Münchener Medizinischen Wochenschrift publizierten. Hinsichtlich der Fragestellung, inwiefern die Darstellungen der Mediziner in diesem öffentlichen Blatt mit ihren persönlichen Ansichten übereinstimmten, wäre es interessant, nähere Auskünfte über deren Leben, Wirken und Selbstverständnis zu erhalten. Zu den meisten im Ersten Weltkrieg aktiven Medizinern konnte bisher lediglich die allgemeine Feststellung getroffen werden, dass sie in der Öffentlichkeit sehr kriegseuphorisch auftraten. Leider waren keine weitergehenden Informationen zu ermitteln, wie sie persönlich und privat dem Krieg und ihrer ärztlichen Tätigkeit im Rahmen des Ersten Weltkrieges gegenüberstanden. Singuläre Einblicke erlauben allerdings vom medizinischen Personal verfasste Feldpostbriefe, aus denen im Folgenden einige Passagen zitiert seien.

„Heute morgen von 9.00 bis 11.30 Uhr war ich im Kriegslazarett hier und habe bei einer Operation unseres beratenden Chirurgen zugesehen. Wenn ich so operieren würde in Jena […], dann würfe [man] mich zum Tempel hinaus. Und einen Studenten mit solch mangelhaften anatomischen Kenntnissen würde man im Examen durchfallen lassen. Ich habe den armen jungen Menschen bedauert, der dort unter dem Messer lag. Hoffentlich hat er noch Glück. Als die Operation fast zweieinhalb Stunden gedauert hatte und noch kein Ende abzusehen war, bin ich fortgegangen. Du musst nicht glauben Lieb, dass ich vielleicht aus Missgunst oder weil ich nichts zu tun habe, so abfällig und scharf urteile. Das habe ich mich vorher gefragt, ob das nicht der Fall ist bei mir. Nein, was man hier in ärztlicher Beziehung manchmal sieht und hört, ist traurig. Manche sehr tüchtige Leute gibt es auch wieder darunter, das will ich gar nicht leugnen. Was mich besonders abstößt ist die Kritiklosigkeit und vor allem Gewissenlosigkeit mancher. Wenn einer, der bisher Physiologe war und nie anders als an Tieren operiert hat, jetzt Soldaten die Schädel aufmeißelt, so kann ich das nicht anders bezeichnen. Und ähnliche Fälle kann ich noch mehr aufzählen. […]"[277]

---

277 Feldpostbrief des Assistenzartes Dr. Rudolf Theis Eden aus Roulers, Belgien, an seine Ehefrau Daniela, geb. Schott, in Jena vom 24. März 1915 in: Bechmann, D., Mestrup, H.: „Wann wird das Morden ein Ende nehmen?", Feldpostbriefe und Tagebucheinträge zum Ersten Weltkrieg, Quellen zur Geschichte Thüringens, 2008, S. 136.

Während im Vorfeld des Ersten Weltkrieges noch propagiert wurde, dass der Krieg der Zukunft wegen der großen Fortschritte in der Medizin humaner geführt werden würde als jemals zuvor[278], stellte sich die Realität von 1914–1918 anders dar. Die Schilderung und Bewertung ärztlichen Handelns durch den Assistenzarzt Dr. Rudolf Theis, der als Mediziner an der Front in Roulers, Belgien, tätig war, dokumentiert eindrücklich, mit welchen Widrigkeiten man an der Front zu kämpfen hatte. Die Ärzte sahen sich mit einer ungeheuer großen Anzahl Verwundeter konfrontiert, derer sie nicht Herr werden konnten. Dementsprechend griff man auf minder- bzw. unqualifiziertes Personal zurück, welches den hohen Ansprüchen, die an die ärztliche Fronttätigkeit gestellt wurden, nicht gerecht werden konnte. Sieht man diese Tatsache in Bezug auf die Gefäßchirurgie, so wird schnell deutlich, dass man kaum dazu in der Lage war, komplizierte gefäßchirurgische Eingriffe, die viel Zeit und noch mehr Geschick erforderten, auszuführen. Außerdem ist nachvollziehbar, dass es für Mediziner, die Spezialisten in anderen Bereichen waren – wie hier in der Physiologie – unmöglich gewesen sein musste, praktisch-operative Herausforderungen, wie sie der Erste Weltkrieg stellte, aufgrund mangelnder Erfahrung sicher und erfolgreich zu meistern.

Stattdessen wurde die „medizinische Betreuung […] unter diesen Bedingungen zu einer mechanischen Versorgung und „Fließbandarbeit", die sich beim Einzelpatienten häufig auf das Nötigste beschränkte, da die jeweiligen Bettnachbarn oder gar eine neue Einlieferung schwer verwundeter Soldaten ebenfalls die Aufmerksamkeit des Fach- und Pflegepersonals erforderten."[279]

Oberste Zielsetzung blieb es, den Patienten möglichst schnell wieder einsatzfähig zu machen bzw. das betreffende Krankenbett für neu Verwundete zur Verfügung zu stellen. Doch nicht nur der Personalmangel, auch die oftmals katastrophalen hygienischen Verhältnisse, die unzählige Wundinfektionen zur Folge hatten, erschwerten den positiven Ausgang vieler Operationen. Diese Tatsache ist umso aufschlussreicher, wenn sie im Zusammenhang mit den außerordentlich positiven Behandlungsverläufen und -ergebnissen, wie sie von den damaligen Chirurgen im Rahmen der Münchener Medizinischen Wochenschrift geschildert

---

278 Ulrich, B.: „…als wenn nichts geschehen wäre". Anmerkungen zur Behandlung der Kriegsopfer während des Ersten Weltkriegs in: Hirschfeld, G., Krumeich, G. in Verbindung mit Irina Renz: Keiner fühlt sich hier mehr als Mensch…Erlebnis und Wirkung des Ersten Weltkriegs, Essen 1993, S. 117 ff.
279 Bechmann, D., Mestrup, H.: „Wann wird das Morden ein Ende nehmen?", Feldpostbriefe und Tagebucheinträge zum Ersten Weltkrieg, Quellen zur Geschichte Thüringens, 2008, S. 36–37.

wurden (siehe das Kapitel „Die Gefäßchirurgie im Ersten Weltkrieg an der Front", gesehen wird. Viele der veröffentlichten Berichte und Daten lassen sich demnach tatsächlich als Propaganda und tendenziöse Meinungsmache entlarven, ohne dass bei ihnen ein fundierter wissenschaftlicher Hintergrund zu eruieren ist.

> „Heute musste ich ihm den [linken] Unterarm amputieren, um ihm wenigstens das Leben zu retten. Er hatte Gasbrand – die schlimmste[280] – Infektion bekommen, die ich kenne. Ich habe hier Fälle gesehen, wo innerhalb von zwei Stunden die Infektion den [rechten] Arm bis zur Schulter hinaufging, nach zwei weiteren Stunden war der Brand über die Brust hinüber auf den linken Arm gegangen."[281]

Betrachtet man die dargelegten Aussagen, so erstaunt es nicht, dass die Erkenntnisse, die im Vorfeld des Ersten Weltkrieges auf dem Gebiet der Gefäßchirurgie gesammelt wurden, an der Front nur vereinzelt umgesetzt werden konnten. Während manche Chirurgen – wie zum Beispiel Ernst Jeger – wenigstens versuchten, ihre Erkenntnisse anzuwenden und zu festigen, so konnten dennoch keine Fortschritte in der Gefäßchirurgie verzeichnet werden. Es mangelte nicht nur an Personal, Hygiene und optimalen Operationsbedingungen, sondern auch an Kommunikations- und Austauschmöglichkeiten zwischen Medizinern national und international. Darüber hinaus schreibt Dr. Rudolf Theis in einem seiner Briefe 1915:

> „Ich hoffe, die Erfahrungen an den Schädelschüssen zu einer Arbeit verwenden zu können. Bisher ist die Beobachtungszeit allerdings noch zu kurz. Leider fehlt mir auch die einschlägige Literatur."[282]

Er bringt damit einerseits zum Ausdruck, wie kompliziert und aufwändig sich medizinwissenschaftliche Forschung an der Front darstellte. Andererseits zeigt dieses Zitat jedoch auch, dass man sich angesichts gehäufter Fallzahlen bestimmter

---

280 Darai, G., Handermann, M., Sonntag, H. G., Zöller, L.: Lexikon der Infektionskrankheiten des Menschen, Heidelberg 2011, S. 180–182:
  Im Ersten Weltkrieg starben mindestens 100.000 Soldaten an Gasbrand. Primäre Symptome waren Schmerzen und ödematöse Schwellung der betroffenen Extremität. Eine sich entwickelnde Zellulitis war durch Knistern des Gewebes bei Berührung feststellbar. Die Erkrankung griff auf das Muskelgewebe über und führte zu dessen Zerstörung. Außerdem traten allgemeine Symptome wie Fieber, Tachykardie und Hypotonie auf. Im weiteren Verlauf kam es zu intravasaler Hämolyse und Nierenversagen mit letztendlichem Tod durch septischen Schock. Unbehandelt betrug die Letalität 100 %.
281 Bechmann, D., Mestrup, H.: „Wann wird das Morden ein Ende nehmen?", Feldpostbriefe und Tagebucheinträge zum Ersten Weltkrieg, Quellen zur Geschichte Thüringens, 2008, S. 36–37.
282 Ebd., S. 139.

Krankheitsbilder und ähnlicher Komplikationen auf zunächst empirischer Basis einen Erkenntnisgewinn erhofft hat unter dem Motto: der „Krieg als Lehrmeister der Chirurgie".

Den Konflikt zwischen humanitärem Grundverständnis eines jeden Mediziners und dem ärztlichen Handeln an der Front während der Zeit des Ersten Weltkrieges spiegelt folgende Aussage des Assistenzarztes Theis wider:

> „Edel ist eine solche Kriegsführung ja gerade nicht, aber in der Notwehr muss einem doch jedes Mittel recht sein. Es ist Zeit, dass wir uns gegenüber solchen Feinden von jeder Sentimentalität frei machen. Hoffentlich gelingt alles."[283]

In dieser Aussage wird deutlich, dass das ärztliche Handeln an der Front nicht lediglich eine Pflichtausführung war, sondern dass die Mediziner sich damals geradezu mit dem Kriegsgeschehen identifizierten, ohne angesichts zahlreicher Toter und Verwundeter ihre Arbeit in Frage zu stellen. Interessant ist auch festzustellen, wie weit die Ansichten eines an der Front tätigen Mediziners von denen der Zivilgesellschaft abweichen können. So hielt Dr. Rudolf Theis fest:

> „Vorhin kam ein beurlaubter Arzt unseres Lazaretts zurück und erzählte, in Deutschland herrsche große Kriegsmüdigkeit und Jammer. Das finde ich ungerecht gegen die Truppen an der Front. Hier herrscht solche Stimmung nicht. […] Lieber will ich an die Front oder alle Mühsale durchmachen, als jetzt den Frieden auf ungünstiger Grundlage, der ein Krieg ohne Ende würde."[284]

Im vollkommenen Gegensatz zur Aussage dieses Mediziners steht der Inhalt des Feldpostbriefes von Rudolf Görlach, einem Sanitätsoffizier, der 1916 verfasst wurde:

> „Seitdem ich aus der „Hölle" bei Verdun heraus bin, habe ich mir geschworen: Alles ertragen freudig und Dein ganzes Leben stets eingedenk zu sein dieser drei Höllenmonate, des tiefsten Punktes in meinem Leben, und habe ich nichts und bin ich ein Krüppel, alle Leiden der Welt, die mir noch begegnen können, sind nichts gegen das Erleben dieser Wochen. […], ich als Kämpfer habe nur den einen Gedanken noch, meine Pflicht, wie ich sie fasse, treu und unentwegt zu erfüllen; Begeisterung, vaterländische oder sonstige Gedanken, von denen so viel geschrieben wird, leben bei uns draußen nicht mehr, die liegen lange auf den ersten Schlachtfeldern begraben."[285]

Zwischen den Briefen Theis 1915 und Görlach 1916 lässt sich keine Entwicklung ausmachen, die verallgemeinerbar wäre im Sinne von: von der Kriegseuphorie

---

283 Ebd., S. 253.
284 Ebd., S. 271–271.
285 Ebd., S. 268.

zur Desillusionierung. Vielmehr sind es individuelle – und sehr differente – Einstellungen zum Kriegsgeschehen. Theis, als Vertreter der Ärzteschaft, ist nach wie vor voller Einsatzbereitschaft im aufopfernden Dienst für das Vaterland. Er fügt sich somit in das Bild der damaligen Ärzteschaft, die den ärztlichen Einsatz an den Fronten des Ersten Weltkrieges in keinster Weise in Frage stellte, sondern geprägt war von Patriotismus und der Überzeugung, durch die Arbeit im Kriegsdienst dem „Volkskörper" nützlich zu sein. In dieser Hinsicht betrachtete man nicht das Individuum, sondern das große Ganze.

Der Sanitätsoffizier zeigte seine Desillusionierung angesichts der persönlichen Erlebnisse in der Hölle von Verdun; er ist zurückgeworfen und reduziert auf seine Pflichterfüllung. Ob er selbst zum „Krüppel" geworden ist, lässt sich im Nachhinein nicht feststellen.

7. Exkurs zur Münchener Medizinischen Wochenschrift

Um die vorliegenden analysierten Quellen und ihre Bedeutung kritisch und zutreffend einordnen zu können, ist eine genauere Betrachtung der Münchener Medizinischen Wochenschrift und ihres Stellenwertes in der ärztlichen Gesellschaft während der Zeit des Ersten Weltkrieges wichtig.

Die Erstauflage der Münchener Medizinischen Wochenschrift erschien am 7. Januar 1854. Anschließend profilierte sich das Periodikum vor allem im letzten Viertel des 19. Jahrhunderts zunehmend als wissenschaftliche Fachzeitschrift, in der zahlreiche bedeutende Autoren aus der deutschen und internationalen Medizin ihre Arbeiten publizierten – unter anderem Rudolf Virchow oder Johann Nepomuk von Nussbaum. Sie wurde von dem Verlag Julius Friedrich Lehmanns herausgegeben, der damals der bedeutendste Fachverlag für Medizin war und seit dem Ersten Weltkrieg zunehmend auch wehrwissenschaftliche sowie rassenkundliche und rassenhygienische Schriften veröffentlichte. Bis 1914 erschienen im Verlag zahlreiche Schriften des Alldeutschen Verbandes[286], und während des Krieges verbreitete er teilweise entgegen den Zensurbestimmungen die Schriften der so genannten Kriegsziel- und Kanzlersturzbewegung.[287]

Die Münchener Medizinische Wochenschrift ist als Quelle für die gegenwärtige Fragestellung geeignet, da sie mit Kriegsbeginn unter anderem die „Feldärztliche Beilage" herausbrachte, die ab August 1914 gedruckt wurde und während des Ersten Weltkrieges regelmäßig erschien.

Alle kriegsmedizinisch relevanten Artikel wurden darin abgedruckt. Die Ärzte sollten auch an der Front immer auf den neuesten Stand der Wissenschaft gebracht werden, denn „[gerade] der Krieg [war] eine Zeit erhöhter Ausbeute an wissenschaftlicher

---

286 Der Alldeutsche Verband bestand von 1891 bis 1939 und zählte zeitweise zu den größten und bekanntesten Agitationsverbänden im deutschen Kaiserreich. Er wurde als eine der lautstärksten und einflussreichsten Organisationen des völkischen Spektrums wahrgenommen. Sein Programm war expansionistisch, militaristisch und nationalistisch.

287 Heidler, M. in J.F. Lehmanns Verlag, in: Historisches Lexikon Bayerns, URL: http://www.historisches-lexikon-bayerns.de/artikel/artikel/_44731, 28.02.2011.

Erkenntnis und praktischer Erfahrung."[288] Ob die Ärzte an der Front tatsächlich die Münchener Medizinische Wochenschrift (im Folgenden „MMW") gelesen haben, darf bezweifelt werden, da sich die Auslieferung des Periodikums an die unterschiedlichen Fronten als schwierig erwiesen haben dürfte.

Darüber hinaus muss selbstverständlich beachtet werden, dass neben den wissenschaftlichen Beiträgen auch zahlreiche propagandistische Artikel veröffentlicht bzw. verfasst wurden und die MMW dementsprechend wie viele andere Quellen ihrer Zeit Propagandafunktion einnahm.[289] Die Redaktion der MMW nutzte ihre politische Macht und beeinflusste die Moral der Ärzte sowie der Patienten/Soldaten mit ihren Beiträgen in entscheidender Weise.[290]

Entsprechend einer positiven Kriegspropaganda verhielt es sich dementsprechend so, dass hauptsächlich positive Mitteilungen veröffentlicht wurden, während man negative oder kritische Berichterstattungen gekürzt oder beschönigt druckte.[291] Diese Diskrepanz zwischen der Realität des Ersten Weltkrieges und dem, was die Münchener Medizinische Wochenschrift propagierte, wird umso deutlicher, wenn man die im vorherigen Kapitel dargestellten Feldpostbriefe mit den Beiträgen in der MMW vergleicht. Letztere zeigen positivere und enthusiastischere Intentionen als die Feldpostbriefe, die einerseits gekennzeichnet sind von Resignation und Hoffnungslosigkeit, andererseits von unbegrenztem Patriotismus.

Bei der Analyse der in der Münchener Medizinischen Wochenschrift dargestellten Artikel muss folglich kritisch hinterfragt werden, ob die Chirurgen an der Front tatsächlich einen wissenschaftlichen Fortschritt erzielt haben oder ob sie vermeintliche Erkenntniszugewinne lediglich instrumentalisierten, um ihre ärztliche Tätigkeit an der Front zu rechtfertigen.

Untersucht man die Darstellungen verschiedener Chirurgen in der Feldärztlichen Beilage der Münchener Medizinischen Wochenschrift hinsichtlich der allgemeinen Situation des Sanitätsdienstes an der Front, so zeigt sich eine allgemeine Tendenz zu Lobpreisungen und positiven Kommentaren in Bezug auf das eigene

---

288 Feldärztliche Beilage zur Münchener Medizinischen Wochenschrift 1/32 (1914), S. 1793.
289 Buchholz, A.: Die deutsche freiwillige Krankenpflege im Ersten Weltkrieg und ihre Spiegelung in der Deutschen und Münchener Medizinischen Wochenschrift, Diss. med., Heidelberg 2003, S. 12 ff.
290 Kapp, P. C.: Die Medizin im Ersten Weltkrieg im Spiegel der Münchener Medizinischen Wochenschrift, Diss. med., Heidelberg 2004, S. 16 ff.
291 Sellhorst, M.: Frau und Kind im Spiegel der Deutschen und der Münchener Medizinischen Wochenschrift während des Ersten Weltkrieges, Diss. med. dent., Heidelberg 2011, S. 12 ff.

Schaffen. Da die Feldärztliche Beilage, wie weiter oben dargestellt durchaus als Propagandamittel fungierte, müssen die nun folgenden Zitate kritisch betrachtet und hinterfragt werden.

Folgend nun die subjektive Meinung eines Chirurgen zur Situation des Sanitätsdienstes an der Front:

> „Die wahrlich nicht sehr hoch gespannten Erwartungen in bezug auf die Versorgung und Behandlung der Verwundeten [wurden] durchaus übertroffen. Freilich lagen die Verhältnisse insofern günstig, als ein sehr großer Teil der Verletzten in ein glänzend eingerichtetes modernes Krankenhaus geschafft werden konnte zu einem vortrefflichen Chirurgen, der mit größtem Eifer und äußerster Hingabe sich und sein Können zur Verfügung stellte und die nötigen Operationen ausführte. Auf der anderen Seite aber waren doch auch bei der Bergung der Verwundeten die größten Schwierigkeiten zu überwinden. Die hereinbrechende Dunkelheit und das auch während der Nacht fortgeführte Gefecht machten das Aufheben der Verwundeten ungemein schwierig. Und hier musste man sagen, haben das ärztliche Personal, die Sanitätsmannschaften und die gesamte Feldsanitätseinrichtung die erste Probe vortrefflich bestanden."[292]

Anhand dieses Beitrages wird deutlich, in welchem Ausmaß die Feldärztliche Beilage als Propagandablatt während des Ersten Weltkrieges fungierte. Während großer Wert darauf gelegt wurde, die Heldentaten der Sanitäter an der Front zu betonen, rückten die auftretenden Schwierigkeiten in den Hintergrund. Es wurde zwar erwähnt, dass sich die Bergung Verwundeter äußerst schwierig gestaltete, vor allem während des Gefechts und bei Dunkelheit, die Sanitäter dieser Herausforderung jedoch durchaus gewachsen waren.

An dieser Stelle wird der Konflikt zwischen Realität und Propaganda deutlich, denn wie in den vorausgehenden Ausführungen dargestellt, war es durchaus an der Tagesordnung, dass es während langer Gefechtszeiten im Stellungskrieg nahezu unmöglich war, Verwundete zu bergen, ohne selbst unter Beschuss zu geraten. Auch die Feuerpausen, die die Bergung der Verwundeten gewährleisten sollten, wurden im Verlaufe des Krieges immer seltener eingehalten.

Interessant ist auch zu sehen, dass sich im Verlauf des Krieges die chirurgische Tätigkeit an der Front änderte. Vor Beginn des Krieges dachte man an Kriegschirurgie in Form von Schusswundenbehandlung, Trepanationen, Amputationen, Gipsverbände, etc. Mit der Fortdauer des Krieges, aufgrund der Längen der Feldzüge und des Stellungskrieges an der Westfront, verschob sich das operative Spektrum jedoch in Richtung sogenannter Friedensoperationen, da eine große Zahl von Fachchirurgen

---

292 Kraske, P.: Chirurgisches Beobachten vom Kriegsschauplatz, in: Feldärztliche Beilage zur Münchener Medizinischen Wochenschrift 61,4 (1914), S. 1885–1886.

an der Front standen, statt in der Heimat ihre Dienste leisten zu können. Dementsprechend schlecht sah die Versorgung nicht nur der Zivilbevölkerung, sondern auch der Schwerverwundeten, die in die Heimat abtransportiert wurden, aus.

Um die Chirurgen in der Heimat zu entlasten, sollten an der Front auch typische „nicht kriegsbedingte Operationen" ausgeführt werden. Vor allem in den Feld- und Kriegslazaretten mussten immer häufiger Nabelbrüche, akute Appendizitiden, Hydrozelen etc. operiert werden, da die zivilen Kapazitäten in der Heimat erschöpft waren. Die Formationen wurden demnach mit allen nötigen Hilfsmitteln ausgestattet, die es ihnen ermöglichten, jede Operation, die außerhalb des Rahmens der Kriegschirurgie lag, durchzuführen.[293] Hinsichtlich der Tatsache, dass es den Chirurgen und dem Sanitätspersonal oftmals nicht möglich war, alle Patienten, die während eines Angriffes verletzt worden waren, zeitnah zu behandeln, kann bezweifelt werden, ob man die Möglichkeiten besaß, neben den akuten Kriegsverletzungen auch noch Friedensoperationen wie Cholezystektomien etc. durchzuführen. Wahrscheinlich wollte man mit dieser Aussage eine Begründung für die ohne ärztliche Versorgung in der Heimat verbliebenen Zivilisten aufführen.

Wie bereits weiter oben erwähnt, konnte man die Tätigkeit des Feldlazarettes nicht einheitlich definieren, da sie sich nach der Entfernung zu der kämpfenden Truppe und nach der Dauer der Einrichtung richtete. Auf westlichen Kriegsschauplätzen bestanden Einrichtungen während des Ersten Weltkrieges bis zu 6 Monaten lang.

Die längere Verweildauer bot die Möglichkeit, Schwerstverwundete längere Zeit zu behandeln, Fälle, die nicht transportfähig waren, länger klinisch zu versorgen und Operationen auszuführen, die sonst weiter rückwärtig getätigt wurden.

Darüber hinaus wurden Notoperationen ausgeführt, die auf dem Hauptverbandplatz nicht stattfinden konnten:

> „Unser Operationsraum ist das Schulzimmer der Maison commune; die Unterbringung der Verwundeten geschieht in den zahlreichen Landhäusern der Ortschaft und ist vom 1. Tage ab eine ausgezeichnete."[294]

Mittels „etatsmäßigem zusammenlegbarem Operationstisch" konnte tagsüber und nachts operiert werden. Abends und nachts arbeitete man mit geschlossenen Petroleum- oder Azetyllaternen.[295] Auch dieses Zitat ist wieder ein Beleg für die wenig

---

293 Hufschmid, [ ]: Die Berechtigung zur Vornahme sogenannter Friedensoperationen in Feld- und Kriegslazaretten der vorderen Linie, in: Feldärztliche Beilage zur Münchener medizinische Wochenschrift Nr.14 (1916), S. 514–515.
294 Flörcken, H.: Unsere operative Tätigkeit im Feldlazarett, in: Feldärztliche Beilage zur Münchener Medizinischen Wochenschrift 62,7 (1915), S. 241–243.
295 Ebd.

kritische Position der Ärzte hinsichtlich der sich an der Front bietenden Situation, denn es ist unbestreitbar, dass sich vor allem im Rahmen großer Schlachten, die mehrere Tage dauerten, zahlreiche Probleme in der Abwicklung des Sanitätsgeschehens offenbarten. Darauf werde ich im Folgenden noch näher eingehen.

Obwohl gerade in langwierigen Stellungskriegen das Aufsuchen und Sammeln der Verwundeten erschwert war, da die Krankenträger oftmals vom Feind beschossen wurden, erfüllten die Krankenträger „ihre Aufgabe äußerst pflichtgemäß [...] und [versorgten] so bis spät in den Abend oder die Nacht hinein, während des Kampfes noch auf den Hauptverbandplätzen oder den Feldlazaretten verwundete Soldaten".[296]

Die Arbeit in den vorderen Sanitätsstationen war in solchen Situationen besonders anstrengend. Oftmals reichte die Zahl der Ärzte für die Menge an Verwundeten nicht aus, so dass Ärzte anderer Formationen hinzugezogen werden mussten.

Für die Etablierung der Feldlazarette und Hauptverbandplätze gelang es angeblich stets, zweckentsprechende Räumlichkeiten in Schlössern, Kirchen, Schul- und Privathäusern zu finden. Außerdem herrschte angeblich nie ein wirklicher Mangel an Verbandsstoffen und notwendigen Instrumenten. Diese beiden Aussagen müssen meiner Ansicht nach auch in den Kontext der Propagandafunktion, die die Feldärztliche Beilage der Münchener Medizinischen Wochenschrift ausübte, eingeordnet werden. Man durfte bzw. traute sich nicht, von den realen Problemen an der Front zu berichten, und äußerte sich stattdessen nahezu ausschließlich positiv:

„Dabei legten die Oberstabsärzte höchste Umsicht an den Tag, um das Wohl der Soldaten, Ordnung, Sauberkeit und die bestmöglichste Verpflegung der Verwundeten gewährleisten zu können."[297]

Einzig und allein die Beleuchtung im Verlauf einer Operation bereitete manchmal Schwierigkeiten, die sich jedoch durch „guten Willen und Bescheidenheit in den Ansprüchen" überwinden ließen.[298] Zwar waren die aufzuhängenden Azetylenlaternen für die Beleuchtung des Operationsraumes durchaus zweckmäßig, für die Beleuchtung des Operationsfeldes selbst waren sie jedoch nicht ausreichend. Manche Chirurgen bedienten sich deshalb einer elektrischen Stirnlampe, die jedoch den Nachteil hatte, dass man ständig eine Reservebatterie mit sich führen musste. Alternativ verwendete man Acetylenfahrradlaternen als Stirnlampe, deren

---

296 Schlange, [ ]: Chirurgische Beobachtungen und Erfahrungen im Felde, in: Feldärztliche Beilage zur Münchener Medizinischen Wochenschrift 61,13 (1914), S. 2193–2194.
297 Ebd.
298 Ebd.

hohes Gewicht jedoch störend war.²⁹⁹ Sicher war Improvisationstalent an der Front gefordert, aber mangelnde medizintechnische Ausstattung konnte selbst mit einem Höchstmaß an Improvisation nicht immer kompensiert werden. Aufschlussreich ist es auch, die Sprache der Chirurgen in ihren Beiträgen zu untersuchen. Auffallend sind zum Beispiel zahlreiche Superlative, die die These der durch die Münchener Medizinische Wochenschrift verbreiteten ärztlichen Propaganda unterstützen. Es fällt zudem auf, dass die Chirurgen wenige fachspezifische Begriffe einbrachten, obwohl sie für eine wissenschaftliche Zeitung schrieben. Auch dies legt die Vermutung nahe, dass die Artikel der Chirurgen eher für die breite Öffentlichkeit gedacht waren, als wissenschaftlich fundierte Ergebnisse für Kollegen darzustellen.

Schließlich sei noch eine ansatzweise kritische Aussage zur Situation der Kriegschirurgen an der Front zitiert:

> „Vollkommen Befriedigendes konnte bei den kriegschirurgischen Operationen in der vorderen Linie nicht geleistet werden, da zu viele Störungen und Fehlerquellen die Bemühungen der Feldchirurgen behinderten, sodass sich bei manchen Chirurgen der Grundsatz herausbildete: wir müssen uns aber bewusst bleiben, dass der Kriegschirurg nach wie vor gut daran tut, so weit wie möglich nicht operative Wege zu gehen."³⁰⁰

---

299 Perthes, G.: Einige Winke für das Operieren im Felde, in: Feldärztliche Beilage zur Münchener Medizinischen Wochenschrift 61,16 (1914), S. 2285–2287.
300 Ebd.

8. Quellen- und Literaturverzeichnis

Quellenverzeichnis

Bier, A.: Chirurgie der Gefäße, Aneurysmen, in: Feldärztliche Beilage zur Müchener Medizinischen Wochenschrift 62,17 (1915).

Betcke, [ ]: Schussverletzung der Karotis, in: Feldärztliche Beilage zur Münchener Medizinischen Wochenschrift 62,25 (1915).

Boyksen, [ ]: Über den Brand der Extremitäten nach Verletzung der Gefäße durch fernwirkende mechanische Gewalt, in: Feldärztliche Beilage zur Münchener Medizinischen Wochenschrift 64,19 (1917).

Brandenstein, [ ]: Abschnürungsklemme als Ersatz der Esmarchschen Binde, in: Münchener Medizinische Wochenschrift 65,21 (1918).

Eggers, H.: Über Kriegschirurgie auf dem Hauptverbandplatz in: Spatz, H.: Kriegschirurgischer Ratgeber, München- Berlin 1941.

Enderlen, [ ]: Unterbindung frischer Arterienverletzung, in: Feldärztliche Beilage zur Münchener Medizinischen Wochenschrift 63,7 (1916).

Fehling, H.: Kriegschirurgie früher und jetzt, in: Feldärztliche Beilage zur Münchener Medizinischen Wochenschrift 62,8 (1915)/Feldärztliche Beilage zur Münchener Medizinischen Wochenschrift 1/32 (1914), S. 1793.

Flesch, M.: Zur Kasuistik des Aneurysma der Schenkelarterie, in: Feldärztliche Beilage zur Münchener Medizinischen Wochenschrift 63,6 (1915).

Flörcken, H.: Unsere operative Tätigkeit im Feldlazarett, in: Feldärztliche Beilage zur Münchener Medizinischen Wochenschrift 62,7 (1915).

Franz, C.: Lehrbuch der Kriegschirurgie, 4. Auflage, Berlin 1944.

Franz, K.: Die Wechselbeziehung zwischen Kriegschirurgie und Sanitätsorganisation bzw. Sanitätstaktik in „Der deutsche Militärarzt",1. Jg. Heft 1, April 1936.

Haedke, M.: Die „elastische Blutsperre", ein neues Gerät zur Erzeugung der Esmarchschen Blutleere, in: Münchener Medizinische Wochenschrift 65,44(1918).

Hans, H.: Die Aneurysmanaht größerer Arterien, in: Feldärztliche Beilage zur Münchener Medizinischen Wochenschrift 68,40 (1916).

Harrass, [ ]: Die Behandlung traumatischer Aneurysmen, aus dem Reservelazarett Konstanz, in: Feldärztliche Beilage zur Münchener Medizinischen Wochenschrift 62,7 (1915).

Hauber, [ ]: Durch Schussverletzung entstandenes Aneurysma und seine Behandlung, in: Feldärztliche Beilage zur Münchener Medizinischen Wochenschrift 68,13 (1916).

Hotz, G.: Zur chirurgische Behandlung der Aneurysmen, aus dem Reservelazarett Diakonissenhaus- Nervenklinik Freiburg i.B., in: Feldärztliche Beilage zur Münchener Medizinischen Wochenschrift 62,6 (1915).

Hufschmid, [ ]: Die Berechtigung zur Vornahme sogenannter Friedensoperationen in Feld- und Kriegslazaretten der vorderen Linie, in: Feldärztliche Beilage zur Münchener medizinische Wochenschrift Nr.14 (1916).

Jeger, E.: Kriegschirurgische Erfahrungen über Blutgefäßnaht, in: Berliner klinische Wochenschrift 50 (1914).

Jeger, E.: Die Chirurgie der Blutgefäße und des Herzens, Berlin 1913; hrsg. Ekkehard Vaubel, Berlin, Heidelberg, New York 1973.

Käfer, H.: Feldchirurgie. Leitfaden für den Sanitätsoffizier der Wehrmacht, Dresden 1940.

Koerber, [ ]: Über einige chirurgische Hauptgesichtspunke aus unserer bisherigen Feldlazarettätigkeit, in: Feldärztliche Beilage zur Münchener Medizinischen Wochenschrift 62,29 (1915).

Kraske, P.: Chirurgisches Beobachten vom Kriegsschauplatz, in: Feldärztliche Beilage zur Münchener Medizinischen Wochenschrift 61,4 (1914).

Krecke, [ ]: Beitrag zur Fehldiagnose, Spontanheilung und konservativen Behandlung von Aneurysmen, in: Feldärztliche Beilage zur Münchener Medizinischen Wochenschrift 64,30 (1917).

Küttner, H.: Gefäßplastiken, in: Feldärztliche Beilage zur Münchener Medizinischen Wochenschrift 63,20 (1916).

Kukulus, [ ]: Eine Unterbindungsnadel mit verstellbaren Ansätzen, in: Feldärztliche Beilage zur Münchener Medizinischen Wochenschrift 63,38 (1916).

Kriegschirurgentagung in Brüssel am 07. April 1915, Referent: Dr. L. Jacob- Lille, in: Feldärztliche Beilage zur Münchener Medizinischen Wochenschrift 62,17 (1915).

Lengnick, L., Weiss, O.: Über die klinischen Erscheinungen und die Operation des Aneurysmas, in: Feldärztliche Beilage zur Münchener Medizinischen Wochenschrift 62,35 (1915).

Moser, [ ]: Über die Spätblutung nach Schussverletzung, in: Feldärztliche Beilage zu Münchener Medizinischen Wochenschrift 63,12 (1916).

Mueller, A.: Über Hämatome und Aneurysmen, in: Feldärztlichen Beilage zur Münchener Medizinischen Wochenschrift 62,4 (1915).

Parczewski, [ ]: Über die Naht der A. carotis communis, in: Feldärztliche Beilage zur Münchener Medizinischen Wochenschrift 63,46 (1916).

Perthes, G.: Einige Winke für das Operieren im Felde, in: Feldärztliche Beilage zur Münchener Medizinischen Wochenschrift 61,16 (1914).

Ploeger, A.: Über traumatische Aneurysmen, in: Münchener Medizinische Wochenschrift 62,19 (1915), S. 645–647.

Pohl, W.: Die Sehrtsche Klemme auf dem Hauptverbandplatz, in: Münchener Medizinische Wochenschrift 65,43 (1918).

Porzelt, W.: Ein Aneurysma arteriovenosum duplex, in: Feldärztliche zur Münchener Medizinischen Wochenschrift 64,45 (1917).

Pribram, E.: Zur Therapie der Gefäßverletzungen im Kriege, in: Feldärztliche Beilage zur Münchener Medizinischen Wochenschrift 63,36 (1916), S. 1306–1308.

Propping, K.: Über die Ursache der Gangrän nach Unterbindung großer Arterien, in: Feldärztliche Beilage zur Münchener Medizinischen Wochenschrift 64,18 (1917).

Riedinger, [ ]: Zur Unterbindung der Carotis communis nach Schussverletzung, in: Feldärztliche Beilage zur Münchener Medizinischen Wochenschrift 62,16 (1915).

Sanitätsbericht über das Deutsche Heer (Deutsches Feld- und Besatzungsheer) im Weltkriege 1914/1918 (Deutscher Kriegssanitätsbericht 1914/18), bearb. in der Heeres- Sanitätsinspektion des Reichskriegsministeriums, 3 Bde. Berlin 1934/1935.

Scheer, K.: Ein Fall von lebensrettender Unterbindung der Carotis externa auf dem Truppenverbandplatz, in: Feldärztliche Beilage zur Münchener Medizinischen Wochenschrift 64,17 (1917).

Schlange, [ ]: Chirurgische Beobachtungen und Erfahrungen im Felde, in: Feldärztliche Beilage zur Münchener Medizinischen Wochenschrift 61,13 (1914).

Schum, H.: Wehrmedizin, I.Band, Einführung in die Wehrchirurgie, Stuttgart 1935.

Sehrt, E.: Vollkommener Dauererfolg von Venenautotransplantation eines Defektes der Arteria femoralis nach 1 ½ Jahren, in: Münchener Medizinische Wochenschrift 65,12 (1918).

Stahnke, [ ]: Besenstielkompression der Bauchaorta, in: Münchener Medizinische Wochenschrift 65,51 (1918).

Tagesgeschichtliche Notizen, in: Feldärztlicher Beilage zur Münchener Medizinischen Wochenschrift 61,6 (1914).

von Angerer, O.: Über die Behandlung der Schusswunden im Allgemeinen, in: Feldärztliche Beilage zur Münchener Medizinischen Wochenschrift 32,1 (1914).

von Bonin, G.: Aneurysmen durch Schussverletzungen, in: Münchener Medizinische Wochenschrift 62,38 (1915).

von Haberer, H.: Diagnose und Behandlung der Gefäßverletzung, in: Münchener Medizinische Wochenschrift 65,15 (1918).

von Haberer, H.: Diagnose und Behandlung der Gefäßverletzungen, in: Münchener Medizinische Wochenschrift 65,14 (1918).

von Haberer, H.: Kriegsaneurysmen, in: Münchener Medizinische Wochenschrift 63,29 (1916).

von Haberer, H.: Weitere Erfahrungen über Kriegsaneurysmen, mit besonderer Berücksichtigung der Gefäßnaht, in: Müchener Medizinische Wochenschrift 62.21 (1915).

von Haberer, H.: Gefäßchirurgie, in: Münchener Medizinische Wochenschrift 64,12 (1917).

von Mutschenbacher, T.: Über Schussverletzungen der großen Gefäße, in: Münchener Medizinische Wochenschrift 64,21 (1917).

von Schjerning, O.: Handbuch der ärztlichen Erfahrungen im Weltkriege, Bd. 1, Leipzig 1922, Einleitung S. XI.

Werner, [ ]: Gummischwammkompression gegen Schussblutungen, in: Feldärztliche Beilage zur Münchener Medizinischen Wochenschrift 61,5 (1914).

Wieting, [ ]: Über den ersten Transport Verwundeter und seine Vorbereitung, in: Feldärztliche Beilage zur Münchener Medizinischen Wochenschrift 63,38 (1916).

Literaturverzeichnis

Bechmann, D., Mestrup, H.: „Wann wird das Morden ein Ende nehmen?", Feldpostbriefe und Tagebucheinträge zum Ersten Weltkrieg, Quellen zur Geschichte Thüringens, Erfurt 2008.

Buchholz, A. P.: Die deutsche freiwillige Krankenpflege im Ersten Weltkrieg und ihre Spiegelung in der Deutschen und Münchener Medizinischen Wochenschrift, Diss. med. Heidelberg 2003.

Bourke, J.: Krieg und Medizin – Der Heilberuf und das Leiden. Die Erfahrungen der Militärmedizin in den beiden Weltkriegen, Dresden 2009 Chiron Behring GmbH & Co: Behrings Erbe – Leben schützen für Generationen, Landsberg 2001.

Darai, G., Handermann, M., Sonntag, H. G., Zöller, L.: Lexikon der Infektionskrankheiten des Menschen, Heidelberg 2011.

Eckart, W. U., Gradmann, C.: Die Medizin und der Erste Weltkrieg (Neuere Medizin- und Wissenschaftsgeschichte. Quellen und Studien, Bd. 3), Pfaffenweiler 1996.

Enke, U.: Georg Haas – Pionier der Hämodialyse, Deutsches Ärzteblatt 2007; 104(33): A 2252 – 4.

Gerabek, W.E., Haage, B.D., Keil, G., Wegner, W.: Enzyklopädie Medizingeschichte, Berlin/New York 2005.

Heberer, G., van Dongen, R.J.A.M.: Gefäßchirurgie. Aus der Kirschnerschen speziellen und allgemeinen Operationslehre, Berlin/Heidelberg 2004.

Hejazi, S. N.: Gefäßmedizin – ein historischer Rückblick, Hessisches Ärzteblatt 2001;8:379–381.

Höidal, J.: Deutsche Erkennungsmarken des 2. Weltkrieges. Eine Einführung für Interessenten und Sammler (= Uniform und Ausrüstung deutscher Streitkräfte 8), Norderstedt 1999.

Kapp, P. C.: Die Medizin im Ersten Weltkrieg im Spiegel der Münchener Medizinischen Wochenschrift, Diss. med., Heidelberg 2004.

Karpa, M. F.: Die Geschichte der Armprothese unter besonderer Berücksichtigung der Leistung von Ferdinand Sauerbruch, Diss. med. Bochum 2004.

Keil, G.: Apercus zur Geschichte der Gefäßchirurgie, in: Sperling, M.: Gefahren, Fehler und Erfolge in der vaskulären Chirurgie und ihre Wirklichkeit, Basel, München, Paris u.a. 1991.

Latza, S.: Herstellung von Blutkomponenten mittels Dialysemembranen und Schwerkraft, Diss. med., Berlin 2008.

Lembach, F. H.: Die ‚Kriegsneurose' in deutschsprachigen Fachzeitschriften der Psychiatrie und Neurologie von 1889–1922, Diss. med. Heidelberg 2002.

Miethlau, J.: Von der „Ambulance chirurgicale mobile" (ACM) zur „Modularen Sanitätseinrichtung" (MSE) – Einhundert Jahre Weg vom ersten „Autochir" zur modernen technischen Basis der Chirurgie innerhalb der Einsatzmedizin, Diss. med. dent., Marburg 2008.

Ortenburg, G.: Heerwesen der Neuzeit – Waffen der Millionenheere 1871–1914, Augsburg 2002.

Riedessel, P., Verderber, A.: Maschinengewehre hinter der Front: zur Geschichte der deutschen Militärpsychiatrie, Frankfurt am Main 1996.

Ring, F.: Zur Geschichte der Militärmedizin in Deutschland, Berlin 1962.

Rossberg, R. R.: Geschichte der Eisenbahn, Künzelsau 1999.

Rump, [ ], Braun, [ ], Jahn, [ ], Krakowitzky, [ ], Sibrowski, [ ], Van Aken, [ ].: Transfusionsmedizin compact, Stuttgart 2003.

Ryser, P.: Blut und Bluttransfusion in der Schweizerischen Ärztezeitung Nr. 51/52, (2000, S. 28–32).

Sachs, M.: Die Methoden der Blutstillung in ihrer historischen Entwicklung, in: Hämostaseologie 20 (2000, S. 83–89).

Schlich, T.: Transplantationen, Geschichte, Medizin, Ethik der Organverpflanzung, München 1998.

Schlich, T.: Die Erfindung der Organtransplantation, Erfolg und Scheitern des chirurgischen Organersatzes (1880–1930), Frankfurt/Main/New York 1998.

Schlich, T.: Die Etablierung der Bluttransfusion im Ersten Weltkrieg, In: Eckart, W. U., Gradmann, C.: Die Medizin und der Erste Weltkrieg, Pfaffenweiler 1996.

Schmidt-Rimpler, R.: Die Entwicklung der Dräger Anästhesietechnik (1902–1918) im internationalen Vergleich, Diss. med., Lübeck 2008.

Sellhorst, M.: Frau und Kind im Spiegel der Deutschen und der Münchener Medizinischen Wochenschrift während des Ersten Weltkrieges, Diss. med. dent., Heidelberg 2011.

Speiser, P.: Karl Landsteiner, Wien 1951.

Ulrich, B.: „...als wenn nichts geschehen wäre". Anmerkungen zur Behandlung der Kriegsopfer während des Ersten Weltkriegs in: Hirschfeld, G., Krumeich, G. in Verbindung mit Irina Renz: Keiner fühlt sich hier mehr als Mensch... Erlebnis und Wirkung des Ersten Weltkriegs, Essen 1993.

Internetquellen

Heidler, M. in J.F. Lehmanns Verlag, in: Historisches Lexikon Bayerns, URL: http://www.historisches-lexikon-bayerns.de/artikel/artikel_44731, 28.02.2011

Abbildungsverzeichnis

Abb. 1: Schema des Verwundetentransports
aus: Schum, H.: Wehrmedizin,1.Band, Einführung in die Wehrchirurgie, Stuttgart 1935, S. 59.

Abb. 2: Zeltbahntrage
aus: Sanitätsbericht über das deutsche Heer im Weltkriege 1914–1918, Bd.3, Berlin 1934, S. 295.

Abb. 3: Stuhltrage, 1918
aus: Sanitätsbericht über das deutsche Heer im Weltkriege 1914–1918, Bd.3, Berlin 1934, S. 294.

Abb. 4: vierachsiger gefederter Feldbahnwagen, Tragen ohne Federung aufgelegt
aus: Sanitätsbericht über das deutsche Heer im Weltkriege 1914–1918, Bd.3, Berlin 1934, S. 245.

Abb. 5: Operationswagen
aus: Sanitätsbericht über das deutsche Heer im Weltkriege 1914–1918, Bd.3, Berlin 1934, S. 222.

Abb. 6: Frühzeitige Operation wichtiger als postoperative Ruhe
aus: Schum, H.: Wehrmedizin,1.Band, Einführung in die Wehrchirurgie, Stuttgart 1935, S. 59.

Abb. 7: Verteilung der Chirurgie auf die vorderen Sanitätseinrichtungen
aus: Schum, H.: Wehrmedizin,1.Band, Einführung in die Wehrchirurgie, Stuttgart 1935, S. 59.

Abb. 8: Verwundetenkarte, Vorder- und Rückseite
aus: Schum, H.: Wehrmedizin,1.Band, Einführung in die Wehrchirurgie, Stuttgart 1935, S. 55.

Abb. 9: Röntgenkraftwagen
aus: Sanitätsbericht über das Deutsche Heer im Weltkriege 1914–1918, Bd.3, Berlin 1934, S. 139.

Abb. 10: Verhältnis zwischen Verwundungen bzw. Sterbefällen durch Gewehr- und Artilleriegeschosse im Kriege 1870/1871 und im Weltkriege von 1914–1917
aus: Sanitätsbericht über das deutsche Heer im Weltkrieg 1914–1918, Bd.3, Berlin 1934, S. 70–72.

Abb. 11: Jegersche Klemme
   aus: Jeger, E.: Die Chirurgie der Blutgefäße und des Herzens, Berlin 1913, S. 30.
Abb. 12: Die Payrschen Magnesiumprothesen
   aus: Jeger, E.: Die Chirurgie der Blutgefäße und des Herzens, Berlin 1913, S. 93.
Abb. 13: Modifikationen der Payrschen Prothesen
   aus: Jeger, E.: Die Chirurgie der Blutgefäße und des Herzens, Berlin 1913, S. 51–52.
Abb. 14: Möglichkeiten der operativen Behandlung von Aneurysmen
   aus: Jeger, E.: Die Chirurgie der Blutgefäße und des Herzens, Berlin 1913, S. 256–257.
Abb. 15: Junkerscher Narkoseapparat
   aus: Schmidt-Rimpler, R.: Die Entwicklung der Dräger Anästhesietechnik (1902–1918) im internationalen Vergleich, Diss. med. Lübeck 2008, S. 8.
Abb. 16: Unterbindungsnadel mit verstellbaren Ansätzen
   aus: Kukulus, [ ]: Eine Unterbindungsnadel mit verstellbaren Ansätzen, In: Feldärztliche Beilage zur Münchener Medizinischen Wochenschrift 63,38 (1916), S. 1374–1375.
Abb. 17: Abschnürungsklemme nach Brandenstein
   aus: Brandenstein, [ ]: Abschnürungsklemme als Ersatz der Esmarchschen Binde, In: Münchener Medizinische Wochenschrift 65,21 (1918), S. 568.
Abb. 18: modifizierte Aderpresse nach Brandenstein
   aus: Brandenstein, [ ]: Abschnürungsklemme als Ersatz der Esmarchschen Binde, In: Münchener Medizinische Wochenschrift 65,21 (1918), S. 568.
Abb. 19: Die Sehrtsche Klemme
   aus: Pohl, W.: Die Sehrtsche Klemme auf dem Hauptverbandplatz, In: Münchener Medizinische Wochenschrift 65,43 (1918), S. 1188.
Abb. 20: elastische Blutsperre
   aus: Haedke, M.: Die „elastische Blutsperre", ein neues Gerät zur Erzeugung der Esmarchschen Blutleere, In: Münchener Medizinische Wochenschrift 65,44 (1918), S. 1220–1221.
Abb. 21: Anlegung der elastischen Blutsperre
   aus: Haedke, M.: Die „elastische Blutsperre", ein neues Gerät zur Erzeugung der Esmarchschen Blutleere, In: Münchener Medizinische Wochenschrift 65,44 (1918), S. 1220–1221.

Abb. 22: verschiedene Formen des arteriovenösen Aneurysma
   aus: Lengnick und Weiss: Über die klinischen Erscheinungen und die Operation des Aneurysmas, Feldärztliche Beilage Nr. 35 in Münchener MedizinischeWochenschrift, 1915, S. 1193–1196.
Abb. 23: verschiedene Arten der Läsion bei einem Blutgefäß
   aus: von Haberer, H.: Diagnose und Behandlung der Gefäßverletzungen, In: Münchener Medizinische Wochenschrift 65,14 (1918), S. 363–367.
Abb. 24: Modifikation der Gefäßnaht nach Carrel durch von Haberer
   aus: von Haberer, H.: Diagnose und Behandlung der Gefäßverletzungen, In: Münchener Medizinische Wochenschrift 65,14 (1918), S. 363–367.
Abb. 25: weitere Optionen zur Behandlung von Gefäßwanddefekten
   aus: von Haberer, H.: Diagnose und Behandlung der Gefäßverletzungen, In: Münchener Medizinische Wochenschrift 65,14 (1918), S. 363–367.
Abb. 26: Auftreten von Aneurysmen und ihre Behandlung
   aus: von Haberer, H.: Diagnose und Behandlung der Gefäßverletzungen, In: Münchener Medizinische Wochenschrift 65,14 (1918), S. 363–367.
Abb. 27: Aneurysma arteriovenosum der vorderen Tibialgefäße
   aus: von Haberer, H.: Diagnose und Behandlung der Gefäßverletzung, In: Münchener Medizinische Wochenschrift 65,15 (1918), S. 405–409.
Abb. 28: abnorme Astfolge der Arteria carotis communis
   aus: Von Haberer, Diagnose und Behandlung der Gefäßverletzung, Münchener Medizinische Wochenschrift Nr.15, 1918, S. 405–409.
Abb. 29: Aneurysma der Arteria carotis communis
   aus: Von Haberer, Diagnose und Behandlung der Gefäßverletzung, Münchener Medizinische Wochenschrift Nr.15, 1918, S. 405–409.
Abb. 30: plastischer Ersatz der Arteria femoralis am Leistenband
   aus: Küttner, Gefäßplastiken, Feldärztliche Beilage Nr.20 der Münchener Medizinische Wochenschrift, 1916, S. 721–723.
Abb. 31: plastischer Ersatz der Arteria poplitea I
   aus: Küttner, Gefäßplastiken, Feldärztliche Beilage Nr.20 der Münchener Medizinische Wochenschrift, 1916, S. 721–723.
Abb. 32: plastischer Ersatz der Arteria poplitea II
   aus: Küttner, H.: Gefäßplastiken, In: Feldärztliche Beilage zur Münchener Medizinischen Wochenschrift 63,20 (1916), S. 721–723.
Abb. 33: Verletzung der Arteria carotis communis
   aus: Parczewski, [ ]: Über die Naht der A. carotis communis, In: Feldärztliche Beilage zur Münchener Medizinischen Wochenschrift 63,46 (1916), S. 1646–1647.

Abb. 34: Verletzung der Arteria carotis communis postoperativ
aus: Parczewski, [ ]: Über die Naht der A. carotis communis, In: Feldärztliche Beilage zur Münchener Medizinischen Wochenschrift 63,46 (1916), S. 1646–1647.

Abb. 35: Aneurysma arteriovenosum duplex
aus: Porzelt, W.: Ein Aneurysma arteriovenosum duplex, In: Feldärztliche zur Münchener Medizinischen Wochenschrift 64,45 (1917), S. 1476.

Abb. 36: Vereinigung zweier unter Spannung stehender Gefäßenden mittels Knopfnähte
aus: Jeger, E.: Die Chirurgie der Blutgefäße und des Herzens, Berlin 1913; Hrsg. Ekkehard Vaubel, Berlin, Heidelberg, New York 1973.

Abb. 37: Fall von reimplantierter Extremität unter Verwendung der Gefäßnaht
aus: Jeger, E.: Kriegschirurgische Erfahrungen über Blutgefäßnaht, Berliner klinische Wochenschrift 50 (1914), S. 1908–1909.

**Beiträge zur Wissenschafts- und Medizingeschichte
Marburger Schriftenreihe**

Herausgegeben von Irmtraut Sahmland

Band 1 Sabine Eckhardt: Die Gefäßchirurgie im Ersten Weltkrieg. 2014.

www.peterlang.com

www.ingramcontent.com/pod-product-compliance
Ingram Content Group UK Ltd.
Pitfield, Milton Keynes, MK11 3LW, UK
UKHW021251180426
11946UKWH00004B/78